Christine Ann Lawson
Borderline-Mütter und ihre Kinder

Forum Psychosozial

Christine Ann Lawson

Borderline-Mütter und ihre Kinder

Wege zur Bewältigung einer schwierigen Beziehung

Aus dem Amerikanischen von Irmela Köstlin

Psychosozial-Verlag

Für die Kinder von Borderline-Patientinnen und ihre Mütter

»Understanding the Borderline Mother – Helping Her Children Transcend the Intense, Unpredictable, and Volatile Relationship«

Published by arrangement with Paterson Marsh Ltd. and Jason Aronson Inc.

Bibliografische Information der Deutschen Nationalbibliothek
Die Deutsche Nationalbibliothek verzeichnet diese Publikation in der Deutschen Nationalbibliografie; detaillierte bibliografische Daten sind im Internet unter http://dnb.d-nb.de abrufbar.

9. Auflage 2021
Deutsche Erstausgabe

E-Mail: info@psychosozial-verlag.de
www.psychosozial-verlag.de

Umschlagabbildung: Louis Janmot: *The Poem of the Soul: Nightmare*, 1854
Satz & Gestaltung: Majuskel Medienproduktion GmbH, Wetzlar
www.majuskel.de
ISBN 978-3-8379-2823-5

Inhalt

Dank

Ohne die Hilfe und Unterstützung vieler Menschen hätte ich dieses Buch nicht schreiben können. Es war vor allem John B. Scofield, M. D., der mich dazu inspiriert hat, ein Buch zu diesem Thema zu schreiben, und der mich auf jeder Etappe des Weges mit begeisterter Anteilnahme unterstützt und beraten hat. Ihm verdanke ich eine Fülle von Wissen, und Worte können meinen Dank dafür nicht zum Ausdruck bringen.

Zu tiefem Dank verpflichtet bin ich auch Candace Tremps für ihre Geduld und ihre fachliche Kompetenz; sie hat unzählige Stunden damit zugebracht, das Manuskript immer wieder durchzusehen und dem Text zu größerer Klarheit zu verhelfen. Tom Mullen hat mich mit nie versagendem Optimismus durch die Anfangsphasen des Schreibens geleitet und mich bei der Strukturierung meiner Gedanken unterstützt. In einem späteren Stadium hat er mir geholfen, den klinischen Fachjargon abzulegen, und so dazu beigetragen, dass das Buch auch für diejenigen lesbar geworden ist, die es am nötigsten brauchen – die Borderline-Mütter und ihre Kinder.

Meine Freundinnen, die Psychotherapeutinnen Deborah Bowes und Dr. Holly Cloonan, haben die ersten Entwürfe gelesen und mich mit ihrem Enthusiasmus immer wieder unterstützt und angespornt, bis der letzte Satz geschrieben war. Meine Kollegen Veronica Needler, Amy Armstrong, Dr. Dorothy Wittenberg und Dr. Beth Dixon haben mir die Überzeugung vermittelt, dass ein solches Buch nicht nur für Kliniker nützlich sein würde, sondern auch für Patienten.

Die Patienten, die mir die Erlaubnis gegeben haben, Auszüge aus ihren Behandlungsprotokollen, ihren Tagebüchern und ihren Lebensgeschichten zu verwenden, geben Ihnen, den Lesern, einen ganz wesentlichen Teil von sich selbst. Ihre Identität wird von mir sorgfältig geschützt. Ich habe Teile verschiedener Patientengeschichten miteinander verwoben und Pseudonyme benutzt, damit die Anonymität gewahrt bleibt. Ich hoffe, dass dieses Buch als Huldigung für diese bemerkenswerten Menschen verstanden wird, die sich meinen tiefsten Respekt verdient haben.

Es ist wichtig, dass auch der Beitrag der Lehrer und führenden Kräfte auf dem Gebiet der klinischen Sozialarbeit gewürdigt wird. Die Öffentlichkeit nimmt oft mit Überraschung zur Kenntnis, dass eine wachsende Zahl von klinischen Sozialarbeitern streng ausgebildete Psychoanalytiker sind. Wäre ich nicht bei der 7. Jahreskonferenz des National Membership Committee on Psychoanalysis in Clinical Social Work in einem Workshop über professionelles Schreiben Dr. Jason Aronson begegnet, dann wäre dieses Buch vielleicht ein Traum geblieben. Dr. Aronsons begeistertes Interesse an meinem Projekt überraschte mich sehr, und ich bin ihm ungeheuer dankbar dafür, dass er es für wichtig genug hielt und daran geglaubt hat.

Judith Cohen, die leitende Lektorin, und Sigrid Asmus, eine äußerst sorgfältig arbeitende Textredakteurin, verdienen Dank und Anerkennung für die gründliche Durchsicht des Manuskripts und ihr geduldiges Eingehen auf meine vielen Fragen und Probleme.

Schließlich möchte ich meinem Mann und meinen Kindern danken, die viel Verständnis dafür aufgebracht haben, dass ich so lange Zeit von dieser Thematik in Anspruch genommen war; sie haben mir die Zeit und den Raum gegeben, die ich zum Schreiben brauchte, und den Computer zur Verfügung gestellt, wenn ich das Bedürfnis hatte zu schreiben. Ihre Liebe gibt mir Rückhalt, und ich hoffe, dass das umgekehrt genauso ist.

Vorwort

Das erste, was wir im Leben verstehen müssen, ist unsere Mutter. Die Tatsache, dass wir ihr Gesicht erkennen, den Klang ihrer Stimme, die Bedeutung ihres Gesichtsausdrucks und das, was ihre Stimmungen uns sagen, ist etwas so Universelles, Natürliches und Normales, es ist so wesentlich für unser Überleben, dass wir kaum einen Gedanken daran verschwenden. Ja, wir vergessen ganz, wie viel wir über sie wissen, obwohl wir doch auf bestimmte Gesten, einen bestimmten Tonfall oder Gesichtsausdruck bei einem andern sehr stark reagieren … wobei dieser andere natürlich sehr häufig unser Ehepartner ist. Indem wir unsere Mutter verstehen, machen wir den ersten Schritt, uns selbst zu verstehen.

Dieses Buch handelt von Müttern, die an einer Borderline-Störung (Borderline Personality Disorder, BPD) leiden. Die Borderline-Störung wird durch »ein generelles Muster der Instabilität der zwischenmenschlichen Beziehungen, des Selbstbildes und der Affekte sowie eine ausgeprägte Impulsivität« (APA 1994, S. 650) definiert. Der Begriff Borderline bedeutet, dass der emotionale Zustand von Borderline-Persönlichkeiten im Grenzbereich zwischen Psychose und Neurose liegt, besonders dann, wenn sie mit Verlassenwerden oder Zurückweisung konfrontiert sind. Die Kinder von Borderline-Müttern wachsen daher in einer verwirrenden emotionalen Welt auf.

Das Buch handelt auch von Kindern, die eine Borderline-Mutter haben. Die Entwicklungspsychologen wissen heute, dass Kinder unter drei Jahren nicht in der Lage sind, Täuschungen zu durchschauen, weil sie noch nicht fähig sind, den Unterschied zwischen dem, was sie glauben, und dem, was ihre Mütter glauben, zu begreifen. Genauso wenig verstehen sie inkongruentes Verhalten – wenn zum Beispiel die Mutter ein bestimmtes Gefühl empfindet, aber ein anderes zum Ausdruck bringt, sie verstehen auch nicht, dass Feindseligkeit durch ein Lächeln kaschiert werden kann. Und doch hängt ihr Überleben von der Fähigkeit ab, dieses Individuum, das die Macht über sein Universum hat, zu verstehen.

Erwachsene Kinder von Borderline-Müttern kommen zur Therapie, weil sie sich selbst verstehen wollen. Sie fühlen sich fragmentiert, sie sind depressiv und verwirrt, weil es ihnen unmöglich erscheint, ihre Mütter zu verstehen. Sie bringen Teile eines komplizierten Puzzles in die Therapie, sie drehen und wenden Bruchstücke von sich selbst und ihrer Mütter hin und her, um herauszubekommen, was zusammenpasst, unfähig, Teile, die einmal ein Ganzes bildeten, neu miteinander zu verbinden oder voneinander zu trennen. Ohne Intervention von außen kann die intensive, unvorhersehbare und unstete

Beziehung zwischen der Borderline-Mutter und ihrem Kind verheerende Folgen haben. Kinder von Borderline-Eltern haben nicht nur ein höheres Risiko, selbst eine Borderline-Störung zu entwickeln – in manchen Fällen kann sogar das Leben von Mutter und Kind gefährdet sein.

Die Geschichten von Kindern, die bei einer Borderline-Mutter aufgewachsen sind, sollten uns aufhorchen lassen. Manche der kleineren Kinder haben während der Therapie ihre Mütter gemalt, so, wie sie sie sahen; erwachsene Patienten haben uns Einblick in Tagebücher gegeben, uns Fotografien gezeigt oder Tonbandaufzeichnungen zu Gehör gebracht. Egal, wie alt sie waren, diese Kinder hatten den sehnlichen Wunsch, dass man ihnen zuhörte und ihnen glaubte. Sie sehnten sich nach Freiheit, und sie sehnten sich danach, dass man ihnen glaubte, sie kämpften darum, dem emotionalen Labyrinth, in dem die Beziehung zu ihren Müttern sie gefangen hielt, zu entkommen.

Viele dieser Kinder erleben ihre Kindheit als ein emotionales Gefängnis, beherrscht von tyrannischen und feindseligen Bewachern. Was erwachsene Überlebende von Konzentrationslagern geschrieben haben, beschreibt auch ihre Gefühle: »Wir hatten schreckliche Angst, dass (…) die anderen Menschen niemals auch nur das Geringste davon mitbekommen, dass niemand auf der Welt etwas bemerken würde: uns, den Kampf, die Toten (…) dass diese Mauer so riesengroß war, dass nichts, keinerlei Botschaft über uns jemals nach draußen dringen konnte« (Krall und Edelman 1977, S. 7).

Auch wenn die emotionale Welt von Kindern, die bei einer Borderline-Mutter aufwachsen, meist ein dunkles und verlorenes Land ist, wird diese Dunkelheit doch erhellt durch die Reinheit des Herzens, die Kindern zu eigen ist, durch ihre Offenheit und die Widerstandskraft ihres Geistes. Eine Borderline-Mutter, die in der Lage ist, sich selbst mit den Augen ihres Kindes zu sehen, kann dadurch die lebensrettende Motivation finden, sich in eine Therapie zu begeben. Der Glanz in den Augen ihres Kindes spiegelt ihr seine rückhaltlose Liebe. Ohne Behandlung sind diese Mütter in Gefahr, die seelische Störung an die nächste Generation weiterzugeben und an der Liebe, nach der sie sich so verzweifelt sehnen, achtlos vorüber zu gehen.

Der erste Schritt, diesen Müttern und ihren Kindern zu helfen, besteht darin, die Symptome der Borderline-Persönlichkeit zu erkennen. Wir müssen ihren Geschichten zuhören und aus ihrem Schmerz lernen; und wenn diese Mütter und ihre Kinder im Stich gelassen werden, dann müssen wir die Verantwortung dafür mit übernehmen. Ein berühmter Auschwitz-Überlebender, Primo Levi, ruft es uns ins Bewusstsein: »Vielleicht ist ein jeder von uns der Kain irgendeines Abel, erschlägt ihn mitten auf seinem Feld, ohne es zu wissen« (Todorov 1993, S. 174).

Einführung

Die Borderline-Störung (BPD) ist die am meisten verbreitete Persönlichkeitsstörung, nahezu sechs Millionen Amerikaner sind davon betroffen. Menschen, die an einer Borderline-Störung leiden, sind unbeständig und sprunghaft, impulsiv und selbstzerstörerisch, und sie haben Angst vor dem Verlassenwerden. Klinisch gesehen besagt der Begriff, dass sie sich auf der Grenze zwischen gesundem und verrücktem Verhalten bewegen, weil Trennung und Verlust bei ihnen suizidale und psychotische Reaktionen auslösen können. Zwar können auch Männer eine Borderline-Störung entwickeln, aber die Zahl der Frauen, die klinisch behandelt werden, übersteigt die Zahl der Männer um das Doppelte. Männern mit einer Borderline-Störung wird auf Grund aggressiven oder gewalttätigen Verhaltens eher eine antisoziale Tendenz attestiert, daher bekommen sie es eher mit der Justiz zu tun als mit den Institutionen der Psychiatrie.

Kinder mit einer Borderline-Mutter beginnen ihr Leben mit einer unsicheren Bindung an eine emotional instabile Mutter. Deshalb stehen diese Kinder in der Gefahr, allzu impulsiv zu reagieren, von Wut oder von ständigem Widerspruchsgeist erfüllt zu sein, aggressiv, depressiv oder gewalttätig zu werden. Auch besteht die Gefahr, dass sie selbst eine Borderline-Störung entwickeln. Eine Borderline-Störung kann von einer Generation zur nächsten weitergegeben werden, weshalb es wichtig ist, dass sie früh erkannt und behandelt wird.

Eine Borderline-Störung zu diagnostizieren, kann schwierig sein, weil das Krankheitsbild Individuen mit unterschiedlichen Symptomgruppen umfasst. Therapeuten erkennen eine Borderline-Störung oftmals nicht, wenn üblicherweise auftretende Merkmale wie Depression oder Suizidgefühle fehlen. Bis in die 80er Jahre wurde bei vielen Borderline-Müttern fälschlicherweise eine manische Depression oder eine Schizophrenie diagnostiziert.

Kinder mit Borderline-Müttern beschreiben diese häufig als »lächerlich, unglaublich, empörend, absurd oder albern«. Kleinen Kindern erscheinen sie als vorgetäuschte Mütter, die vielleicht in eines von vier grundlegenden Mustern passen: »das verwahrloste Kind«, »die Einsiedlerin«, »die Königin« und »die Hexe«. Es gibt Kinder von Borderline-Müttern, die ihre Mütter später tatsächlich mit diesen Begriffen beschrieben.

Seit Generationen sind es die Volksmärchen, die Kindern helfen, verschiedene Arten von Menschen einzuordnen und zu verstehen. In den Märchen und Volksüberlieferungen ist eingefangen, wie das Kind die Welt der Erwachsenen sieht, eine Sichtweise, die Erwachsenen oft abhanden gekommen ist.[1] Dieses Buch untersucht vier Typen von Borderline-Persönlichkeiten, wie sie von deren Kindern wahrgenommen werden. In den meisten Fällen handelt es sich dabei um Mädchen.

Mädchen haben größere Schwierigkeiten als Jungen, ihre Identität von der mütterlichen Identität zu differenzieren, in erster Linie deshalb, weil Mutter und Tochter dasselbe Geschlecht haben. Bei den meisten der vorgestellten Fallbeispiele handelt es sich daher um Mütter und Töchter. Natürlich ziehen Borderline-Mütter nicht nur Töchter, sondern auch Söhne auf, aber die Wahrscheinlichkeit, dass letztere eine Therapie aufsuchen, ist wesentlich geringer. Sofern Söhne von Borderline-Müttern eine Borderline-Störung entwickeln, findet man sie häufiger unter den Insassen von Gefängnissen. Ein männliches Kind, das keine Borderline-Störung entwickelt, ist in aller Regel das »nur gute« Kind. Das »nur gute« männliche Kind weist im allgemeinen narzisstische Züge auf und heiratet später häufig eine Frau mit einer Borderline-Störung und begibt sich so erneut in die Rolle des Retters. Solche Männer sind im Beruf oft sehr erfolgreich und wehren die Erkenntnis, dass ihre Mutter an einer Borderline-Störung leidet, äußerst wirksam ab.

Borderline-Mütter und ihre Kinder führt die Leser in die emotionale Welt der Kinder von solchen Müttern ein. Manch einer mag denken: »Ich möchte das gar nicht wissen«, denn was hier zu berichten ist, kann für viele tief verstörend sein. Die Betroffenen selbst wiederum brauchen vermutlich Zeit und Distanz, um den Inhalt dieses Buches wirklich zu verarbeiten. In der Regel drängt es einen nicht danach, in eine dunkle, schmerzliche Vergangenheit zurückzublicken. Aber die Bereitschaft, genau das zu tun, ermöglicht es uns, die Gegenwart klarer zu sehen und unseren Kindern eine hellere Zukunft zu eröffnen.

1 Sofern nicht anders angegeben, werden die Märchen zitiert nach *Kinder-Märchen.* Gesammelt durch die Brüder Grimm. 29. mit dem Originaltext verglichene Auflage. Stuttgart. Loewes Verlag, o.J.

1 Als-ob-Mütter

»Früher beim Märchenlesen dachte ich mir immer, solche Dinge könnten ja doch nicht geschehen, und jetzt bin ich mitten in ein Märchen geraten!«

Lewis Carroll, Alice im Wunderland[2]

»Es ist wie Ertrinken. In ihr ist eine Dunkelheit, die einen ansaugen und ganz und gar verschlingen kann ... doch diese Dunkelheit ist nicht auszuloten ... weil sie deine Mutter ist.«

Lauras Stimme klang flach und wie von weit her. Sie sprach mit der Stimme eines Kindes, so als ob sie am Grund eines Brunnens gefangen gehalten würde.

»Es gibt keinen Ausweg.« Sie zog sich in sich selbst zurück und ließ mich mit ihrer Angst allein. Ich wusste nicht, ob ich sie noch rechtzeitig erreichen würde.

Lauras Mutter war keine gewöhnliche Mutter. Angesogen vom kalten Dunkel der Verzweiflung, ringen Borderline-Mütter darum, den Kopf über Wasser zu halten. Sie klammern sich verzweifelt an jeden, der gerade greifbar ist, und ziehen oft selbst ihre eigenen Kinder in das schwarze Dunkel hinab. Borderline-Mütter haben sehr intensive Gefühle, sie sind unberechenbar und manchmal unbeständig und sprunghaft. Am einen Tag sind ihre Kinder Engel in ihren Augen; an anderen Tagen kann ihre Wut oder ihr Sarkasmus die Seele ihres Kindes zutiefst verstören. Mütter mit mehreren Kindern nehmen das eine Kind als »nur gut«, ein anderes als »nur böse« wahr, sie spalten und projizieren widersprüchliche Gefühle, die sie in Bezug auf sich selbst haben, auf ihre verschiedenen Kinder.

Borderline-Mütter explodieren – sie verlieren jede Gefühlskontrolle, indem sie entweder in Verzweiflung fallen oder in Hasstiraden ausbrechen. Und doch können sie zu anderen Zeiten liebevolle, unterstützende, nährende Mütter sein. Wenn die Schätzungen der Wissenschaftler korrekt sind, dass annähernd sechs Millionen Menschen in den USA an einer Borderline-Störung leiden, dann könnte die Zahl der Kinder, die bei einer Borderline-Mutter aufwachsen, geradezu niederschmetternd sein (Santoro und Cohen 1997).

---

2 Die Texte, die in diesem Kapitel den einzelnen Abschnitten als Motto vorangestellt sind, werden zitiert nach Lewis Carroll: *Alice im Wunderland* und *Alice hinter den Spiegeln.* Übersetzt und herausgegeben von Christian Enzensberger. Frankfurt am Main (Insel-Verlag) 1963.

Kinder, die bei einer Borderline-Mutter aufwachsen, leben in einer Als-ob-Welt, die keine Fiktion und nicht der Fantasie entsprungen ist. *Borderland* (Grenzland) ist eine emotionale Welt, in der liebende Mütter mehr Ähnlichkeit mit Märchenfiguren haben als mit irgendetwas sonst: mit hilflosen und verwahrlosten Kindern, ängstlichen Einsiedlerinnen, herrschsüchtigen Königinnen oder rachsüchtigen Hexen. Diese wunderliche und zugleich gefahrvolle Welt ist voller Widersprüche und stets von emotionalen Stürmen bedroht, die sich jeder Vorhersage entziehen. Eine siebenjährige Patientin malte ihre Borderline-Mutter als böse Hexe, die ihr drohte, sie mit einem Wink ihrer Zauberrute in einen Frosch zu verwandeln.

Gefangen in einer Welt, die andere nicht sehen, spüren oder verstehen können, fühlt sich das Kind einer Borderline-Mutter hoffnungslos verloren. Laura erlebte ihre Mutter als selbstverliebte Königin, die sich periodisch wiederkehrend in eine Hexe verwandelte. Christina Crawford (1978), die Adoptivtochter der Schauspielerin Joan Crawford, wuchs bei einer Mutter auf, die Lauras Mutter nicht unähnlich war, sie beschrieb ihre Erfahrungen in ihrer berühmten Autobiografie: »Jedes mal rannte ich Hals über Kopf in einen Abgrund, in dieses schwarze Loch, in dem es keine Logik gab, in dem einzig und allein Lüge und Wut und Aufruhr herrschten, dieser Ort, an dem es keine Hilfe und keinen Frieden gab und keinen Ausweg aus dem verschlingenden Chaos. Von ihrem Thron im Auge des Hurrikans herrschte die Königin des Chaos selbst, die Zauberrute ihrer Besessenheit schwingend: meine allerliebste Mama« (S. 174).

Weil die Borderline-Störung früher irrtümlich als Schizophrenie diagnostiziert wurde, gibt es keinen zuverlässigen Weg, die Zahl der heute lebenden Erwachsenen, die von Borderline-Müttern aufgezogen wurden, zu schätzen (Kroll 1988). Die formelle Diagnose der Borderline-Störung (BPD) tauchte zum ersten Mal im Jahr 1980 im *Diagnostic and Statistical Manual of Mental Disorders* auf, drei Jahre nach Joan Crawfords Tod.

Angesichts der wachsenden Zahl von Menschen, die an einer Borderline-Störung (BPD) leiden, überrascht es nicht, dass weitgehend Verwirrung, Kontroverse und Fehldiagnosen die Situation bestimmen. Man hat so unterschiedliche Persönlichkeiten wie Susan Smith – eine weithin geschmähte Mutter, die im Jahre 1994 ihre beiden kleinen Söhne ertränkte – und die verstorbene Diana, Princess of Wales, die »wohltätige Prinzessin« (Smith 1999, S. 194), mit der Borderline-Störung in Verbindung gebracht. Auch Charlotte du Pont, die Erbin des riesigen Vermögens, das die Familie Du Pont während des Bürgerkriegs mit ihrer Pulverfabrik gemacht hatte, und Sylvia Plath, die preisgekrönte Schriftstellerin, die sich im Jahre 1963 selbst das Leben nahm, haben möglicherweise an einer Borderline-Störung gelitten. Man könnte die

Tragödie, die das Leben dieser ungewöhnlichen Frauen bestimmte, durchaus auf diese sich zunehmend ausbreitende Krankheit zurückführen, die stets von den Müttern auf die Kinder übergeht.

Emotionale Intensität, Impulsivität, Unberechenbarkeit und Angst vor dem Verlassenwerden sind die wesentlichen Symptome dieser Krankheit, die vor allem von jenen Menschen wahrgenommen werden, die in einer intimen Beziehung zu den Betroffenen stehen. Zufällige Bekannte, Kollegen oder Nachbarn nehmen die plötzlichen Stimmungsschwankungen, das selbstzerstörerische Verhalten, die paranoiden Verzerrungen und die zwanghaften Grübeleien der Borderline-Persönlichkeit meistens nicht wahr. Wie Alice in Lewis Carrolls *Alice im Wunderland* sind Kinder im »Borderland« völlig verwirrt von den Widersprüchen, die kennzeichnend sind für ihre Welt und ihr Leben auf der dünnen Grenzlinie zwischen seelischer Gesundheit und seelischer Krankheit.

Auch wenn Frauen mit einer Borderline-Störung in anderen Rollen ausgezeichnet funktionieren können – die Rolle der Mutter ist die Aufgabe, die sie vor die allerhöchste Herausforderung stellt. Ihre Angst vor dem Verlassenwerden und ihre Neigung, Trennungen als Zurückweisung oder Verrat zu erleben, verstricken die Borderline-Mutter und ihre Kinder in einen harten Überlebenskampf. Das Kind wird emotional gefangen gehalten. Kinder müssen sich loslösen, um zu überleben, aber Trennung bedroht das Überleben der Mutter.

Die folgenden Gedanken sind typisch für Kinder mit einer Borderline-Mutter:

- »Ich weiß nie, was mich erwartet.«
- »Ich vertraue ihr nicht.«
- »Sie sagt, es ist nicht geschehen.«
- »Bei ihr fühle ich mich schrecklich.«
- »Alle andern denken, sie sei ganz großartig.«
- »Es geht immer um alles oder nichts.«
- »Sie ist so negativ.«
- »Sie flippt aus.«
- »Manchmal kann ich sie nicht ausstehen.«
- »Sie macht mich verrückt.«

»Ich weiß nie, was mich erwartet.«

»... und Regeln gibt es anscheinend überhaupt keine; oder wenn es welche gibt, hält sich keiner daran – und du kannst dir gar nicht vorstellen, wie man durcheinanderkommt ...«

Alice im Wunderland

Erik Erikson (1963) hat das erste Stadium der psychologischen Entwicklung bei Kindern mit den Begriffen »Vertrauen versus Urmisstrauen« beschrieben. Erikson stellte fest, die erste entwicklungspsychologische Leistung des Kleinkindes sei die Fähigkeit, die Abwesenheit der Mutter ohne übermäßige Angst zu ertragen, weil diese zu einer inneren Gewissheit geworden ist. Beständigkeit, Kontinuität und Gleichförmigkeit der Erfahrungen sind wesentlich für die Entwicklung von Vertrauen und Sicherheit bei Kindern. Unglücklicherweise sind Unbeständigkeit, Unberechenbarkeit und übermäßige Intensität die Merkmale einer Borderline-Störung. Weil Borderline-Persönlichkeiten in der Kindheit Missbrauch, Vernachlässigung oder einen traumatischen Verlust erfahren haben, haben sie entsetzliche Angst vor dem Verlassenwerden. Sie streben nach emotionaler Kontrolle über andere, ja sie drohen damit, die ihnen Nahestehenden zu verlassen, nur um nicht selbst verlassen zu werden. Ihre Regeln und Erwartungen sind diffus oder nicht existent, sie sind unvernünftig und rigide, und sie werden ihren Beziehungspartnern auf unberechenbare Weise aufgezwungen. Kinder mit einer Borderline-Mutter leben in einem chronischen Angstzustand, weil sie im Hinblick auf das Verhalten ihrer Mütter in steter Unsicherheit leben.

Lauras Mutter war unbeständig und hatte größte Schwierigkeiten, eine Struktur aufrechtzuerhalten. Als Laura klein war, war es ihr verboten, mit ihren Freunden zu spielen, außer wenn ihre Mutter müde oder krank war. Sobald ihre Mutter müde oder krank war, gab es nur eine Regel: »Lass mich in Ruhe.« Als Laura das Teenageralter erreichte, verzichtete ihre Mutter darauf, ihr irgendwelche Regeln aufzuzwingen. In diesem Alter genoss Laura das Fehlen jeglicher Struktur, während sie als Kind darunter gelitten hatte und sehr verwirrt gewesen war. Später, als Laura erwachsen war, machte ihre Mutter ihr jedes Mal, wenn sie sie besuchte, Vorwürfe und empfing sie stets mit der Frage: »Warum rufst du mich nie an?« Doch wenn Laura anrief, klang ihre Mutter verärgert und ungeduldig, und fragte: »Was ist los? Was willst du?« Interaktionen mit Borderline-Müttern haben oft zur Folge, dass die Kinder sich schuldig und verwirrt fühlen.

Joan Crawford wiederum setzte unsinnige Regeln durch, die vor allem ihre eigenen Bedürfnisse befriedigten und nicht die der Kinder. Christina beschrieb, dass ihre Mutter jede Minute des Tages genauestens vorausplante, wobei für jede einzelne Mahlzeit samt Geschirrspülen genau eine halbe Stunde vorgesehen war. Christina beklagte, dass die Stimmungen ihrer Mutter trotz der strengen Regeln derart dramatischen Schwankungen unterlagen, dass sie niemals sicher sein konnte, welche Behandlung sie zu gewärtigen hatte: »Ich wusste nie, ob sie mich in einer Anwandlung liebevoller Zuneigung überschwänglich umarmen oder mich verbal ins Gesicht schlagen würde« (Crawford 1978, S. 13).

Kinder von Borderline-Müttern wissen von einer Minute zur anderen nicht, welche Gefühle ihre Mütter ihnen gegenüber gerade haben. Es ist wie bei dem Spiel »sie liebt mich, sie liebt mich nicht« – die Stimmung der Mutter kann urplötzlich von Zärtlichkeit in Wut umschlagen und schafft so eine unsichere, instabile emotionale Umgebung. Winnicott (1984) hob die Bedeutung der »ausreichend guten Bemutterung« (S. 40) hervor; eine Mutter, die das Baby am Anfang »gut genug bemuttert« (S. 77), stellt dem Kind genügend Beständigkeit und Ruhe zur Verfügung, so dass es nicht von seiner Angst überwältigt wird. Ohne Struktur und Vorhersehbarkeit in der emotionalen Welt des Kindes fehlt ihm die Realitätsbasis, auf der es Selbstachtung und Sicherheit entwickeln kann.

»Ich traue ihr nicht.«

> »›Ich brauche es gar nicht zu versuchen‹, sagte sie; ›etwas Unmögliches kann man nicht glauben‹.«
>
> *Alice hinter den Spiegeln*

Vertrauen ist ein wesentliches Problem in der Beziehung zwischen Borderline-Eltern und ihren Kindern. Kinder können der Borderline-Mutter aus vielen Gründen nicht vertrauen: 1. Sie manipuliert andere. 2. Sie verzerrt die Wahrheit, und manchmal lügt sie in himmelschreiender Weise. 3. Manchmal fügt sie ihren Kindern körperlichen Schaden zu. 4. Sie ist unberechenbar. 5. Sie reagiert in übertriebener Weise. 6. Sie ist impulsiv. 7. Sie hat kein gutes Urteilsvermögen. 8. Sie hat ein unzuverlässiges Gedächtnis. 9. Sie ist unbeständig. 10. Sie dringt allzu sehr in ihre Kinder ein. Wie Alice, die der Edamer Katze vertraute, vertrauen Kinder von Borderline-Eltern ihrem Haustier manchmal mehr als ihrer eigenen Mutter.

Jerome Kroll (1988), ein Psychiater, der sich auf die Behandlung von Borderline-Patienten spezialisiert hat, schreibt, der »kognitive Stil, der an Borderlinern zu beobachten ist, ist gekennzeichnet durch einen Mangel an Fokussierung oder Aufmerksamkeit für die Sache, um die es gerade geht (…) es ist unmöglich, bei ihnen ein angemessenes Verständnis für ein bestimmtes Ereignis zu erreichen« (S. 32). Borderline-Mütter erschaffen sich ihre eigene Realität, die kaum jemals von ihren Kindern oder anderen Menschen bestätigt wird. Egal, wie ungeheuerlich die Sichtweise der Mutter sein mag – Borderline-Mütter bestrafen ihre Kinder, wenn diese ihren eigenen Standpunkt, ihre eigene Überzeugung oder ihre Gefühle zum Ausdruck bringen.

Laura stellte die Behauptung ihrer Mutter, dass sie vor dem Bankrott stünde, in Frage. Weil sie wusste, dass ihre Mutter ein recht hohes Einkommen hatte, schlug sie vor, einen Finanzplaner zu konsultieren. Als ihre Mutter verächtlich zurückgab: »Du hast ja keine Ahnung, wie die Welt funktioniert!« fühlte Laura sich herabgesetzt und gedemütigt; ihre Mutter hatte sie wieder einmal kalt erwischt. Wie Alice in *Alice hinter den Spiegeln* stellte Laura ihre eigene Sicht der Realität in Frage. »›Versuch es noch einmal!‹ verlangte die Weiße Königin von Alice. ›In deinem Alter habe ich täglich eine halbe Stunde darauf verwendet. Zuzeiten habe ich vor dem Frühstück bereits bis zu sechs unmögliche Dinge geglaubt!‹« (Carroll, S. 185)

Borderline-Mütter negieren die Sichtweise des Kindes, indem sie zu verstehen geben, dass diese falsch ist. Laura erhielt einen Rüffel, weil sie die Überzeugung der Mutter, dass sie furchtbar arm seien, nicht teilte. Doch die Wahrnehmungen der Mutter wandelten sich mit ihren Stimmungen. Sie fühlte sich durch Lauras Empfehlung, einen Finanzplaner zu konsultieren, herabgesetzt, und deshalb setzte sie ihre Tochter nun ihrerseits herab. Borderline-Mütter fühlen sich verraten und angegriffen, wenn andere ihre Gefühle und Wahrnehmungen nicht bestätigen. Sie reagieren auf jede Person, die sie als illoyal empfinden, mit Zurückweisung, Bestrafung oder Beschimpfungen und stürzen so ihre Kinder in ein fürchterliches Dilemma.

Im Verlauf der Adoleszenz manifestierte sich der Mangel an Vertrauen zwischen Laura und ihrer Mutter darin, dass die Mutter versuchte, Laura auszuspionieren, während sie sie scheinbar zärtlich umarmte. Auf diese heuchlerische Weise versuchte sie herauszubekommen, ob ihre Tochter Alkohol trank oder Marihuana rauchte. Es liegt auf der Hand, dass Laura die Liebkosungen als verlogen empfand und sich gegen das Verhalten der Mutter wehrte, die ihr Misstrauen hinter vorgetäuschter Zärtlichkeit zu verstecken versuchte.

Die Kinder von Borderline-Eltern fühlen sich hilflos, wenn die Mütter in ihre Privatsphäre eindringen, sie manipulieren, ihre Gefühle entwerten und die Wahrheit verzerren. Borderline-Patienten verzerren die Wahrheit, weil ihre eigenen Wahrnehmungen verzerrt sind. In einem Fall behauptete eine Borderline-Mutter, ihre Tochter sei von ihrem Ex-Ehemann sexuell missbraucht worden. Die Tochter war entsetzt über diese Behauptung. Die Mutter aber war von ihrem eigenen Vater missbraucht worden und interpretierte einen Abschiedskuss zwischen der Tochter und ihrem Ex-Ehemann als Beweis für sexuellen Missbrauch.

Verzerrung ist eine Form der unbewussten Verarbeitung von Informationen, die die Realität des Betroffenen widerspiegelt. Solche Verzerrungen sind irreführend und eine große Belastung für die anderen Familienmitglieder, die, solange sie die Fakten nicht kennen, die Behauptung des Borderliners unter Umständen für bare Münze nehmen. Laura hatte schließlich genug von den Überreaktionen ihrer Mutter und lernte, Aussagen ihrer Mutter wie »Es ist gerade etwas Schreckliches passiert« zu ignorieren. Borderline-Patienten neigen dazu, aus allem eine Katastrophe zu machen und geraten leicht in Panik. »Lass alles liegen und stehen und hilf mir GLEICH!« kann bedeuten, dass sie eben mal ihre Autoschlüssel verloren haben. »Ich habe schreckliche Kopfschmerzen« kann heißen »Lass mich in Ruhe«. »Ich hatte einen Autounfall« kann bedeuten, dass der Gemüsewagen ihr Auto gestreift und dort einen leichten Kratzer gemacht hat.

Manche Borderliner verzerren die Wahrheit bewusst, um zu verhindern, dass sie verlassen werden, um ihre Selbstachtung aufrechtzuerhalten oder um einen Konflikt zu vermeiden. Andere lügen, um Sympathie, Aufmerksamkeit oder Mitgefühl zu erwecken. Aus der Sicht des Borderliners ist Lügen notwendig, um zu überleben. (Auch wenn nicht alle Borderline-Patienten bewusst lügen, so leiden doch alle an Wahrnehmungsverzerrungen.) Sofern ihr Verhalten, wie Lügen oder Stehlen, von Verzweiflung gesteuert ist, fühlen sie sich unschuldig, sie haben nicht das Gefühl, etwas Unrechtes getan zu haben, und fühlen keinerlei Schuld oder Gewissensbisse. Es kommt deshalb selten vor, dass sie sich entschuldigen, vielmehr überrascht und verwirrt es sie, wenn die anderen erwarten, dass sie deshalb Gewissensbisse haben sollten. Sie glauben, andere verhielten sich an ihrer Stelle genauso wie sie, um zu überleben. Ihre Erklärung ist sehr bestimmt: »Aber ich musste so handeln!« Menschen mit einer Borderline-Störung scheren sich deshalb nicht um die Konsequenzen ihres Lügens, da sie ja das Gefühl haben, sie hätten keine andere Wahl.

Borderline-Mütter, die gewohnheitsmäßig lügen, sind besonders destruktiv, weil sie das Vertrauen ihrer Kinder zerstören. Da sie selten für ihr Verhalten um Verzeihung bitten, glauben ihre Kinder schließlich, sie selbst seien im Unrecht, nicht die Mutter. Deren Überlebensinstinkte können zu allen möglichen Verhaltensweisen führen, die anderen geradezu abscheulich erscheinen.

Fühlt sich eine Borderline-Mutter verletzt oder ängstlich, dann fürchtet sie um ihr Überleben; moralische Bedenken spielen daher für sie zeitweilig keine Rolle. Christina Crawford (1997) beschreibt die Notlage des Kindes so: »Ich denke, es war für jeden Erwachsenen, der nicht selbst Zeuge der Situation war, unmöglich zu glauben, dass sie diejenige war, die log, und ich die Wahrheit sagte. Sie war immer so überzeugend« (S. 137).

Konflikte und Meinungsverschiedenheiten können zu gewalttätigem Verhalten eskalieren, weil Borderline-Mütter Schwierigkeiten haben, mit der Intensität ihrer eigenen Emotionen fertig zu werden. Deshalb sind tätliche Auseinandersetzungen zwischen Borderline-Müttern und ihren Kindern keine Seltenheit. Es kommt durchaus vor, dass Kinder in solchen Fällen die Polizei rufen, durchs Fenster fliehen oder bei Nachbarn Zuflucht suchen, dass sie Geschwister retten oder bei tätlichen Auseinandersetzungen zwischen ihren Eltern intervenieren müssen. Manche Borderline-Mütter attackieren ihre Kinder verbal oder körperlich mitten in der Nacht, also zu einem Zeitpunkt, da Kinder am verletzlichsten sind. Eine meiner Patientinnen fühlte sich so gefährdet, dass sie bis zum Alter von 18 Jahren, als sie von zu Hause auszog, jede Nacht ein Steakmesser unter dem Kopfkissen hatte.

»Sie sagt, es sei nicht geschehen.«

> »Alice schwieg; soviel Widerspruch auf einmal war ihr ihr Lebtag noch nicht vorgekommen, und sie merkte, wie sie langsam die Geduld verlor.«
>
> *Alice im Wunderland*

Borderline-Persönlichkeiten vergessen oft schmerzliche Erfahrungen, die ihren Kindern lebhaft im Gedächtnis geblieben sind. Wissenschaftliche Untersuchungen haben gezeigt, dass dauerhaft heftige Emotionen den Teil des Gehirns, der für das Gedächtnis zuständig ist, zerstören (Christianson 1992). Chronischer emotionaler Stress setzt das Gehirn einem Übermaß an Glukokortikoiden aus, Hormone, die dem Gehirn normalerweise helfen, mit Stress fertig zu werden. Der Hippocampus, der die Gedächtnisfunktion kontrolliert, enthält eine hohe Zahl an Rezeptoren für Glukokortikoide, es ist deshalb naheliegend, dass er beschädigt wird (Schacter 1996). Weil Borderline-Mütter in der Kindheit überwältigendem emotionalen Stress ausgesetzt waren, können daher diejenigen Regionen ihres Gehirns, die für die Gedächtnisfunktion und die emotionale Regulation zuständig sind, beschädigt sein. Untersuchungen mittels magnetischer Resonanzspektroskopie, bei denen die Gehirne weiblicher Probanden, die in der Kindheit missbraucht worden waren, untersucht wurden, haben gezeigt, dass der linke Hippocampus dieser Probandinnen kleiner war, als bei Personen in einer Kontrollgruppe.[3] Es könnte daher sein, dass dies der Grund dafür ist, dass Borderline-Mütter Erlebnisse, an die ihre Kinder sich genau erinnern, aus dem Gedächtnis verloren haben. So entsteht ein verhängnisvoller Kreislauf, denn auch die Kinder von Borderline-Müttern leben in einer durch starke emotionale Intensität geprägten Umgebung, die, wenn nicht gegengesteuert wird, auch *ihre* kognitiven Funktionen beeinträchtigen kann.

Da die Borderline-Mutter nicht in der Lage ist, sich an Ereignisse von starker emotionaler Intensität zu erinnern, ist sie unfähig, aus der Erfahrung zu lernen. So kann es sein, dass sie immer wieder auf destruktive Verhaltensweisen zurückgreift, ohne sich daran zu erinnern, welche Konsequenzen diese Verhaltensweisen gehabt haben. Laura und ihre Schwester erinnerten sich an viele Episoden, in denen ihre Mutter aus irgendeinem trivialen Anlass – wenn sie zum Beispiel ein Kleidungsstück am falschen Ort abgelegt hatten – explodierte. Als sie ihre Mutter Jahre später mit diesem Verhalten konfrontierten, leugnete sie, jemals die Kontrolle verloren zu haben, und sagte: »Wie könnt ihr solche Dinge behaupten, nach allem, was ich für euch getan habe!« Therapeuten berichten immer wieder, dass Borderline-Mütter oft unfähig sind, die traumatischen Erinnerungen ihrer Kinder zu bestätigen.

Es ist unmöglich, aus Erfahrung zu lernen, wenn die Erfahrung nicht erinnert wird. Aus diesem Grunde bleiben Borderline-Persönlichkeiten in stets sich wiederholenden selbstzerstörerischen Verhaltensweisen gefangen. Sie geben mehr Geld aus, als sie haben, lassen sich auf sexuelle Beziehungen ein, ohne sich zu schützen, trinken zu viel, rauchen zu viel oder essen zu viel. Obwohl sie sich danach ganz schrecklich fühlen, fallen sie immer wieder in dasselbe Verhalten zurück, weil sie sich nicht an die Folgen erinnern können. Ihr Verhalten versetzt die anderen Familienmitglieder in heftige Aufregung und gefährdet ihre Kinder.

Manche Kinder von Borderline-Müttern leben auch als Erwachsene noch mit der traumatischen Erinnerung, wie sie mit ihrer betrunkenen Mutter im Auto fuhren oder wie Strom und Telefon abgeschaltet wurden, weil ihre Borderline-Mutter aufgrund ihres triebhaften Geldausgebens die Gebühren nicht mehr bezahlen konnte. Manche erinnern sich, dass sie ihrer Mutter buchstäblich das Leben retteten. Eines Nachts bemerkte Laura Brandgeruch

3 Schacter (1996) bezieht sich auf die Untersuchung von Putnam u.a. (1986) »The Clinical Phenomenology of Multiple Personality Disorder. Review of 100 Recent Cases«. *Journal of Clinical Psychiatry* 47, 285–293.

und kam gerade noch rechtzeitig, um eine Zigarette auszudrücken, die ihre Mutter, nachdem sie im Bett geraucht hatte, auf den Teppich hatte fallen lassen. Aber ihre Mutter hörte auch nach dieser Beinahe-Katastrophe nicht damit auf, im Bett zu rauchen.

Borderline-Persönlichkeiten, die alkohol- oder drogenabhängig sind, können psychotisch werden. Christina Crawford (1978) beschreibt die häufigen, grauenerregenden nächtlichen Ausbrüche ihrer Mutter. Psychotisches Verhalten beschränkt sich jedoch nicht auf Tobsuchtsanfälle. Die Borderline-Mutter, die dissoziatives Verhalten zeigt, sich in ihre Verzweiflung zurückzieht, sich selbst verstümmelt oder versucht, sich das Leben zu nehmen, ist nicht weniger schreckenerregend. Angst und Verzweiflung können auch sogenannte psychotische Schübe auslösen. Ein Patient hatte verstörende Erinnerungen an seine Mutter, wie sie sich im Badezimmer einschloss und drohte, sich das Leben zu nehmen, während der damals Siebenjährige sie zu beruhigen versuchte. Andere Patienten berichten von Müttern, die damit drohten, wegzulaufen, und von Müttern, die tatsächlich ihre Familie verließen. Eine Psychose kann ausbrechen, wenn die Borderline-Persönlichkeit mit *irgendeinem* Gefühl, welcher Art auch immer, nicht mehr fertig wird.

Forschungen lassen den Schluss zu, dass Menschen, die in der Kindheit chronischem Stress ausgesetzt waren, einen höheren Spiegel an Somatostatin, einem Stresshormon und Neurotransmitter, in der Rückenmarksflüssigkeit aufweisen (Heit u.a. 1999). Starker Stress in der Kindheit scheint Langzeitauswirkungen auf das Gehirn und auf das Immunsystem zu haben. Die Kinder von Borderline-Persönlichkeiten stehen daher in Gefahr, im Erwachsenenalter eine Reihe von körperlichen und emotionalen Störungen zu entwickeln. Sie neigen zu stressabhängigen körperlichen Symptomen wie Kolitis oder Migräne.

Christina Crawford (1978) suchte einmal einen Psychiater auf, der sie fragte, ob sie eine Idee habe, woher ihre Kopfschmerzen kommen könnten. Christina stellte daraufhin schlicht fest: »Ja. Ich hasse meine Mutter« (S. 219). Adrenalin führt dazu, dass sich die Blutgefäße im Gehirn zusammenziehen, und es sorgt für einen Blutandrang in den Muskeln, als notwendige Vorbereitung auf den Kampf-oder-Flucht-Reflex. Der stressbelasteten Interaktion folgt eine Erweiterung der Blutgefäße, die den Migränekopfschmerz auslöst. Kandel und Sudderth (2000) legen dar, dass manche Forscher glauben, eine Migräne sei eigentlich »eine Dysfunktion des Nervensystems und eine instabile Schwelle im Gehirn. Wenn die inneren oder äußeren Stressfaktoren zunehmen, wird diese Schwelle überschritten, und es kommt zu einem Migränekopfschmerz. Es ist etwa so, als ob ein Teil des Körpers sagen würde ›Überschreite diese Grenze nicht‹, aber du tust es trotzdem« (S. 15).

Bei Kindern von Borderline-Müttern hindert die Migräne das Kind daran, unerträgliche Wutgefühle auszuagieren: Das Kind ist vom Schmerz wie gelähmt. Das unberechenbare Verhalten der Borderline-Mutter löst Adrenalin-Schübe aus, aber die Kinder können nicht mit einer Kampf-oder-Flucht-Reaktion antworten, ohne selbst an den negativen Auswirkungen zu leiden.[4] Daher haben auch viele erwachsene Kinder von Borderline-Müttern Kopfschmerzen, wenn sie von einem Besuch bei ihren Müttern zurückkommen oder mit ihnen telefoniert haben.

Kandel und Sudderth schreiben, Wissenschaftler hätten herausgefunden, »dass die Geschwindigkeit, mit der das Blut durch die mittlere zerebrale Arterie fließt, während eines Migräneanfalls abnimmt. Irgendwie schaltet das Gehirn auf Gelb um, und der Blutstrom verlangsamt sich« (S. 14). Viele Kinder von Borderline-Müttern funktionieren so, ihr Gehirn signalisiert ihnen ständig »Achtung«.

»Sie sorgt dafür, dass ich mich schrecklich fühle.«

»›... denn es könnte ja passieren‹, sagte sich Alice, ›dass ich am Ende völlig ausgehe, wie eine Kerze ...‹«

Alice im Wunderland

Die Angst vor dem Verlassenwerden ist das am stärksten hervortretende Symptom der Borderline-Störung, alle Borderline-Persönlichkeiten leiden daran. Viele Forscher und Kliniker haben bereits festgestellt, dass Borderline-Patienten Angst davor haben, »in einen Abgrund zu stürzen«, wenn sie mit Ablehnung oder Verlassenwerden konfrontiert sind. Dieses Gefühl wird manchmal als Überlebensangst beschrieben. Der Borderline-Patient fühlt sich wie betäubt, nicht mehr in Kontakt mit seiner Umgebung und unwirklich. Deshalb unternehmen Borderline-Persönlichkeiten ungeheure Anstrengungen, um zu verhindern, dass sie verlassen werden, und ihre Angehörigen fühlen sich wie erstickt, sie werden eingeschüchtert oder kontrolliert.

4 Otto Kernberg (1983) stellt fest: »Jeder Versuch, die extrem entgegengesetzten – liebevollen und hasserfüllten – Selbstbilder und Objektvorstellungen einander anzunähern, löst sofort unerträgliche Angst und Schuldgefühle aus, weil dadurch die guten inneren und äußeren Objektbeziehungen bedroht werden; die so extrem gegensätzlichen Selbst- und Objektimagines müssen daher aus Abwehrgründen aktiv voneinander getrennt gehalten werden. So kommt es, dass wir bei diesen Patienten primitive Dissoziations- oder Spaltungsprozesse als hauptsächliche Abwehrform beobachten« (S. 193).

Viele Borderline-Patienten legen ein dramatisches oder hysterisches Verhalten an den Tag, sie ringen nach Luft und schreien, sie sorgen dafür, dass der Rest der Familie von Adrenalinstößen heimgesucht wird und lösen bei ihnen Schreckreaktionen aus. Überreaktionen auf Krankheit und Unfälle sowie das dramatische Zurschaustellen von Wut oder Rückzugsverhalten führen dazu, dass die Angehörigen das Gefühl haben, von der Borderline-Persönlichkeit eingesaugt und dann emotional entleert zurückgelassen zu werden. Die Kinder von Borderline-Müttern haben das Gefühl, in einer Falle zu sitzen und erstickt zu werden, so als ob ihr eigenes Leben durch die Bedürftigkeit ihrer Mütter völlig ausgelöscht würde.

Genauso wie sich ein zweijähriges Kind an Vater oder Mutter klammert, wenn eine Trennung bevorsteht, fällt es Borderline-Patienten schwer, loszulassen, Abschied zu nehmen, das Telefon aufzulegen oder eine Unterhaltung zu beenden, und oftmals entwickeln sie suizidale Gedanken, wenn Beziehungen zu Ende gehen. Die Botschaft der Borderline-Persönlichkeit heißt »Verlass mich nicht«, und sie vermittelt anderen das Gefühl, festgehalten und hinabgezogen zu werden. Borderline-Persönlichkeiten neigen dazu, sich selbst zu zerstören, als Folge ihrer Angst vor dem Verlassenwerden, und oft genug greifen sie zu dem Mittel der emotionalen Erpressung, um andere unter Kontrolle zu halten. Es wundert nicht, dass ihre Kinder mit Gefühlen der Scham, Schuld, Angst und Wut zu kämpfen haben.

Scham

Wenn ein Kind sich der Borderline-Mutter widersetzt oder ihre Bedürfnisse und Wünsche nicht befriedigt, wird diese versuchen, das Kind zu beschämen, es zu bestrafen, herabzusetzen oder zu beschimpfen. In einem äußerst offenen Interview enthüllte Joan Crawford ihre drakonische Philosophie, mit der sie die achtjährige Christina zu disziplinieren versuchte: »Es ist nicht leicht, ihr Disziplin beizubringen, aber sie zwingt mich dazu, wenn sie hartnäckig darauf besteht, dass alles nach ihrem Kopf gehen soll. *Ich habe festgestellt, dass Verletzung ihrer Würde eine sehr wirksame Strafe ist*« (Thomas 1978, S. 168, Kursivierung durch die Autorin). Es kommt vor, dass Borderline-Mütter die menschliche Herabsetzung als Methode der Disziplinierung einsetzen, ohne sich bewusst zu sein, wie zerstörerisch das ist. Diejenigen, die derartige Maßnahmen bewusst anwenden, sind schwer gestört, suchen aber in der Regel keinen Therapeuten auf, weil sie der Ansicht sind, es stehe ihnen absolut zu, ihre Kinder zu bestrafen, wie sie es für richtig halten. Weil sie selbst als Kinder nichts anderes gelernt haben, glauben sie, ein Kind müsse verletzt werden, damit es lernt, sich angemessen zu verhalten. Nur Mütter, die nicht in der

Lage sind, sich an den Schmerz zu erinnern, den sie einst selbst erlitten, als sie herabgesetzt und verächtlich gemacht wurden, haben die Neigung, ihre Kinder in ihrer Würde zu verletzen.

Scham löscht das Gefühl für das Recht auf die eigene Existenz aus und kann zu selbstzerstörerischen Fantasien führen. Die Stiefmutter von Mary Todd Lincoln sagte, sie ein Stück vom Satan. Einer ihrer Biografen schrieb: »Beschämt und gedemütigt zu werden, bedeutet Entehrung für das ganze Selbst« (Baker 1987, S. 30). Leider projizieren Borderline-Mütter ihre eigene Scham auf andere.

Angst

Die Kinder von Borderline-Eltern wachsen in Angst auf – in der Angst, die Mutter könne entweder sich oder sie selbst verletzen. In jedem Fall würde dies eine lebensgefährliche Bedrohung bedeuten. Meine Patientin Laura konnte das Haus nicht verlassen, ohne heftige Trennungsangst zu empfinden, die Angst, dass entweder ihrer Mutter oder ihr selbst etwas Schreckliches zustoßen könnte. An manchen Tagen schrie sie beim Verlassen des Hauses: »Ich hoffe, du stirbst!« Aber wenn sie in der Schule ankam, fühlte sie sich zum Erbrechen elend. Die Kinder von Borderline-Müttern sind ständig damit beschäftigt, herauszubekommen, in welcher Stimmung ihre Mutter gerade ist, um so vielleicht eine mögliche Krise oder einen Angriff zu verhindern. Sie verschwenden ihre emotionale Energie in zwei einander widersprechenden Aktionen: Sie kämpfen gegen ihre Mutter, und sie beschützen sie. Manchmal fällt es ihnen schwer, sich auf irgendetwas anderes zu konzentrieren.

Borderline-Persönlichkeiten erleben die Trennungsangst zum Teil auch deshalb so stark, weil die Erinnerungen an Erfahrungen von Misshandlung und Erniedrigungen am häufigsten dann ins Bewusstsein treten, wenn sie alleine sind. Lauras Mutter erzählte ihrer Tochter, dass die Erinnerung daran, wie sie von ihrem eigenen Vater belästigt worden war, stets nachts in ihren Gedanken aufbrach. Manchmal glaubte sie, seine Schritte vor ihrer Schlafzimmertür zu hören. Die Geräusche und Bilder machten sie fast verrückt. Sie flehte Laura an, nicht wegzugehen, und manchmal täuschte sie Krankheit vor, um sie vom Weggehen abzuhalten. Laura hasste es, ihre Mutter allein zu lassen, und doch wünschte sie sich verzweifelt, von ihr wegzukommen.

Obwohl die Kinder von Borderline-Müttern in steter Angst aufwachsen, können sie ihre Angst nicht zeigen und scheinen schmerzliche oder gefährliche Situationen zu vergessen. Manchmal wehren sie sich dagegen, weinen zu müssen, und sie lernen den Mund zu halten, wenn sie verletzt worden oder aufgebracht sind. Eine junge erwachsene Patientin beschrieb es so: »Nach einer Weile wird man immun … man fühlt nichts mehr.«

Die Fähigkeit, ihre Gefühle zu verstecken, ist eine Anpassungsleistung, die Kinder im »Grenzland« erbringen, da manche Borderline-Mütter ihre Angst dazu benutzen, sie unter Kontrolle zu halten. Christina Crawford erinnerte sich an das Entsetzen, das sie befiel, wenn sie ohne Licht in den Wäscheschrank gesperrt wurde; ihre Mutter wusste, wie groß ihre Angst vor der Dunkelheit war (Crawford 1978). Es kommt vor, dass Borderline-Mütter damit drohen, die Polizei zu holen, den Kindern kein Geld mehr zu geben, ihnen körperlichen Schaden zuzufügen oder ihnen Dinge wegzunehmen, die sie besonders lieben. Sowohl Christina als auch Laura machten die Erfahrung, dass ihre Lieblingssachen zerstört wurden, um sie zu bestrafen. Christina wurde gezwungen, sogar ihre Weihnachtsgeschenke zurückzugeben. Lauras Mutter zertrümmerte und vernichtete ihre Lieblingsschallplatten. Solche Kinder lernen es, was sie lieben zu verstecken. Wenn Eltern die Angst der Kinder dazu benutzen, Kontrolle über sie auszuüben, zerstören sie das heilige Band des Vertrauens.

Schuld

Als Laura drei Jahre alt war, sagte ihre Mutter zu ihr: »Gott bestraft böse kleine Mädchen.« »Ein gutes Kind« zu sein bedeutete, sich ihrer Mutter in keiner Weise zu widersetzen. Als sie erwachsen war, bestrafte ihre Mutter sie, indem sie Telefonanrufe nicht erwiderte und Briefe oder E-Mails nicht beantwortete. Die Mutter schnitt den Kontakt zu Laura einfach ab, so lange bis Lauras Schuld- und Angstgefühle unerträglich wurden. Erst dann pflegte ihre Mutter wieder ein Lebenszeichen zu geben. Laura hatte das Empfinden einer totalen emotionalen Überwältigung. Seit ihrer frühen Kindheit benutzte ihre Mutter Gefühle wie Schuld und Angst, um sie zu kontrollieren. Sie war unfähig, Lauras Bedürfnis nach einem eigenen Raum anzuerkennen, und sie war nicht fähig, angemessene Grenzen zu respektieren. So lauschte sie zum Beispiel, wenn Laura telefonierte, und benützte die so gewonnenen Informationen später dazu, ihre Tochter zu demütigen.

Die Kinder von Borderline-Eltern leiden häufig unter Trennungsschuld. Christina Crawford hatte das Gefühl, dass ihre Mutter nicht nur vollkommene Unterwerfung erwartete, sondern geradezu *in ihre Haut schlüpfen* wollte (Crawford 1978). Obwohl Christina Mitleid mit ihrer Mutter hatte, war sie von Schuldgefühlen zerrissen, weil sie ihr eigenes Leben leben wollte. Borderline-Persönlichkeiten empfinden Abgrenzung als Verrat und prüfen die Loyalität mit Kommentaren wie: »Wenn du mich liebst, machst du das und das …« oder »Wenn du mich wirklich lieben würdest, würdest du das niemals tun«. Die Kinder müssen ständig ihre Liebe unter Beweis stellen auf Kosten ihrer eigenen Bedürfnisse.

Kleine Kinder haben naturgemäß Angst vor Liebesentzug durch die Mütter. Wenn eine Borderline-Mutter das Gefühl hat, verraten zu werden, macht sie aber genau das, sie bricht die Kommunikation ab und versagt dem Kind ihre Hilfe und Unterstützung. Wenn die Kinder erwachsen sind, kann es sein, dass die Mutter ihnen ihr Erbe versagt. Es kommt vor, dass Fotografien weggeräumt oder vernichtet werden und dass es den anderen Familienmitgliedern untersagt wird, den Namen des Geächteten zu erwähnen. Ist sie auf eines oder mehrere ihrer Kinder wütend, dann kommt es vor, dass die Borderline-Mutter erklärt: »Ich habe keine Kinder«, womit sie den Wunsch zum Ausdruck bringt, sie vollkommen aus ihren Gedanken zu streichen – eine grauenvolle Erfahrung für ein Kind.

Borderline-Persönlichkeiten sind außerordentlich empfindlich gegen Kritik und erwarten von ihren Kindern absolute Loyalität. Häufig verlangt die Borderline-Mutter von ihren Kindern, dass sie sich mit ihr verbünden, sie haben dann keine andere Wahl, als ihre Partei zu ergreifen, selbst dann, wenn sie sich damit gegen den eigenen Vater stellen. Sie wissen, welchen Preis sie zahlen, wenn sie ihre Mutter nicht unterstützen, und sie fürchten ihre vernichtende Wut.

Wut

»Manchmal habe ich das Gefühl, ich würde sie am liebsten umbringen« – das sind Worte, mit denen manche Patienten die Wut, die sie gegen ihre Borderline-Mütter empfinden, zum Ausdruck bringen. Als der Psychiater den Serienmörder Edmund Kemper fragte, warum er seine Mutter ermordet habe, sagte Kemper: »Ich bin mit dem Hass nicht fertig geworden« (Cheney 1976, S. 132). Mädchen neigen weniger dazu, ihre Mütter körperlich anzugreifen, ihre Wut ist jedoch nicht geringer. Christina Crawford (1978) brachte die mörderische Wut des Kindes so zum Ausdruck: »In diesem Moment hasste ich sie so sehr, dass ich sie töten wollte (…). Es war mir sogar egal, dass ich den Rest meines Lebens im Gefängnis verbringen würde« (S. 173). Solche Kinder sind oft extrem verzweifelt, weil niemand begreift, dass sie emotional am Ertrinken sind. Niemand sieht hinter die Fassade ihrer Mutter, niemand sieht, dass sie ihre Kinder in ihre eigenen Dunkelheit hinabzieht. Manche von diesen Kindern haben das Gefühl, ihre Mutter müsse erst einmal sterben, damit sie leben können.

»Alle anderen denken, sie sei großartig!«

»›Ich weiß, sie reden Unsinn‹, dachte Alice bei sich, ›und es ist dumm, deshalb zu weinen.‹ Sie wischte ihre Tränen deshalb ab und machte weiter, so fröhlich sie eben konnte.«

Alice im Wunderland

In ihrem Buch *Cognitive-Behavioral Treatment of the BorderlinePatient* beschreibt Marsha Linehan (1993b) die Fassade der Normalität, die Borderline-Persönlichkeiten nach außen hin präsentieren, insbesondere in Arbeitssituationen, wo sie genügend Selbstvertrauen haben und die Kontrolle über die Situation besitzen. Linehan legt dar, dass die offensichtliche Kompetenz des Borderliners die anderen glauben macht, er oder sie sei in anderen Rollen genauso kompetent. Wenn sich die Borderline-Mutter bei ihren Kollegen über ihre Kinder beklagt, vermuten diese, die Kinder hätten die Probleme, nicht die Mutter. Leider bedeutet das für die Kinder, dass ihre persönlichen Erfahrungen kaum jemals von anderen bestätigt werden.

Lauras Freunde konnten nicht verstehen, warum ihre Mutter sie fast zum Wahnsinn trieb. Sie waren nie dabei, wenn ihre Mutter sie angriff, weil Laura dafür sorgte, dass ihre Freunde sich nie länger bei ihr zu Hause aufhielten. Wenn Laura ihnen etwas über die dunklen Seiten ihrer Mutter erzählte, sagten sie bloß: »Aber deine Mutter ist doch so nett.« Lauras Schwester war die einzige Person, die ihre Erfahrung bestätigen konnte. Einmal, als Lauras Freund bei ihr zu Hause war, »flippte [ihre Mutter] aus, nur weil sie dachte, mein Rock sei zu kurz«. Das war Laura zwar peinlich, aber sie war doch zugleich erleichtert, dass in diesem Fall noch jemand anderes als ihre Schwester den Angriff miterlebt hatte.

In Gesellschaft mit anderen kann die Borderline-Mutter gewinnend, liebenswürdig und freundlich sein. Christina Crawford (1978) ärgerte sich sehr über die Fassade, die ihre Mutter zur Schau stellte, wenn sie Gäste hatte. Sie beschrieb die Gefühle des Kindes in Bezug auf den Widerspruch zwischen dem Gesicht, das die Mutter privat und jenem, dass sie in der Öffentlichkeit zeigte, so: »Ich wollte einfach nur herausschreien, dass es alles verlogen war« (S. 80). Es ist bemerkenswert, dass Christinas Erfahrungsbericht nach wie vor in Frage gestellt wird. In seiner Biografie unter dem Titel *Joan Crawford: The Last Word* behauptet Fred Lawrence Guiles (1995): »Einer der Hauptmängel in Christinas Erinnerungen ist die Verzerrung bekannter Fakten aus Joans Leben und, an manchen Stellen, eine fragwürdige Interpretation dieser Fakten« (S. 158). Guiles zieht die Möglichkeit überhaupt nicht in Betracht, dass die Verzerrung der Fakten mit Joan Crawford selbst zu tun haben könnte. Emotionale Manipulation und die Neigung, Fakten zu verzerren, sind typisch für das Verhalten von Borderline-Persönlichkeiten.

Die weit verbreitete Unwissenheit in Bezug auf die Borderline-Störung, ist der Grund dafür, dass die Hoffnungslosigkeit der Kinder von Borderline-Müttern so ausweglos erscheint. Jedes Mal, wenn ihre Wirklichkeit in Zweifel gezogen wird, fühlen sie sich von der Gesellschaft als Ganzes verlassen. C. G. Jung (In: Stein 1995) wies einmal darauf hin, dass wir ein größeres Verständnis von der menschlichen Psyche brauchen, er sagte, die einzige wirkliche Gefahr sei der Mensch selbst und seine Psyche sollte erforscht werden, weil er der Ursprung alles Bösen sei (S. 1). Die Kinder von Borderline-Müttern stehen unter dem Fluch des Dunkels, das im Innern ihrer Mütter herrscht und das die andern oft erst erkennen, wenn es zu spät ist.

»Es geht stets um Alles oder Nichts.«

> »… sie konnte sich noch daran erinnern, wie sie einmal versucht hatte, sich selbst eine Ohrfeige zu geben, als sie mit sich selbst Croquet gespielt und sich dabei bemogelt hatte; denn sie war ein merkwürdiges Kind und liebte es über alles, so zu tun, als wäre sie zwei.«
>
> *Alice im Wunderland*

Der emotionale Wärmeregler der Borderliner-Persönlichkeit kennt zwei Zustände: Er ist voll ein- oder ganz ausgeschaltet. Dazwischen gibt es nichts. Melissa Thornton (1998), eine Borderline-Patientin, die ein Buch über ihre eigenen Erfahrungen geschrieben hat, schreibt, dass »[Borderline-Persönlichkeiten] die Dinge in einfache, einander diametral entgegengesetzte Gegensatzpaare von Gut oder Böse, Traurigkeit oder Freude, Schwarz oder Weiß aufspalten. Unfähig zu begreifen, dass etwas sowohl gut als auch böse sein könnte, kann eine Person mit einer Borderline-Störung nur die beiden Enden des Spektrums sehen« (S. 16). Die Unfähigkeit der Borderline-Persönlichkeit, mehr als eine Perspektive gleichzeitig wahrzunehmen, führt dazu, dass jeweils nur eine Seite der Geschichte und ein Teil des Bildes ins Blickfeld tritt.

Kinder erleben sich so, wie es ihnen die Augen der Mutter oder des Vaters zurückspiegeln. Kinder von Borderline-Müttern entwickeln daher häufig zwei kontrastierende Wahrnehmungen von sich selbst. Das führt zu Konfusion, Schuldgefühlen und Scham, und diese wiederum manifestieren sich in einer

Neigung zur Selbstzerstörung: Die Kinder schlagen mit dem Kopf gegen die Wand, stoßen oder schneiden sich oder verletzen sich anderweitig. Eine Mutter kann nur dann an das grundlegend Gute in ihrem Kind glauben, wenn sie an das Gute bei sich selbst glaubt. Unglücklicherweise sind manche Borderline-Mütter im Innersten davon überzeugt, böse zu sein.[5]

Wie die meisten Kinder von Borderline-Müttern waren Christina Crawford und Laura hinsichtlich ihrer Identität tief verunsichert. Solche Kinder werden von ihrer eigenen Hoffnungslosigkeit und Verzweiflung verzehrt. Laura war noch auf der High School, da schrieb sie in ihr Tagebuch: »Ich verliere den Verstand – o Gott – ich weiß, wie es ist, lebendig begraben zu sein.«

»Sie ist so negativ.«

> »›Viel weißt du nicht‹, sagte die Herzogin; ›das steht fest.‹
> Alice wollte der Ton gar nicht gefallen, in dem dies gesagt wurde, und sie hielt es für richtiger, mit einem neuen Gesprächsthema anzufangen.«
>
> *Alice im Wunderland*

Borderline-Persönlichkeiten haben negative Gedanken, weil sie negative Gefühle in Bezug auf sich selbst und andere haben. Gedächtnisschwierigkeiten, Schwierigkeiten, die Aufmerksamkeit auf etwas zu richten, verworrenes, desorganisiertes Denken, die Unfähigkeit, logisch zu argumentieren, krankhafte Introspektion und bedrängend negative Gedanken sind typisch für diese Störung (Kroll 1988). Die Kinder sind herabsetzenden Kommentaren ausgesetzt, die sie immer mehr in Verzweiflung treiben; da viele Borderline-Mütter überdies davon ausgehen, dass in jeder Situation der schlimmstmögliche Fall eintreten wird, zerstören sie in den meisten Fällen den Enthusiasmus ihrer Kinder.

Laura vermied es, mit ihrer Mutter über ihre Probleme oder Sorgen zu sprechen. Sie wusste, dass die Mutter entweder sagen würde, sie sei »viel zu empfindlich« und mache sich »zu viele Sorgen«, oder sonst etwas, wodurch sie sich am Ende nur noch schlechter fühlen würde. Wenn Kinder mit ihren Problemen zu einer Borderline-Mutter kommen, erhalten sie eine Antwort,

5 J. Gunderson (1984) erklärt, dass »die Überzeugung böse zu sein und ein nihilistischer Glaube zwei Extreme sind, die der Borderline-Patient erreicht, wenn die gewöhnlichen Abwehrmechanismen von Handlung und Ersatzobjekten nicht verfügbar sind« (S. 37).

die entweder ihren Kummer noch verstärkt oder das Problem als völlig belanglos abtut. Ein Kind, das Angst davor hat, sitzen zu bleiben, bekommt vielleicht zur Antwort: »Dann kannst du nicht mehr mit deinen Freunden zusammen sein, du wirst den andern immer hinterher laufen, warum hast du dich in diesem Jahr nicht mehr angestrengt?« Die Borderline-Mutter nimmt die Angst des Kindes auf und verstärkt sie nach dem Motto: »Und dann könnte auch noch das und das geschehen«. Sie ist unfähig, das Kind zu beruhigen und zu trösten. Glickauf-Hughes und Mehlman (1998) berichten, dass die Töchter von Borderline-Müttern »allesamt schmerzliche Erinnerungen hatten, wie sie sich vergeblich danach sehnten, von ihren Müttern getröstet zu werden, und sich hinterher nur noch schlechter fühlten als zuvor« (S. 297).

Als Laura zwölf Jahre alt war, verkündete sie stolz, sie sei von einer Freundin eingeladen worden, bei ihr die Ferien zu verbringen. Ihre Mutter reagierte darauf mit dem verzweifelten Ausruf: »O nein! Jetzt müssen wir dir neue Kleider kaufen, und ich habe kein Geld!« Lauras freudige Erregung wich der Angst. Borderline-Mütter können einem Kind jede Begeisterung nehmen, indem sie mögliche negative Folgen hervorheben. Eine Patientin erinnerte sich daran, wie bekümmert sie gewesen war, als ihre Mutter auf die Ankündigung ihrer lang ersehnten Schwangerschaft mit den Worten reagiert hatte: »O nein! Doch nicht jetzt!« und ihr einzureden versuchte, sie habe einen großen Fehler gemacht.

Als Christina Crawford (1978) beim Fernsehen eine Rolle als Gaststar bekommen sollte, rief sie ihre Mutter an, um ihr die aufregende Neuigkeit zu erzählen. Ihre Mutter legte den Hörer jedoch mitten im Gespräch auf. Christina brach in Tränen aus und fragte sich bestürzt, was passiert war. Später erfuhr sie, dass ihre Mutter ihr die Karriere heftig neidete. Christina musste erkennen, dass ihre Mutter ihr den eigenen Erfolg nie gönnen würde.

Emotional stabile Eltern teilen die Freude ihrer Kinder und besänftigen ihre Furcht. Bei den Kindern von Borderline-Müttern, die ja in einem ständigen emotionalen Aufruhr sind, sind die Rollen vertauscht. Die Kinder unterdrücken ihre Angst, um ihre Mütter zu beruhigen. Situationen, in denen Kinder normalerweise Angst haben, können sie nicht schrecken, weil sie gelernt haben, nicht zu fühlen. Dafür gibt es viele dramatische Beispiele. Unter anderem kommt es vor, dass Kinder von Borderline-Müttern ihre Mutter nach einem Selbstmordversuch retten müssen.

Borderline-Persönlichkeiten haben ambivalente Gefühle in Bezug auf ihre eigene Existenz, sie sind jedoch nicht notwendigerweise suizidal. Allerdings kann ihre Angst vor dem Leben stärker sein als ihre Angst vor dem Tod, und deshalb besteht durchaus die Gefahr, dass sie sich etwas antun. Selbstverstümmelungen wie Sich-Schneiden, Sich-Brennen oder Sich-selbst-Schädigen sind nicht Ausdruck eines Todeswunsches und sollten nicht als suizidales Verhalten missverstanden werden. Selbstverstümmelung ist für die Angehörigen, die sich durch ein solches Verhalten stark manipuliert fühlen, sehr verstörend. Die Borderline-Persönlichkeit bringt jedoch in erster Linie ihren Selbsthass zum Ausdruck, sie sucht nicht notwendig die Aufmerksamkeit oder das Mitgefühl der anderen. Gelegentlich kommt es vor, dass ein Borderline-Patient unabsichtlich Selbstmord begeht.

Suizidales Verhalten wird als bewusster, direkter Versuch definiert, das eigene Leben zu beenden. Generell wird eine Borderline-Störung so selbstverständlich mit Suiziddrohungen und suizidale Handlungen in Verbindung gebracht, dass man sie unter Umständen überhaupt nicht erkennt, wenn diese Symptome nicht vorhanden sind. Häufig wird eine Borderline-Störung weder von den Fachleuten noch von den Familienangehörigen erkannt, wenn keine Selbstmordgefährdung, kein selbstzerstörerisches Verhalten und keine Depression erkennbar ist. *Viele Borderline-Persönlichkeiten zeigen aber weder selbstverstümmelndes noch suizidales Verhalten.*

Joan Crawford versuchte offenbar nie, sich das Leben zu nehmen, obwohl es verräterische Hinweise auf ihre Neigung zur Selbstzerstörung gab, die sowohl in ihrer Alkoholabhängigkeit als auch in ihrer Weigerung, sich in psychiatrische Behandlung zu begeben, zum Ausdruck kam. Lauras Mutter hingegen nahm zwei Mal eine Überdosis Schlaftabletten und verstärkte auf diese Weise Lauras Trennungsangst und ihre Schuldgefühle in höchstem Maße. Laura war acht Jahre alt, als sie ihrer Mutter das erste Mal das Leben rettete. Borderline-Mütter, die damit drohen, sich das Leben zu nehmen, oder tatsächlich einen Selbstmordversuch unternehmen, halten ihre Kinder gefangen, sie sitzen emotional in der Falle und leiden häufig noch im Erwachsenenalter unter extremen Ängsten.

»Sie flippt aus.«

»›… hier sind alle verrückt. Ich bin verrückt. Du bist verrückt.‹
›Woher weißt du denn, dass ich verrückt bin?‹ fragte Alice.
›Musst du ja sein‹, sagte die Katze, ›sonst wärst du doch gar nicht hier‹.«

Alice im Wunderland

Wenn Borderline-Persönlichkeiten mit belastenden Situationen konfrontiert werden wie dem Ende einer Beziehung, dem Tod eines geliebten Menschen, dem Verlust des Arbeitsplatzes, mit Zurückweisung oder Verlassenwerden, entwickeln sie häufig paranoide Züge und verlieren den Kontakt mit der Realität. Neigen sie zu Alkohol- oder Drogenmissbrauch, dann kann ihr Verhalten lebensbedrohlich werden, nicht nur für sie selbst, sondern auch für andere. Häufig haben sie keinen Kontakt mehr zu ihrem Körper, und ihre Erinnerungsfähigkeit leidet. Manche haben kein Zeitgefühl mehr, sie verlieren das Bewusstsein für ihre Umgebung und sind völlig desorientiert. Manche Borderline-Patienten sprechen in solchen Situationen laut mit sich selbst oder murmeln in Gegenwart anderer vor sich hin. Manche starren ins Leere, während sie ein Gespräch fortführen, bei dem sie innerlich gar nicht anwesend sind; sie sind vollkommen mit dem Chaos ihres inneren Zustandes beschäftigt.

Niemand, der jemals Zeuge einer psychotischen Episode gewesen ist, wird das vergessen, es sei denn, es handelt sich um ein Kind, das dergleichen Vorkommnisse schon zu oft erlebt hat. Kinder verdrängen ihre Gefühle und Erinnerungen an derartige Erfahrungen leicht. Das Aussehen der Mutter gibt Zeugnis von der Veränderung ihres geistig-emotionalen Zustandes. Die Pupillen vergrößern sich, was ihrem Blick etwas Haifischartiges verleiht und ihre Bereitschaft zu einem plötzlichen Angriff sowie ihre Entfernung von der Realität signalisiert. Wird die Mutter in erster Linie von Wut beherrscht, dann fühlt sich das Kind akut bedroht. Ist Angst das vorherrschende Gefühl bei der Mutter, dann wird auch das Kind in Panik geraten. Psychotische Episoden sind deshalb traumatisierend, weil die Gefühle, die sie bei den Anwesenden hervorrufen, so überwältigend sind. Ist das Kind häufig psychotischen Episoden ausgesetzt, dann stumpft es ab (es dissoziiert), und für Außenstehende mag es den Anschein haben, dass es sich an das Geschehene überhaupt nicht erinnert. Wenn ein Kind ständig solchen Erfahrungen ausgesetzt ist, hält es sie schließlich für etwas Normales.

Es gab Zeiten, in denen Laura das Gefühl hatte, sie verschwinde in einem dunklen Loch, sie sinke geradezu in ihre Mutter ein. Sie fürchtete die Abende, in denen ihre Mutter zu viel trank und dann völlig aus der Fassung geriet. Psychotische Episoden sind äußerst verstörend, und Laura sprach nicht gerne darüber. Es war, als ob eine Fremde aus ihrer Mutter auftauchte, die unter Tränen sinnloses Zeug murmelte und ihr eigenes Kind nicht mehr erkannte. Laura versuchte ruhig zu bleiben, indem sie an etwas Normales dachte, zum Beispiel an die Schule oder ihr Lieblingsprogramm im Fernsehen. Aber die Erinnerung an »die Fremde« verfolgte sie ihr ganzes Leben lang. Mit einem psychotischen Elternteil allein zu sein, ist eine grauenvolle Erfahrung für Kinder jeden Alters.

Am Abend bevor Laura zu ihrem Vater fuhr, bei dem sie den Sommer verbringen sollte, kroch ihre Mutter weinend ins Bett. Sie hatte einen Brief von Lauras Vater gelesen, in dem er Laura mitteilte, wie sehr er sie vermisste. Lauras Mutter beschuldigte die beiden, gemeinsame Sache gegen sie zu machen; sie war sich sicher, dass Laura vorhatte, sie zu verlassen und zu ihrem Vater zu ziehen. Laura war sehr bestürzt, dass ihre Mutter sich von dem harmlosen Brief derart bedroht fühlte. Als sie den Vorfall einige Jahre später erwähnte, erinnerte ihre Mutter sich nicht daran.

Normale Mütter schlafen nachts; Borderline-Mütter nicht. Sie fürchten sich davor, mit ihren eigenen Gedanken allein zu sein. Bedrängende, zwanghafte Gedanken halten sie wach. Geräusche aus dem Radio oder dem Fernseher oder nächtliche Telefonanrufe lenken sie von ihrer Angst ab und geben ihnen ein wenig das Gefühl, in Sicherheit zu sein. Alkohol- oder Drogenkonsum verstärkt ihre Erregung und verschlimmert ihre Angst.

Nicht alle Borderline-Mütter wecken ihre Kinder mitten in der Nacht auf, aber Christina Crawfords (1978) Beschreibung von den »nächtlichen Überfällen« ihrer Mutter gehören zu den denkwürdigsten Abschnitten ihres berühmten Buches. Sie beschreibt dort einen psychotischen Ausbruch ihrer Mutter und gibt dem Leser eine Ahnung von dem Grauen des Kindes: »Als der Mond einen Teil ihres Gesichtes erhellte, sah ich wieder diesen Blick in ihren Augen. Es war ein getriebener, erregter Blick (…)« (S. 57).

Die Stille der Nacht wird durch die Ruhelosigkeit der Borderline-Mutter gestört, ihre schweren Gedanken lassen sie nicht schlafen. Eine Patientin erinnerte sich, wie ihre Mutter nachts in ihr Schlafzimmer kam und ihre Sachen nach Drogen durchsuchte. Die Mutter einer anderen Patientin weckte den Vater nachts regelmäßig auf und machte ihm Vorwürfe, dass er schlafen könne, während sie so aufgeregt war.

»Manchmal kann ich sie nicht ertragen.«

> »Die Königin wurde puterrot vor Zorn, und nachdem sie Alice eine Weile wild wie eine Bestie angestarrt hatte, schrie sie: ›Kopf ab mit ihr! Ab sag ich‹ …«
>
> *Alice im Wunderland*

Manche Kinder von Borderline-Müttern wünschen sich insgeheim, ihre Mutter würde sterben, nicht weil sie sie hassen, sondern weil es ihnen unmöglich erscheint, mit ihr zusammenzuleben. Auch als Erwachsene noch war Laura in das chaotische Leben ihrer Mutter verstrickt. Ihre Mutter war die einzige Person auf dem Erdboden, die eine solch mörderische Wut in ihr erregte. Und doch hatte sie entsetzliche Angst, dass ihre Mutter sich eines Tages das Leben nehmen könnte. Linehan (1993b) stellt fest: »Der Wunsch, tot zu sein, den Borderline-Persönlichkeiten häufig haben, ist insofern vernünftig, als er aus der Erfahrung eines Lebens resultiert, das tatsächlich unerträglich ist« (S. 125). Laura hatte die Tobsuchtsanfälle ihrer Mutter, ihre Stimmungsschwankungen, ihre depressiven Anwandlungen und ihre eigenen widerstreitenden Gefühle irgendwann satt.

Sie berichtete, ihre Mutter habe immer wieder heftige Gefühlsausbrüche gehabt, die jeweils von einem gewaltigen Wortschwall begleitet waren. Irgend etwas versetzte sie in Aufregung, und dann tobte sie durchs Haus wie ein Orkan. Warnsignal war »der Blick«. Der Blick war ein durchbohrendes, bedrohliches Starren, das sagen wollte: »Ich könnte dich umbringen.« Als Laura noch ein Kind war, sagte ihre Mutter auch tatsächlich genau das, freilich ohne sich der Macht ihrer Worte bewusst zu sein.

Kinder von Borderline-Müttern und Überlebende von Hurrikanen haben vieles gemeinsam. Das Überleben hängt davon ab, dass man einen sicheren Ort findet, sich geduckt hält und sich vom Auge des Hurrikans nicht täuschen lässt. Sah ihre Mutter einen schmutzigen Teller in Lauras Zimmer oder konnte sie ihre Autoschlüssel nicht finden, dann löste das unfehlbar den gleichen Gefühlssturm aus. Laura war klug genug, nichts zu sagen und ihr aus dem Weg zu gehen. Ihre Mutter beruhigte sich jeweils nur kurz, um Luft zu holen, dann fing sie wieder von vorne an und wiederholte dabei immer denselben Satz: »Du machst mich krank« (eine Überzeugung, die Laura bereits internalisiert hatte). Laura konnte sich nicht an den gesamten Wortschwall erinnern, weil sie sich angewöhnt hatte, die Stimme ihrer Mutter auszublenden. Als Laura noch klein war, hatten die Tiraden ihrer Mutter sie jedes Mal in Furcht und Schrecken versetzt, später, als sie herangewachsen war, wurde sie immun dagegen.

Für Kinder ist es verwirrend, wie schnell Zorn und Ärger vergessen sind. Für Borderline-Persönlichkeiten zählt nichts als das Hier und Jetzt. Lauras Mutter war imstande, sie zu schlagen und auszuschimpfen und in der nächsten Minute zärtlich zu liebkosen. Einmal drohte sie ihr damit, sie werde Laura jetzt ein für allemal verlassen, und packte ihre Koffer; ein paar Stunden später sagte sie, sie könne ohne sie nicht leben. Widersprüchliches Verhalten führt zu Verwirrung, die Kinder sind aufgewühlt, sie fühlen sich manipuliert und provoziert. Ihre Frustration kommt oft in dem schlichten Satz zum Ausdruck: »Ich kann meine Mutter einfach nicht ausstehen.«

Obgleich Borderline-Persönlichkeiten ständig Angst haben zu verlieren, was sie lieben, führt ihre Wut häufig dazu, dass sie zerstören, was andere lieben. Sie verletzen andere auf dieselbe Weise, wie sie selbst verletzt worden sind.

Borderline-Mütter zerstören das, was gut ist und was ihre Kinder lieben, weil sie extrem eifersüchtig sind auf das geliebte Objekt. Sie können anderen nicht lassen, was sie selbst nicht haben.[6] Manche Borderline-Mütter untersagen nach der Scheidung, außer sich vor Wut, ihren Kindern jeglichen Kontakt mit dem Vater – sie wollen entweder ihn bestrafen oder die Kinder.

Das tragischste Szenarium bietet eine Mutter vom Typ der »Medea«, die wie die antike Sagengestalt gegen die tiefsten Gesetze der Natur handelt und, weil sie von Mann oder Freund verlassen wurde, ihre eigenen Kinder physisch opfert. Die Angst der »Medea« vor dem Verlassenwerden bringt das Leben ihres Kindes in Gefahr.

»Sie macht mich verrückt.«

> »Alice hatte sich schon so sehr daran gewöhnt, von allen Dingen das Seltsamste zu erwarten, dass ihr der gewöhnliche Lauf der Welt recht dumm und langweilig erschien.«
>
> *Alice im Wunderland*

Kinder von Borderline-Müttern passen sich an das Chaos ihres Lebens an, indem sie lernen, das Unerwartete zu erwarten. Sie assoziieren Liebe mit Angst und Freundlichkeit mit Gefahr. Verrücktheit wird normal, und ein Leben ohne Chaos erscheint ihnen langweilig. Sie wachsen auf, ohne zu erfahren, was gesunde Liebe ist. Wir kennen alle die Definition aus dem Neuen Testament: »Die Liebe ist langmütig und freundlich, die Liebe eifert nicht, die Liebe treibt nicht Mutwillen, sie bläht sich nicht auf, sie verhält sich nicht ungehörig, sie sucht nicht das Ihre, sie lässt sich nicht erbittern, sie rechnet das Böse nicht zu, sie freut sich nicht über die Ungerechtigkeit, sie freut sich aber an der Wahrheit, sie erträgt alles, sie glaubt alles, sie hofft alles, sie duldet alles« (1. Korinther 13, 4–7).

Auch wenn Borderline-Mütter ihre Kinder genauso lieben wie andere Mütter, so führen die Defizite in ihrem kognitiven Funktionieren und in der Regulation ihrer Gefühle doch zu Verhaltensweisen, die ihrer Liebe zuwider laufen. Borderline-Müttern fällt es schwer, ihre Kinder geduldig und beständig

6 Alice Miller schreibt in ihrem Buch *Das verbannte Wissen* (2. Aufl. 1988): »Eltern, die niemals Liebe erfahren haben, die auf Kälte, Stumpfheit, Gleichgültigkeit und Blindheit gestoßen sind, als sie zur Welt kamen, und deren ganze Kindheit und Jugend in dieser Atmosphäre verlief, können Liebe nicht schenken – wie sollten sie auch, wenn sie doch gar nicht wissen, was Liebe ist und sein kann?« (S. 8)

zu lieben. Ihre Liebe erträgt keine Missverständnisse und keine Meinungsunterschiede. Sie können eifersüchtig, grob, reizbar, rachsüchtig, arrogant und unversöhnlich sein. Gesunde Liebe basiert auf Vertrauen, und sie ist der wesentliche Kern emotionaler Sicherheit. Die Kinder von Borderline-Müttern wachsen auf, ohne zu wissen, was gesunde Liebe ist.

Für die Kinder von Borderline-Müttern wird nie mehr etwas normal sein. Linehan (1993b) schreibt: »Im Laufe der Zeit bilden sich zwischen den Kindern und denen, die für sie zu sorgen haben, extreme Verhaltensweisen heraus, die einander gegenseitig verstärken« (S. 58). In manchen Fällen klinken sich die Kinder von Borderline-Müttern ganz aus, indem sie dissoziieren und sich von ihrer Umgebung abkoppeln. Sie können nicht beschämt werden, und sie können sich nicht gedemütigt, lächerlich gemacht oder verletzt fühlen, wenn sie ihren eigenen Körper verlassen haben. Allerdings führen Depersonalisation oder Dissoziation dazu, dass sie das Gefühl haben, verrückt zu sein.

Es kommt vor, dass Borderline-Mütter ihren Kindern auf subtile Weise zu verstehen geben oder es ihnen laut ins Gesicht sagen, dass sie verrückt seien. Sie sagen etwa: »Mit deinem Kopf stimmt etwas nicht« oder »Du bist doch verrückt!« Sie projizieren ihr eigenes desorganisiertes Denken auf ihre Kinder, und irgendwann geben diese den Kampf um den Erhalt ihrer geistigen Gesundheit auf. Christina Crawford (1997) beschreibt das Abgleiten des Kindes in die Verrücktheit: »Du lässt dich einfach in den Wahnsinn fallen (…) es passiert nicht über Nacht (…). Du hast genug von dem ständigen Kampf, bei dem du niemals siegen kannst. Du bist erschöpft und hoffst, dass der Kampf bald zu Ende sein wird (…). Du lockerst die Verbindung zur Welt allmählich und treibst auf den Abgrund deiner eigenen Hoffnungslosigkeit zu« (S. 181).

Laura litt während der Schulzeit einmal zwölf Monate lang an Depersonalisationserscheinungen. Sie sagte niemandem etwas über die Gefühle von Unwirklichkeit, die sich ihrer bemächtigt hatten, sie litt heimlich, da sie die Fähigkeit erworben hatte, vorzugeben, alles sei in bester Ordnung. Sie lebte wie in einem Märchen, indem sie vorgab, in einer vorgetäuschten Welt glücklich zu sein. Sie war zu Alice (*Alice hinter den Spiegeln*) geworden:

> »›Das weißt du doch ganz genau, dass du nicht wirklich bist!‹
> ›*Doch* bin ich wirklich!‹ sagte Alice und begann zu weinen.
> ›Vom Weinen wirst du kein bisschen wirklicher‹, bemerkte Zwiddeldei; ›du hast also gar keinen Grund dazu‹.«

Kinder von Borderline-Müttern sind im Kaninchenloch gewesen. Sie haben gehört, wie die Herzkönigin befahl, dass alle geköpft werden sollten. Sie waren bei der verrückten Teegesellschaft und haben mit der Herzogin über das

Recht diskutiert, ihre eigenen Gedanken zu denken. Sie haben irgendwann genug davon, sich in der einen Minute groß und in der nächsten klein zu fühlen.[7]

7 Zwei Jahre nach der Veröffentlichung von *Alice im Wunderland* sagte »Lewis Carroll« (alias Charles Dodgson) zu einem Freund, es gehe in der Geschichte um »Bosheit«, was der Grund dafür ist, dass die meisten Kinder von Borderline-Müttern keinen Spaß daran haben, es zu lesen. Sie erleben das Tag für Tag. Eine sorgfältige Analyse von Carrolls versteckten Anagrammen findet sich in Richard Wallace (1990): *The Agony of Lewis Carroll.* Wallace stellt fest: »Wenn man, wie bereits mehrfach geschehen, die Werke von Charles Dodgson analysiert, wird man in viele verschiedene Richtungen geführt, denn er baute in eine Struktur von Nonsens ein komplexes Gewebe realer Bedeutungen ein« (S. 19).

2 Das Dunkel im Innern

»... doch dann fiel der Gang plötzlich ab, so unvermittelt, dass an ein Innehalten nicht mehr zu denken war und Alice auch schon in einen abgrundtiefen Schacht hinunterfiel.«

Alice im Wunderland

»Ich möchte, dass du dir etwas anhörst. Ich muss wissen, was du denkst.« Amanda zog ein kleines Tonband aus der Tasche.

»Mutter rief mich gestern an, und ich habe unser Gespräch aufgenommen. Ich bin so verwirrt, wenn ich mit ihr gesprochen habe, ich weiß nicht mehr, was ich denken soll ...«

Es war schwierig, dem gewundenen, fragmentierten Gespräch zu folgen. Der Gedankengang ihrer Mutter entgleiste immer wieder, sie sprach in unvollständigen Sätzen, die sich immer wieder in Abschweifungen verloren. Der Gedankenstrom einer Borderliner-Persönlichkeit kann eilig dahinfließen oder sich wie ein Fluss dahinschlängeln, mit vielen Kehren und Windungen, oder unablässig durch dieselbe Schlucht und über dieselben Steine fließen. Auf dem Tonband klang Amanda uninteressiert und verärgert, als ob ihre Mutter sinnloses Zeug gesprochen hätte.

Ohne irgendeinen Hinweis darauf, wen sie meinte, fragte die Mutter abrupt: »*Wie* hieß das Mädchen noch einmal?« Als Amanda fragte: »Welches Mädchen?«, fuhr ihre Mutter sie an: »Du weißt *genau*, von wem ich spreche! Versuche nicht, mir etwas vorzuspielen!« Amanda ertrug Gespräche mit ihrer Mutter, indem sie den Mund hielt und sich in sich selbst zurückzog. Verstummen, sich verschließen und »sich in sich selbst zurückziehen« sind instinktive, lebensrettende Reaktionen auf bedrohliche Situationen. Die Neigung von Borderline-Müttern, mal so und mal so zu reagieren und ganz plötzlich loszuschlagen, bringt es mit sich, dass ihre Kinder von ihren Angriffen meist kalt erwischt werden. Die Flutwellen kommen ohne Vorwarnung und reißen die Kinder mit der Gewalt einer Sturmflut mit sich. Es ist nicht verwunderlich, dass Borderline-Mütter ihren Kindern vorwerfen, sie hörten ihnen nicht richtig zu, und Telefongespräche häufig damit enden, dass einer dem andern das Wort abschneidet, indem er bzw. sie den Hörer einfach auflegt.

Amanda beneidete ihre Freunde, die enge, gute Beziehungen zu ihren Müttern hatten. Cristin Clark (In: Ellis 1999) beschreibt ihre Beziehung zu einer »idealen« Mutter in *Blessings of a Mother's Love*: »Das größte Geschenk, das ich von meiner Mutter bekommen habe, ist die Überzeugung, dass ich alles, was ich in Angriff nehme, auch vollenden kann. Ihre Ermutigungen haben mir durch die schwierigsten Zeiten meines Leben geholfen. Sie ist meine stärkste Unterstützerin und meine beste Freundin. Ihr Glaube an mich ist meine Inspiration, Neues auszuprobieren (...). Ihre bedingungslose Liebe ist ein Segen für mich« (S. 28).

Nur wenige Mütter sind ideale Mütter. Alle Mütter haben persönliche Schwächen. Die Angst der Borderline-Mütter vor dem Verlassenwerden jedoch steht in permanentem Widerspruch zu dem Bedürfnis des Kindes, sich abzugrenzen und von der Mutter zu lösen. Im Falle Amandas bedeutete schon die Tatsache, dass Amanda ihre eigenen Gedanken aussprach, eine Bedrohung für die Mutter und löste feindselige Gefühle aus. Während Amanda das Gespräch mit ihrer Mutter auf dem Tonband abhörte, war es ihr möglich, zu begreifen, wie verwirrt der Geist ihrer Mutter war. Zum ersten Mal in ihrem Leben zog sie die Möglichkeit in Betracht, dass nicht sie schuldig war am Elend ihrer Mutter, und der bedrückende Schleier der Schuld begann sich zu heben.

Auch wenn keine Borderline-Mutter der andern gleich ist, gibt es doch ein Bündel von Symptomen, die unterschiedliche Ebenen des Funktionierens spiegeln (siehe Tabelle).

Eine Persönlichkeitsstörung ist ein Muster anormaler Gedanken und Verhaltensweisen, das die Beziehungen zu andern beeinträchtigt. Persönlichkeitsstörungen gibt es in allen Gesellschaftsschichten, auf allen Bildungsebenen und in allen Berufen. Bei Individuen mit einer Borderline-Persönlichkeitsstörung treten unterschiedliche Symptomgruppen auf, was die Diagnose der Krankheit kompliziert. So können fünf der folgenden neun Kriterien genügen, um das Vorhandensein einer Borderline-Störung zu diagnostizieren (Zusammenfassung aus APA 1991):

Unterschiede in den mütterlichen Funktionen

Die ideale Mutter	Die Borderline-Mutter
1. Tröstet ihr Kind	1. Verwirrt ihr Kind
2. Entschuldigt sich für unangemessenes Verhalten	2. Entschuldigt sich nicht für unangemessenes Verhalten, erinnert sich gar nicht daran
3. Sorgt selbst für sich	3. Erwartet, dass andere für sie sorgen
4. Ermutigt ihre Kinder zur Unabhängigkeit	4. Bestraft oder entmutigt Bestrebungen nach Unabhängigkeit
5. Ist stolz auf die Leistungen ihrer Kinder	5. Neidet den Kindern ihre Leistungen, ignoriert oder entwertet sie
6. Baut die Selbstachtung ihrer Kinder auf	6. Zerstört, verunglimpft oder unterminiert Selbstachtung
7. Reagiert auf die wechselnden Bedürfnisse ihrer Kinder	7. Erwartet, dass die Kinder auf ihre Bedürfnisse eingehen
8. Beruhigt und tröstet ihre Kinder	8. Ängstigt und erschreckt ihre Kinder
9. Diszipliniert ihre Kinder, indem sie ihnen logische und natürliche Konsequenzen vor Augen hält	9. Diszipliniert auf unberechenbare Weise oder in der Absicht zu strafen
10. Erwartet, dass ihre Kinder von anderen geliebt werden	10. Fühlt sich ausgeschlossen, ist eifersüchtig oder grollt, wenn das Kind von jemand anderem geliebt wird
11. Droht niemals damit, ihre Kinder zu verlassen	11. Benutzt die Drohung, ihre Kinder zu verlassen (oder verlässt sie wirklich), um sie zu bestrafen
12. Glaubt an das grundlegend Gute in ihren Kindern	12. Glaubt nicht an das grundlegend Gute in ihren Kindern
13. Vertraut ihren Kindern	13. Vertraut ihren Kindern nicht

1. Panische Anstrengungen, wirkliches oder eingebildetes Verlassenwerden zu vermeiden
2. Ein Muster instabiler und intensiver Beziehungen
3. Unsicheres Selbstbild oder Selbstgefühl
4. Impulsivität und potenziell selbstzerstörerisches Verhalten (beim Umgang mit Geld und mit der Sexualität, Drogen-, Medikamenten- und Alkoholabhängigkeit, rücksichtsloses Fahren, exzessives Essen)
5. Suizidale Handlungen oder Drohungen, Tendenz zur Selbstverstümmelung (die Neigung zu stürzen, sich zu schneiden, sich zu verbrennen usw.)
6. Große Launenhaftigkeit, rasche Stimmungsschwankungen
7. Gefühle der Leere
8. Unangemessene, heftige Wut
9. Stressbedingte paranoide Gedanken oder Symptome der Dissoziation (der Betroffene verliert den Kontakt mit der Realität)

Viele Borderline-Patienten zeigen keinerlei Symptome von Selbstverstümmelung und drohen auch nicht mit Selbstmord. Einige haben keinerlei Neigung zum Drogen- oder Medikamentenmissbrauch, weil sie Angst haben, Medikamente einzunehmen. Nicht alle Borderline-Persönlichkeiten lassen ihre Wut gegen andere spüren; manche richten die Wut nur gegen sich selbst. Als Individuum weist jede Borderline-Persönlichkeit ihre je einzigartige Kombination von Symptomen auf und unterscheidet sich hinsichtlich ihrer Funktionsebene von den anderen.

Charakterprofile von Borderline-Müttern

Zwar erleben alle Borderline-Persönlichkeiten Angst, Hilflosigkeit, Leere und Wut, aber in der Regel tritt einer dieser emotionalen Zustände besonders stark in den Vordergrund. Es ist wie bei einem Kochrezept – die wichtigste Zutat bzw. der hervortretende emotionale Zustand bestimmt die Beschaffenheit oder die Befindlichkeit des Individuums. Der dominante emotionale Zustand formt den Charakter der Person und gibt eine Ahnung davon, welches die durchgängigste und am schwersten zu verarbeitende Gefühlserfahrung in der Kindheit gewesen sein mag. Es werden vier Typen von Borderline-Müttern aus der Perspektive des Kindes beschrieben, auf die in den nachfolgenden Kapiteln detaillierter eingegangen wird. Borderline-Mütter können Merkmale von mehr als einem Charaktertypus zeigen, Züge, die für einen Charaktertyp typisch sind, können auch bei einem anderen zu finden sein.

James Masterson (1993), ein international anerkannter Experte auf dem Gebiet der Borderline-Störung, vergleicht die Geschichten von Borderline-Patienten mit zwei klassischen Volksmärchen, mit *Schneewittchen* und *Aschenputtel*. Auch wenn Borderline-Mütter zeitweise von bezaubernder Liebenswürdigkeit sein können, werden doch ihre Kinder zu hilflosen Zeugen des Dunkels, das in ihrem Innern herrscht. Die »Angst« (dt. im Original) von Borderline-Müttern ist ein Schmerz, der aus ihrer eigenen Kindheit herrührt. Ihre Kinder leben daher in einer nie endenden Geschichte, in der Mitleid gemischt ist mit Angst. Dies sind die vier Typen von Borderline-Müttern: das »verwahrloste Kind«, die »Einsiedlerin«, die »Königin« und die »Hexe«. Diese Kategorien sollen lediglich helfen, die Störung näher zu identifizieren, sie schließen einander nicht aus.

Das verwahrloste Kind

Das Dunkel im Innern einer Borderline-Mutter dieses Typs ist Hilflosigkeit. Ihre innere Erfahrung ist die des Opfers, und ihr Verhalten ruft bei anderen Mitgefühl und fürsorgliche Instinkte hervor. Die Bezeichnung »das verwahrloste Kind« kann wie der Name »Aschenputtel« irreführend sein, da dieser Typ nach außen hin zunächst anders erscheinen kann. Innerlich jedoch fühlen sich die Betroffenen wie Hochstaplerinnen, und sie kommen sich, auch wenn sie zum Ball eingeladen sind, unwürdig vor. Das »verwahrloste Kind« war wie Aschenputtel in der Kindheit ein Opfer von Misshandlung oder Vernachlässigung, es wurde geächtet oder emotional erniedrigt. Die Botschaft des »verwahrlosten Kindes« ist: *Das Leben ist zu schwer.*

Die Einsiedlerin

Das Dunkel im Innern der Borderline-»Einsiedlerin« ist Angst. Ihr Verhalten ruft bei anderen Angst und Schutzverhalten hervor. Wie Schneewittchen ist die »Einsiedlerin« ein ängstliches Kind, das sich vor der Welt versteckt. Die »Einsiedlerin« fürchtet sich, andere einzulassen, weil sie von jemandem verletzt wurde, dem sie vertraute. Sie wittert stets Gefahr und ist manchmal auch abergläubisch. Die emotionale Botschaft der »Einsiedlerin« an ihre Kinder lautet: *Das Leben ist zu gefährlich.*

Die Königin

Das Dunkel im Innern der Borderline-»Königin« ist Leere. Ihre innere Erfahrung ist Deprivation und ihr Verhalten ruft Willfährigkeit hervor. Sie ist fordernd, sie will um jeden Preis auffallen, und sie schüchtert andere ein. Die Königin fühlt sich dazu berechtigt, andere auszubeuten, sie kann rachsüchtig und gierig sein. Die emotionale Botschaft der Mutter an ihre Kinder lautet: *Das ganze Leben »dreht sich um mich«.*

Die Hexe

Das Dunkel im Innern der Borderline-»Hexe« ist eine zerstörerische Wut. Ihre innere Erfahrung ist die Überzeugung, dass sie böse ist, und ihr Verhalten ruft Unterwerfung hervor. Die Hexe kann sich in jedem der drei anderen Charaktere als vorübergehender Ich-Zustand verbergen. Sie ist von Selbsthass erfüllt, und es kommt vor, dass sie ein bestimmtes Kind zur Zielscheibe ihrer Wut macht. Die Botschaft der Hexe an ihre Kinder lautet: *Das Leben ist Krieg.*

Die »Medea« ist der am meisten pathologische (und seltenste) Typ der Borderline-Hexe.

Menschen mit einer Borderline-Störung zu erkennen ist schwierig, weil:
1. Borderline-Persönlichkeiten auf zufällige Bekannte normal wirken
2. jede Borderline-Persönlichkeit ein einzigartiges Bündel von Symptomen aufweist
3. Borderline-Persönlichkeiten sich verschiedenen Leuten gegenüber unterschiedlich verhalten, ihre Kinder eingeschlossen
4. Borderline-Persönlichkeiten nach außen hin unterschiedliche Fassaden zur Schau stellen
5. Borderline-Persönlichkeiten in einer strukturierten Umgebung und in bestimmten Rollen gut funktionieren.

Joan Crawford hatte Züge der Borderline-»Königin«. Borderline-»Königinnen« erscheinen nach außen hin stark, entschlossen, voller Selbstvertrauen, und sie können auf andere einschüchternd wirken. Ungeachtet ihrer königlichen Rolle jedoch zeigte zum Beispiel Prinzessin Diana Züge eines »verwahrlosten Kindes«, dessen Gefühle der Hilflosigkeit deutlich spürbar waren und Sympathie und Mitgefühl hervorriefen. Sie sagte einmal: »Ich fühle mich Menschen von ganz unten viel näher als Menschen, die ganz oben sind« (Smith 1999, S. 9). Wie bei Aschenputtel passte der gläserne Schuh Diana ganz wunderbar, aber sie fühlte sich nie wohl darin. Ihre Biografin Sally Bedell Smith schreibt: »Das Märchen, so viel war klar, hatte ein schreckliches Ende genommen. Es stellte sich heraus, dass die königliche Liebesheirat eine traurige Geschichte von Ehebruch, seelischer Krankheit, Betrug, Misstrauen und Rachsucht war« (S. 14).

Scheinbare Normalität

Im Jahr 1942 schrieb Helene Deutsch einen Aufsatz, der zur Entdeckung der Borderline-Störung führte. Ihre Beschreibung von »Als-ob-Persönlichkeiten« trifft sehr genau die Fähigkeit von Borderline-Patienten, sich so zu verhalten, als ob sie normal wären, sie versuchen damit, ihr unzulängliches Selbstgefühl zu kompensieren. Helene Deutsch stellte fest, der erste Eindruck, den solche Menschen machen, sei der vollständiger Normalität, und sie vergleicht ihr Verhalten mit der schauspielerischen Leistung eines technisch gut ausgebildeten Schauspielers, dem nur der entscheidende Funke fehlt, welcher die Verkörperung seiner Rollen lebensecht machen würde (S. 303). Hinter ihrer scheinbaren Kompetenz und ihrer öffentlichen Persona lebt eine tief gestörte Seele.

Thornton (1998) stellt fest: »Borderline-Persönlichkeiten funktionieren in manchen Karrieren und Situation recht gut. Überall, wo eine Struktur vorgegeben ist, leisten sie Hervorragendes. Das ist ein Grund dafür, dass sie lange brauchen, bis sie ein Problem erkennen, es sei denn, jemand bemerkt ihre eher gefährlichen Verhaltensweisen (…)« (S. 22). Gunderson (1984) legt dar, dass Borderline-Persönlichkeiten zwanghaft die Gesellschaft anderer suchen, weil ihr Selbstgefühl von ihren Beziehungen zu anderen abhängig ist. Smith (1999) schreibt: »Ein Hinweis auf [Prinzessin] Dianas Unsicherheit war die Tatsache, dass sie für gewöhnlich bis zu vier Handys mit sich herumtrug und (…) fast jede freie Minute des Tages am Telefon verbrachte« (S. 279).

Borderline-Persönlichkeiten sind bei Menschen, die sie nicht besonders gut kennen, oft sehr beliebt. Während ihrer Zeit in der High School, war Lauras Mutter Mitglied der National Honor Society und des Studentenparlaments. Ein Biograf (Guiles 1995) von Joan Crawford berichtete, dass sie »ständig um ihr Image besorgt war, darum, wie sie von anderen gesehen wurde« (S. 75). Und sie war eine überzeugende Persönlichkeit für diejenigen, die ihre dunkle Seite nicht erlebten. Ihre persönliche Sekretärin sagte einmal: »Sie war vom ersten Moment an ein Star. Sie fiel jedem sofort auf (…). Ich habe nie erlebt, dass sie irgendjemanden hart behandelt hätte, abgesehen von einigen der Dienstmädchen, über die sie sich ständig ärgerte« (S. 87). In ähnlicher Weise schienen die Menschen, die Prinzessin Diana am nächsten standen, nicht zu sehen, in welchem inneren Aufruhr sie war: »Es war Dianas glänzendes öffentliches Auftreten, das selbst ihre Freunde und ihre Familie darüber hinwegtäuschte, dass etwas mit ihr nicht stimmte – das typische Schicksal von Borderline-Patienten« (Smith 1999, S. 12).

Unterschiedliche Beziehungen zu verschiedenen Kindern

Borderline-Müttern fällt es schwer, ihren Kindern den zum Heranwachsen nötigen Spielraum zu lassen. Die Abhängigkeit eines Neugeborenen kann für die Borderline-Mutter äußerst befriedigend sein, sobald das Kind jedoch zunehmend unabhängiger wird, bricht der Konflikt aus. Nach Daniel Stern (1992) tritt bereits in den ersten zwei Lebensmonaten »das Empfinden eines auftauchenden Selbst« zu Tage und der Säugling lernt allmählich, den Unterschied zwischen dem Selbst und der Mutter zu begreifen (S. 105). Die Beziehung zwischen einer Borderline-Mutter und ihrem Kind kann sich dramatisch ändern, wenn das Kind das Alter von etwa zwei Jahren erreicht hat, wenn es anfängt zu sprechen und einen eigenen Willen zum Ausdruck bringt. Die Angst der Mutter wird immer heftiger, weil das Kind nicht mehr völlig von ihr abhängig ist und nicht mehr vollständig kontrolliert werden kann. Wenn die Mutter erkennt, dass das Kind ein von ihr getrenntes Wesen ist, löst dies bei ihr Trennungsangst aus, und verschiedene Teile ihrer Persönlichkeit werden abgespalten und auf das Kind projiziert.

Christina Crawford hatte eine andere Beziehung zu ihrer Mutter als ihre jüngeren Schwestern. Guiles schreibt: »Für einen äußeren Beobachter war die Situation von zwei Extremen gekennzeichnet – die jüngeren Kinder wichen kaum von Joans Seite, während Christina und Christopher in einen nie endenden Kampf verstrickt schienen mit dem Ziel, der Tyrannei ihrer Mutter, eingebildet oder real, zu entkommen« (1995, S. 144).

Kinder von Borderline-Müttern erleben im Erwachsenenalter manchmal einen Konflikt mit Geschwistern, die eine ganz andere Wahrnehmung von derselben Mutter haben. Eine Patientin beklagte sich darüber, dass ihr Bruder ihr vorwarf, sie vernachlässige ihre alte Mutter. Die Patientin war von ihrer Mutter sehr schlecht behandelt worden und reduzierte den Kontakt mit ihr auf ein Minimum, um das Konfliktpotential möglichst klein zu halten. Ihr Bruder war dagegen das designierte »nur gute« Kind und teilte die negative Wahrnehmung, die seine Mutter von seiner Schwester hatte. Konflikte zwischen Geschwistern, die zu derselben Borderline-Mutter ganz unterschiedliche Beziehungen haben, sind also weit verbreitet.

Kinder, die von der Mutter als »nur gut« wahrgenommen werden, nehmen ihrer Mutter gegenüber typischerweise eine loyale und beschützende Haltung ein. Kinder, an denen die Mütter überhaupt nichts Gutes sehen können, wie Christina Crawford und ihr Bruder, werden häufig vom Kontakt mit der Familie abgeschnitten, geächtet und verbannt. Nach dem Tod ihrer Mutter erfuhr Christina (Crawford 1988), dass sie und ihr Bruder im Testament ihrer Mutter nicht bedacht worden waren, auch dass eine der jüngeren Schwestern bedeutend weniger erbte als deren Zwillingsschwester. Loyalität wird reich belohnt, während Verrat mit einer symbolischen Enthauptung bestraft wird – das Kind wird völlig verbannt.

Die Konsequenzen eines Verrats machen Kindern solche Angst, dass es ihnen meist sehr schwer fällt, über ihre Mütter zu sprechen. Erwachsene Kinder von Borderline-Müttern weigern sich zu Anfang einer Therapie, über ihre Kindheitserfahrungen zu sprechen. Einige Patienten entwickelten psychosomatische Symptome; nach Sitzungen, in denen sie über ihre Mütter gesprochen hatten, hatten sie das Gefühl, ihnen stecke ein Kloß im Hals, oder sie erlebten Panikattacken. Negative Gefühle aufzudecken, ist schmerzlich, und derartige Enthüllungen werden häufig von Beschwichtigungen begleitet wie: »Ich fühle mich schuldig, wenn ich das sage, aber …« oder »Die meiste Zeit war es eigentlich nicht so schlimm …«

Wenn man die Dynamik zwischen Borderline-Müttern und ihren Kindern verstehen will, ist es ganz wesentlich, das Problem des Verrats zu berücksichtigen. Die Empfindlichkeit der Borderline-Mutter gegen Verrat, führt von ihrer Seite zu paranoiden Anschuldigungen, vernichtender Wut und schließlich dazu, dass sie das betreffende Kind im Stich lässt. Weil Borderline-Mütter das normale Bedürfnis nach Loslösung als Verrat missverstehen, lernen die Kinder, ihre Gefühle zu verleugnen, sie nicht wahrhaben zu wollen oder sie zu unterdrücken, um überleben zu können. »Nur gute« Kinder distanzieren sich manchmal völlig, die meisten jedoch neigen dazu, die konfliktbeladene Beziehung zur Mutter aufrechtzuerhalten. Selbst im Erwachsenenalter verlassen sie ihre Mutter in den meisten Fällen nicht, ganz egal, wie oft sie von der Mutter im Stich gelassen worden sind.

Wie sich eine Borderline-Störung entwickelt: Der Ursprung des Dunkels

Jede Borderline-Mutter hat einen dunklen Ort in ihrem Herzen. Bei der Mutter vom Typ »verwahrlostes Kind« ist es ein trauriger, einsamer Ort. Bei der »Einsiedlerin« ist es ein schreckenerregender Ort. Bei der »Königin« ist es ein Ort völliger Leere. Bei der »Hexe« ist es ein Ort schwarz vor Hass. Ein sechsjähriges Kind klagte einmal: »Mami liebt mich nur mit einem Teil ihres Herzens.« Es ist tatsächlich so, dass die Borderline-Mutter nicht aus ganzem Herzen lieben kann. Ein Teil ihres Herzens ist zerbrochen, als sie selbst noch ein Kind war.

Die Therapeuten haben herausgefunden, dass Borderline-Patienten in der Regel eine oder mehrere der folgenden Erfahrungen gemacht haben:

1. Ungenügende emotionale Unterstützung nach Verlassenwerden durch einen Elternteil aufgrund von Tod oder Ehescheidung;
2. Missbrauch durch einen Elternteil, emotionale Vernachlässigung oder ständige Herabwürdigung;
3. Sie waren das »nur böse« Kind einer Borderline-Mutter.

Es ist jedoch auch dann, wenn diese Faktoren gegeben sind, unmöglich vorauszusagen, wer eine Borderline-Störung entwickeln wird, weil Erfahrungen an sich keine Persönlichkeitsstörung auslösen. Die oben genannten Erfahrungen machen Kinder anfällig für eine Borderline-Störung, aber es gibt daneben auch andere Faktoren, die dafür ausschlaggebend sind, ob ein Kind eine ernste Persönlichkeitsstörung entwickeln wird oder nicht.

Kinder können einer ganzen Anzahl von traumatischen Erfahrungen ausgesetzt sein und unter bestimmten Umständen dennoch eine gesunde Persönlichkeit entwickeln. Untersuchungen haben gezeigt, dass der wichtigste Faktor, der die Widerstandskraft von Kindern am meisten beeinflusst, die Überzeugung ist, geliebt zu werden (Werner 1988). Die Auswirkungen des Verlassenwerdens durch die Eltern, von Missbrauch und Vernachlässigung können gemildert werden, wenn die Kinder die Möglichkeit einer Beziehung zu einem ihnen liebevoll zugewandten Erwachsenen haben, zu einem Lehrer, Pfarrer, Nachbarn oder zu einem Verwandten, der fähig ist, sich empathisch auf die Gefühle des Kindes einzulassen.

Erst wenn wir die Frage berücksichtigen, in welchem Maße die emotionalen Bedürfnisse des Kindes befriedigt worden sind oder nicht, können wir nachvollziehen, wie sich als Nachwirkung eines erlittenen Traumas eine Borderline-Störung entwickelt. Werden Gefühle im Zusammenhang mit traumatischen Erfahrungen nicht durchgearbeitet, dann wird das emotionale Wachstum gehemmt. Balint (1970) stellte die Behauptung auf, die Persönlichkeit werde nicht nur durch traumatische Erlebnisse beeinflusst, sondern auch durch das Maß an psychologischer Unterstützung geprägt, die das Individuum von Seiten bedeutsamer Anderer erhält. Eltern müssen es dem Kind ermöglichen, intensive Gefühle auch zum Ausdruck zu bringen, damit eine Unterdrückung dieser Gefühle auf jeden Fall verhindert wird. *In vielen Fällen jedoch wird über eine traumatische Erfahrung niemals gesprochen, geschweige denn, dass sie durchgearbeitet würde.*

Der Verlust eines Elternteils durch Tod oder Scheidung ist für Kinder eine traumatische Erfahrung. Natürlich sind auch die Eltern durch eine solche Erfahrung manchmal völlig am Boden zerstört. Die Kinder unterdrücken dann ihre eigene Traurigkeit, ihre Wut und ihre Schuldgefühle, um ihre Eltern nicht zu belasten.

Hat das Kind jedoch keine Möglichkeit, seine Gefühle auszudrücken, dann kann sein unterdrückter Schmerz zu einem unterirdischen Vulkan werden. Eltern, die selbst emotional aufs Höchste angespannt und überarbeitet sind und die vielleicht um ihr eigenes Überleben kämpfen, übersehen oft das Leid des Kindes, so lange, bis vielleicht irgendein kleines Ereignis verheerende Reaktionen auslöst.

Alle Kinder haben die folgenden emotionalen Bedürfnisse:

1. *Gehalten zu werden* (von liebenden Armen sicher umschlossen zu werden)
2. *Gespiegelt zu werden* (in den Augen ihrer Eltern ein positives Spiegelbild ihrer selbst zu sehen)
3. *Beruhigt und besänftigt zu werden* (getröstet, beruhigt und beschützt zu werden)
4. *Eine* gewisse *Kontrolle zu erfahren* (auf den Ausdruck ihrer Bedürfnisse vorhersehbare Reaktionen zu bekommen)

Therapeuten haben Gelegenheit, die Auswirkungen eines Traumas im Nachhinein zu untersuchen. Aus der Rückschau scheint Folgendes klar auf der Hand zu liegen: Die Frage, ob und in welchem Ausmaß die emotionalen Bedürfnisse eines Kindes nach einer traumatischen Erfahrung befriedigt worden sind, entscheidet darüber, ob sich ernste Persönlichkeitsprobleme entwickeln oder nicht. Will man also die innere Erfahrung einer Borderline-Mutter verstehen, dann muss man ihre frühe Erfahrung verstehen und die Gefühle, die sie unterdrücken musste.

Bowlby (1986) stellte die Hypothese auf, dass Trennungsangst, Kummer und Trauer sowie die Abwehr gegen diese Emotionen unabdingbare und normale Komponenten des Bindungsverhaltens sind. Er legte dar, dass ängstliche Bindungsmuster sich als Folge frühen Verlassenwerdens herausbilden und dass frühe Verlusterfahrungen durch Tod, Scheidung der Eltern oder emotionale Vernachlässigung eine Angst vor dem Verlassenwerden zur Folge haben. Das Verhalten der Borderline-Mutter spiegelt, in welchem Ausmaß ihre emotionalen Bedürfnisse als Kind frustriert wurden, sowie die

Art, wie die Menschen, die für sie zu sorgen hatten, auf ihre Bedürfnisse eingegangen sind oder nicht. So sagt man zu Kindern, deren Eltern sich scheiden lassen, häufig: »Dir geht's doch gut, wein' doch nicht. Du bist ein großes Mädchen. Nur weil Papi uns verlässt, heißt das nicht, dass er dich nicht lieb hat. Du wirst ihn trotzdem auch weiterhin sehen.« Man sagt Kindern, wie sie sich fühlen sollen, statt ihnen die Möglichkeit zu geben, ihre eigenen Gefühle auszudrücken. Eine bessere Reaktion wäre vielleicht: »Es ist dein gutes Recht, über das, was geschehen ist, wütend und traurig zu sein. Du wirst viele verschiedene Gefühle haben, ich möchte, dass du sie mir sagst. Bitte, bitte, bitte komm zu mir, jederzeit, und sag es mir. Ich werde immer Zeit dafür haben, dir zuzuhören und dich in den Armen zu halten, du darfst weinen und schreien und mir sagen, wie du dich fühlst. Es ist normal, dass man wütend und traurig ist, wenn etwas passiert, was einen derart aus der Fassung bringt.« Unerträglicher Schmerz, der ausgedrückt und akzeptiert wird, wird erträglich. Aber Borderline-Patienten haben in ihrer Kindheit keinerlei derartige Reaktionen erfahren. Aus diesem Grund stecken sie in der Vergangenheit fest, sie versuchen lediglich das zu bekommen, was sie als Kind gebraucht hätten – die Anerkennung ihres unerträglichen Schmerzes.

Wie eine kaputte Schallplatte scheint die Borderline-Persönlichkeit zwanghaft getrieben, stets dieselben Verhaltensweisen zu wiederholen, mit dem Ziel, das zu bekommen, was ihr als Kind vorenthalten wurde. Das »verwahrloste Kind« hätte gehalten, die »Einsiedlerin« beruhigt und besänftigt werden müssen, die »Königin« hätte in den Augen der Eltern gespiegelt werden und die »Hexe« hätte Kontrolle erfahren müssen. Auch wenn niemand die Bedürfnisse eines Kindes perfekt erfüllen kann, so wird die Persönlichkeitsentwicklung doch stark davon beeinflusst, in welchem Maße diese Bedürfnisse befriedigt werden.

Joan Crawfords Vater verließ ihre Mutter, bevor Joan geboren wurde. Sie sagte einmal: »Aufgrund eines Ereignisses in meiner Kindheit traute ich keinem mehr« (Thomas 1978, S. 78). Prinzessin Diana wurde im Alter von sechs Jahren von ihrer Mutter verlassen, sie sagte einmal zu einer Freundin: »Ich werde nie vergessen, wie [meine Mutter] ihre Abendkleider ins Auto packte und zu mir sagte: Darling, ich komme wieder zurück. Ich saß auf der Treppe und wartete, dass sie zurückkam, aber sie kam nicht zurück« (Smith 1999, S. 19). Offensichtlich saß Prinzessin Diana allein auf der Treppe, sie war allein mit ihrem Kummer. Ein Kind, das verlassen und dann allein gelassen wird, wartet voller Sehnsucht darauf, dass jemand es wahrnimmt, es hält und tröstet. Wie traurig, dass eines Tages die ganze Welt es erfahren musste, wie groß der Schmerz war, eine elegante Mutter zu verlieren, die in einem Auto davonfuhr und niemals zurückkehrte.

Biografische Informationen, die wir über Joan Crawfords Kindheit haben, legen die Vermutung nahe, dass ihre Mutter nach dem Weggang des Vaters von der Sorge um das tägliche Überleben aufgerieben wurde. Joan Crawfords Erfolg als Schauspielerin war auch die Folge ihrer wilden Entschlossenheit, die schmerzlichen Entbehrungen, die sie in ihrer Kindheit erfahren hatte, nicht noch einmal zu erleben. Sie wurde verzehrt von dem nie befriedigten Bedürfnis, sich im Auge liebender Eltern zu spiegeln, und so sorgte sie dafür, dass sie nie mehr jemanden brauchte, der sie zurückweisen konnte.

Linehan (1993b) stellt die Hypothese auf, dass »eine Umgebung, die [die eigene] emotionale Erfahrung für ungültig erklärt« der Schlüsselfaktor für die Entwicklung einer Borderline-Störung sei. Sie schreibt:

Eine Umgebung, welche die eigene Erfahrung für ungültig erklärt, ist dadurch charakterisiert, dass sie auf die Kommunikation persönlicher Erfahrungen unangemessene und extreme Reaktionen bereit hält. Anders ausgedrückt, der Ausdruck persönlicher Erfahrungen wird nicht anerkannt und bestätigt; er wird statt dessen häufig bestraft und/oder klein geredet (…). Wenn etwas für ungültig erklärt wird, bedeutet das zweierlei. Erstens, das Individuum bekommt die Rückmeldung, dass es nicht Recht hat – weder mit seiner Beschreibung noch mit seiner Analyse der eigenen Erfahrungen, und noch viel weniger mit seiner Sicht was die Ursache seiner eigenen Gefühle, Überzeugungen und Handlungen betrifft. Zweitens, seine Erfahrungen werden auf sozial unakzeptable Charaktermerkmale oder Persönlichkeitszüge geschoben (…) (S. 49–51).

Kann ein Kind nach einem Verlust oder Trauma seine Gefühle nicht zum Ausdruck bringen oder werden sie von seiner Umgebung nicht anerkannt und bestätigt, dann kann es seinen Schmerz niemals verarbeiten. Das Kind fühlt sich emotional verwaist, es unterdrückt den mit dem Verlust verbundenen Schmerz. Verlassenwerden in Verbindung mit der Nichtachtung der kindlichen Gefühle ist leider ein sicheres Rezept für die Entwicklung einer Katastrophe.

Kinder, die ständig herabgesetzt oder verunglimpft werden, stehen in der Gefahr, eine Borderline-Störung zu entwickeln, sofern nicht irgendeine einfühlsame Bezugsperson da ist, die fähig ist, auf die Gefühle des Kindes einzugehen. Körperliche, seelische und emotionale Misshandlung ist per se eine Herabwürdigung. Demütigend für ein Kind kann es auch sein, wenn man sich ständig über es lustig macht, es bloßstellt, erniedrigt, in Verlegenheit bringt oder auf irgendeine andere Art belästigt und quält. Kinder, die auf diese Weise herabgewürdigt werden und in einer Umgebung leben, die seine Gefühle dann auch noch lächerlich macht oder für nichtig erklärt, können ihrem

Schicksal kaum entgehen und entwickeln in der Regel ernste Persönlichkeitsstörungen. Ständige Herabsetzung kann selbst bei einem gesunden Erwachsenen zur Zerstörung der Selbstachtung führen. Die ständige Herabsetzung eines Kindes aber kann seine Seele zerstören, bevor es auch nur eine Spur von Selbstachtung entwickeln konnte.

Linehan (1993b) legt dar, dass eine Umgebung, die die Gefühle des Kindes missachtet, keinen Raum lässt für den Ausdruck schmerzlicher oder negativer Gefühle. Solche Familien bringen ihren Kindern bei, dass es wichtiger ist, so zu tun, als ob man glücklich wäre, als wirklich glücklich zu sein, und dass alles nur schlimmer wird, wenn man ausspricht, wie man sich wirklich fühlt. Interaktionen dieser Art, wie sie von Linehan beschrieben werden, sind leider typisch für viele Borderline-Mütter. Das Kind, das in den Augen der Mutter »nur böse« und zur Zielscheibe ihrer Wut geworden ist, steht daher in Gefahr, selbst eine Borderline-Störung zu entwickeln. »Nur böse« Kinder sind unfähig, sich aus den negativen Projektionen ihrer Mütter zu lösen. Allein der Tod mag ihnen als möglicher Fluchtweg erscheinen. Eine junge Patientin in der Adoleszenz, die das »nur böse« Kind einer Borderline-Mutter war, schrieb:

Was will sie von mir? Wie kann ich ihre Träume erfüllen und sie glücklich machen? Sagen Sie es mir. Ich werde nichts lieber tun als das (...) nichts lieber. Ich will ihre perfekte Tochter sein. Ich will ihr perfektes Alles sein. Nichts lieber als das. Ich weiß, dass sie mich nicht in ihrer Nähe haben will. Es ist egal, wenn ich verschwinde. Bitte glauben Sie mir. Ich werde still sein. Ich werde gut sein. Sie wird nicht einmal merken, dass ich da bin. Sie wird es nicht einmal merken, wenn ich sterbe. Sie merkt nicht einmal, dass ich tatsächlich schon fast tot bin.

Zu Unrecht angeklagt, wird das »nur böse« Kind ohne Prozess verurteilt, es wird ohne Fesseln in Ketten gelegt und hat das Gefühl, lebenslang eingesperrt zu sein.

Therapeuten warnen die Familienangehörigen gelegentlich, ihr Selbstwertgefühl nicht von einer Person abhängig zu machen, die an einer Borderline-Störung leidet – aber kleine Kinder haben keine Wahl. Sie tun alles, um sich die gute Mutter (die liebevoll zugewandte, fürsorgliche Person) zu erhalten, die sich plötzlich in die »Hexe« verwandelt (das Schrecken einflößende, wütende Ungeheuer). Wachsen die Kinder heran, dann verstärken sich die Konflikte noch, die aus ihrem Bedürfnis nach Loslösung erwachsen.

Die Kinder von Borderline-Müttern wünschen sich oft, sie hätten eine andere Mutter, genauso wie Borderline-Mütter sich wünschen, sie selbst könnten anders sein. Viele Borderline-Mütter fangen eine Behandlung an, wenn sie merken, wie destruktiv ihr Verhalten für ihre Kinder ist. Eine Borderline-Mutter berichtete, der erste Satz ihrer Tochter sei gewesen: »Geht es Mami gut?« Die Mutter berichtete weiter:

Selbst wenn ich nur so tue, als ob ich weinen würde, füllen sich ihre Augen mit Tränen (…). Wenn ich glücklich bin und anfange, aus dem schwarzen Loch wieder herauszukommen, entwickelt und verändert sie sich mit blitzartiger Geschwindigkeit, als ob sie die Zeit, die sie verloren hat, während sie versuchte, in meinem Schatten zu überleben, wieder einholen wollte. Ich bin fest entschlossen, diesen Horror zu überwinden, damit ich eine wirkliche Mami für sie sein kann und nicht bloß eine Last (Mason und Kreger 1998, S. 182).

Kinder, die von Borderline-Müttern aufgezogen werden, verbringen ihre Kindheit hart am Abgrund einer Katastrophe und leiden oft während ihres gesamten späteren Lebens unter Ängsten.

Wir wissen, dass eine Borderline-Störung sich aufgrund einer ganzen Reihe von Umständen entwickeln kann, aber Kinder, die von einer Borderline-Mutter aufgezogen werden, haben auf jeden Fall ein erhöhtes Risiko. Borderline-Mütter missachten die emotionale Erfahrung ihrer Kinder, würdigen das »nur böse« Kind herab, parentifizieren das »nur gute« Kind und lassen ihre Kinder emotional oder körperlich im Stich. Wenn man die Ausbreitung dieser vernichtenden Krankheit verhindern will, ist es wichtig, bei Borderline-Müttern und ihren Kindern frühzeitig zu intervenieren.

Das Funktionieren des Gehirns und die Borderline-Störung

Die nachgeburtliche Entwicklung des Gehirns basiert auf einem Prozess der ständigen Neuvernetzung von Neuronenverbindungen. Die frühen Erfahrungen bestimmen sowohl das Muster der Vernetzung als auch die Bildung der Synapsen (Kontakte zwischen den Nervenzellen), deren Anzahl um bis zu 25 Prozent schwanken kann (Turner und Greenough 1985). Untersuchungen (Heit u.a. 1999) über die Langzeitauswirkungen von Stress auf das Gehirn lassen darauf schließen, dass »Stress im frühen Lebensalter unterschiedliche Arten neurologischer Veränderungen mit unterschiedlichen Konsequenzen hervorbringen kann« (S. 5). Deshalb sind Borderline-Persönlichkeiten wie »das verwahrloste Kind«, deren frühkindliche Erfahrungen das Gefühl überwältigender Traurigkeit bei ihnen hervorriefen, eher depressiv als ängstlich. Borderline-Mütter wie die »Einsiedlerin«, deren frühe Erfahrungen eher Angst zur Folge hatten, haben eine überempfindliche Witterung für Gefahr. Le Doux (1996) stellt fest, dass »unbewusste Erinnerungen an Angstsituationen, die sich durch die Amygdala etabliert haben, unauslöschlich ins Gehirn eingebrannt zu sein scheinen. Sie begleiten uns wahrscheinlich lebenslang« (S. 252). Zwar ist die emotionale Regulation für alle Borderline-Patienten ein Problem, die spezifischen Emotionen, jedoch, die im einzelnen Fall dominieren, scheinen zu variieren.

Stone (In: Cauwels 1992) legt dar: »(...) wenn eine Borderline-Patientin unter Stress gerät oder sich bedroht fühlt, umgeht das Erinnerungssystem, das Gewohnheiten speichert, den Einfluss der Wahrnehmung und des Frontallappens (...). Sie ist dann wie ein Dschungelkämpfer, der zuerst schießt und erst danach Fragen stellt« (S. 219).[8] Allerdings hat es tragische Konsequenzen, wenn jemand auf das eigene Kind zielt. Ist der Schuss erst einmal abgefeuert, dann ist das Vertrauen des Kindes erschüttert.

Eine Borderline-Störung kann, wie eine posttraumatische Störung (Post-Traumatic Stress Disorder, PTSD), die natürliche Konsequenz der Reaktion des Gehirns auf emotionalen Stress sein. Das beeinträchtigte Urteilsvermögen und die Impulsivität des Borderline-Patienten kann in Zusammenhang stehen mit den Defiziten im Funktionieren der Amygdala, jenem Teil des Gehirns, der für die Kampf-Flucht-Reaktion zuständig ist (Schacter 1996). Der Borderline-Patient leidet also an einer Fehlfunktion des Geistes, wie eine Verkehrsampel, die bei Rot oder Grün stehen geblieben ist. Die Borderline-Persönlichkeit geht los bzw. wartet zum falschen Zeitpunkt, sie kann sich nicht auf die Information verlassen, die von ihrem Gehirn übertragen wird. Signale, die auf Fehlfunktionen beruhen, sei es im Verkehr oder im Gehirn, können Verwirrung, Schaden oder sogar den Tod bedeuten, wenn der Betroffene nicht merkt, dass er dem falschen Signal folgt. Daher ist die Zusammenarbeit von Neurowissenschaftlern, Psychiatern und Klinikern notwendig, wenn man einer Borderline-Mutter helfen will.

Eine fünfzigjährige Borderline-Patientin, die selbst die Tochter einer Borderline-Mutter war, ließ sich medizinisch behandeln, um die Ursache ihrer kognitiven Probleme herauszufinden. Sie berichtete, kein psychotropes Medikament

8 Cauwels bezieht sich auf Michael H. Stones Beitrag während des Symposiums »Borderline Personality: Impulse Spectrum Disorder« beim 143. Jahrestreffen der American Psychiatric Association in New York, am 16. Mai 1990, der in ihrem 1992 erschienenen Buch *Imbroglio: Rising to the Challenges of Borderline Personality Disorder* abgedruckt wurde.

habe ihre Stimmung aufgehellt oder ihr kognitives Funktionieren verbessert. Nachdem sie bei zahlreichen Spezialisten gewesen war und die unterschiedlichsten Meinungen gehört hatte, wurde die Patientin an ein renommiertes medizinisches Zentrum überwiesen. Keiner der Ärzte stellte ihr die Frage, ob sie in der Kindheit chronischem Stress ausgesetzt gewesen sei. Ganz offensichtlich hatten sie jene Forschungen, die kognitive und emotionale Probleme mit posttraumatischen Störungen und Missbrauch in der Kindheit in Verbindung bringen, nicht zur Kenntnis genommen. Die Patientin stellte jedoch eine dramatische Verbesserung ihres Zustandes fest, als sie einige Monate später wegen einer Bronchitis Steroide einnehmen musste. Erstaunt und hoch erfreut sagte sie: »Jetzt weiß ich, wie normale Leute sich fühlen müssen.« Ihre kognitiven Probleme und ihre Depression kehrten jedoch zurück, als die Behandlung endete. Wenn wir verstehen wollen, welche chemischen Prozesse im Gehirn von Borderline-Patienten ablaufen, brauchen wir einen interdisziplinären Ansatz, der einen aufregenden Grenzbereich darstellt, in dem Kliniker und Forscher zusammenarbeiten.

Die Behandlung der Borderline-Mutter

Auch wenn die meisten Forscher behaupten, Borderline-Patienten könnten nicht geheilt werden, so sind sie sich doch in einem Punkt einig: Borderliner können lernen, ihr Verhalten zu kontrollieren und damit ihre Lebensqualität signifikant verbessern. Manche Studien (Gunderson 1984) legen den Schluss nahe, dass ein Minimum von vier Jahren Therapie erforderlich ist, jedoch eine Therapiedauer von sechs bis zehn Jahren durchaus im Bereich des Üblichen liegt. Borderline-Patienten, die eine erfolgreiche Behandlung hinter sich haben, können ihr Verhalten besser kontrollieren, die Konsequenzen ihres Handelns besser einschätzen, und ihre selbstzerstörerischen Neigungen gehen zurück. Verhaltensänderungen sind möglich, was die Qualität ihrer Beziehungen zu andern signifikant verbessert. Borderline-Patienten müssen jedoch die Möglichkeit haben, eine Langzeitbehandlung zu machen.

Erwachsene Borderline-Patienten brauchen lebenslang Psychotherapie; dabei kann nicht in erster Linie von Heilung gesprochen werden, vielmehr gibt ihnen die Psychotherapie Struktur, sie vermittelt Einsichten und ermöglicht es ihnen, besser mit dem Leben zurechtzukommen. Verlust, Trennung oder Stress können eine Krise auslösen und den Borderline-Patienten (erneut) in die Therapie zurückführen. Borderline-Patienten können lernen, ihr Verhalten zu kontrollieren, aber die tief in ihnen verankerten Gefühle der Hilflosigkeit, der Leere, der Angst und Wut scheinen unwandelbar zu sein.

Es ist deshalb notwendig, realistische Erwartungen an eine Psychotherapie zu stellen. Die Betroffenen müssen lernen, die Schädigungen des Hippocampus (der Teil des Gehirns, der für die Gedächtnisfunktionen zuständig ist) und der Amygdala (jener Teil des Gehirns, der die Kampf-Flucht-Reaktion kontrolliert) zu kompensieren. Sie können, wie andere Menschen mit Behinderungen auch, lernen, ihre Gedächtnisprobleme zu kompensieren und ihre emotionalen Reaktionen zu mäßigen.

Die richtige Diagnose ist der erste Schritt zur Behandlung. Manche Therapeuten möchten den Patienten oder seine Familie am liebsten gar nicht von der Diagnose einer Borderline-Störung in Kenntnis setzen. Doch ohne Verstehen gibt es kein Wachstum. Patienten mit einer Borderline-Störung haben ein Recht auf die Wahrheit, genauso wie Patienten, die an anderen unheilbaren, lebensbedrohlichen Krankheiten leiden – besonders da mehr als zehn Prozent der Betroffenen Selbstmord begehen (Cauwels 1992). Genauso wie der Diabetiker lernen muss, seinen Zuckerhaushalt zu kontrollieren, müssen Borderline-Patienten lernen, mit ihrem Gefühlshaushalt zurechtzukommen. Psychotherapie in Kombination mit Medikamenten gegen Angst und Depression können die Lebensqualität von Borderline-Patienten bedeutend verbessern. Susan Vaughan legt in ihrem Buch *The Talking Cure* (1997) dar, wie eine Langzeittherapie die Neuronen im Gehirn neu vernetzt und zu dauerhaften Veränderungen in der Selbstwahrnehmung führt. Medikamente können die therapeutische Beziehung nicht ersetzen.

Linehan (1993b) entwickelte einen Behandlungsansatz für Borderline-Persönlichkeiten, der als »Dialektische Verhaltenstherapie« bezeichnet wird. Ihr Ansatz arbeitet mit Bestätigung (Validation) – der Patient wird für jede Verhaltensänderung belohnt. Bestätigung ist das Gegenmittel gegen Herabsetzung und Demütigung, sie ist der Leim, der ein fragmentiertes Selbst zu heilen vermag. Ein gesundes Individuum empfindet Enttäuschung und Trauer, wenn es mit Ablehnung, Misserfolg oder Verlassenwerden konfrontiert ist, ohne dabei eine Desintegration des Selbst zu erfahren. Ein gesunder Mensch hält Ablehnung und Misserfolg aus, weil er bzw. sie in der frühen Kindheit genügend Bestätigung erfahren hat, um seine Selbstachtung aufrechtzuerhalten.

Wenn wir wissen, dass die traumatischen Kindheitserfahrungen von Borderline-Patienten die chemischen Vorgänge in ihrem Gehirn verändert haben, besitzen wir eine Erklärung für ihr Leiden und können somit ihre innere Erfahrung bestätigen. Borderline-Patienten müssen jedoch lernen, ihre Defizite mit Blick auf ihr kognitives und emotionales Funktionieren zu kompensieren. Tragischerweise sind Menschen mit einer Borderline-Störung in den meisten Fällen von Schweigen umgeben, wodurch ihre frühe Erfahrung, dass die andern immer so tun, als ob alles in Ordnung wäre, wiederbelebt und bestätigt wird. Wie die meisten Kliniker sieht auch Linehan die Schwierigkeiten, die mit der Behandlung von Borderline-Patienten verbunden sind. Sie legt dar, dass Veränderungen nur mühselig und unter frustrierenden Erfahrungen zu erreichen sind; sie weist Therapeuten und Familienangehörige deshalb darauf hin, dass sie sich auf einen steinigen Weg gefasst machen müssen. Aber es lohnt sich, diesen Weg zu gehen, auch wenn er lang und mühselig ist.

Masterson (1993) hebt die Bedeutung einer frühzeitigen Intervention bei Kindern von Borderline-Persönlichkeiten hervor, die während der Adoleszenz oft selbst bereits Borderline-Symptome aufweisen. Seine Untersuchungen zeigen ermutigende Ergebnisse hinsichtlich der Langzeitergebnisse bei Jugendlichen mit einer Borderline-Symptomatik, von denen die meisten eine Borderline-Mutter haben.

Das Verhalten einer Borderline-Mutter kann für sie selbst genauso schreckenerregend sein wie für ihre Kinder. Der Teufelskreis des Selbsthasses wird immer dann, wenn sie sich destruktiv verhält, aufs Neue verstärkt. Die gute Mutter in der Borderline-Persönlichkeit denkt nicht im Traum daran, ihren Kindern weh zu tun. Tritt jedoch die »Hexe« auf den Plan, dann ist alles möglich. Masterson (1980) schreibt: »[Der Borderline-Patient] geht unter in seinem Kampf: Er zappelt sich ab auf dieser stürmischen See, er kann nicht schwimmen, er schreit um Hilfe und geht zum dritten und vielleicht letzten Mal unter (…). [Eine Behandlung] ist eine wirkliche Rettungsaktion, nicht anders als das Eingreifen des Rettungsschwimmers, der sich ins Wasser stürzt mit einem Rettungsring« (S. 49).

Je früher die Behandlung beginnt, um so eher wird sie erfolgreich sein. Ohne Behandlung besteht die Gefahr, dass die Borderline-Mutter gemeinsam mit ihrem Kind untergeht.

3 Das »verwahrloste Kind«

»Sie nahmen ihm seine schönen Kleider weg, zogen ihm einen grauen alten Kittel an und gaben ihm hölzerne Schuhe. Dann lachten sie es aus und führten es in die Küche.«

Aschenputtel

»Ich bin so allein. Verdammt zu einem Leben in Einsamkeit. Die Stille ist ohrenbetäubend. Ich bäume mich auf gegen die Dunkelheit, aber sie geht nicht weg. Und da ist die Leere, die mich anstarrt … der gähnende Abgrund … das unendliche Gefühl von Einsamkeit und Versagen. Es kann nicht sein, dass ich zu einer so vornehmen, guten Familie gehört habe – ich nicht.«

Ihre Tagebucheintragung könnte von Aschenputtel stammen: *»Ich hasse es, so einsam zu sein. Was stimmt nicht mit mir? Woher kommt dieses Gefühl der Verzweiflung? Ist es wirklich Gottes Wille, dass ich so leide und dass kein Mann in meine Nähe kommt?«*

Diese verzweifelten Worte stehen in »Ein Frauen-Tagebuch«. Angela gab mir die Tagebücher zum Lesen, damit ich sie besser verstehen könnte:

Es ist schwer, wenn man allein ist, sich nicht völlig ausgelöscht zu fühlen. O, mein einsamer, alternder Körper – der so vergeblich liebt, so einsam – diese leere Schale, die versucht, noch einmal zu lieben. O Gott – welche Schmach das Fleisch/die Seele/der Geist aushalten muss. Ich lasse mich nicht zerstören! Ich muss mein zerbrechendes Herz irgendwie zusammenhalten, damit es noch weiterschlägt.

Die Tiefe ihrer Verzweiflung war schrecklich: *»Ich gebe mir solche Mühe, die zerbrochenen Teile zusammenzuflicken, dass ich nach allem greife, was so aussieht, als ob es den Klebstoff enthalten könnte.«*

Es sah aus, als ob die Wörter über die Seite hinunterrutschten, sie liefen über den Rand hinaus. Die Patientin berichtete, wie viel Alkohol sie jede Nacht trank; ihre Handschrift zeigte das Ausmaß ihrer Vergiftung an. Angela war ein »verwahrlostes Kind« mit einer Borderline-Störung.

Die Hilflosigkeit und die Hoffnungslosigkeit des »verwahrlosten Kindes« unterscheiden die Borderline-Patientin dieses Typs von anderen Borderline-Persönlichkeiten. Sie fühlt sich den Wellen des Schicksals hilflos preisgegeben, umhertreibend im Meer ihrer Verzweiflung. Sie ist ein zartes Wesen, sehr verletzlich, mit scharfen Kanten, die sich unter ihrem zerbrechlichen Äußeren verbergen. Wenn Angela in ihrer Zerbrechlichkeit verletzt ist, können ihre

Worte schneidend sein wie Glasscherben. Sie kämpfte verzweifelt darum, sich selbst, ihr Leben und ihre Einsamkeit zu verstehen.

Das »verwahrloste Kind« ist häufig Opfer und ruft bei andern Sympathie und fürsorgliches Verhalten hervor. Zwar ist eine Borderline-Persönlichkeit dieses Typs im gesellschaftlichen Umgang oft sehr liebenswürdig, aber sie kann denen, die sie braucht, auch schnell die kalte Schulter zeigen und Freunde wie Familie plötzlich vor den Kopf stoßen. Das »verwahrloste Kind« projiziert das Gefühl, Opfer zu sein, sowie die damit verbundene Hilflosigkeit auf andere. Die plötzlich abservierten Freunde fragen sich häufig: »Was hab ich eigentlich getan, um so behandelt zu werden?«

Angela war eine geschiedene Mutter, die ihren Kindern gegenüber entweder zu nachgiebig war oder sie vernachlässigte. Sie wurde periodisch von Anfällen tiefer Depression heimgesucht, mit der Folge, dass ihre Kinder sich von ihr im Stich gelassen fühlten. Der Teufelskreis von Depression und innerem Rückzug verstärkte ihre Gefühle von Hoffnungslosigkeit und Versagen. Angela hatte das Gefühl, sie verdiene die Liebe ihrer Kinder nicht.

Alle Borderline-Patienten haben die Empfindung, sie könnten in ihren eigenen Gefühlen völlig versinken und kämpfen täglich ums Überleben. Patienten vom Typ »verwahrlostes Kind« greifen nach allem, wovon sie sich Unterstützung erhoffen und womit sie glauben, sich über Wasser halten zu können. Traumatisiert durch Missbrauch in der Kindheit, Verlassenwerden oder Vernachlässigung, verbergen Borderline-Patienten dieses Typs ihre Wut hinter Traurigkeit. Werden sie falsch behandelt, überraschen sie andere nicht selten durch heftige Wutausbrüche.

Nach dem Tod ihrer Mutter lebte Angela bei Tante und Onkel, aber sie hatte das Gefühl, ein unwillkommener Gast zu sein. Als sie zwölf Jahre alt war, wurde sie von ihrem Onkel sexuell belästigt. Gefühle der Hilflosigkeit überwältigten sie, und sie suchte ihre Zuflucht in der Fantasie. Bücher entführten sie in fiktionale Welten, wo sie andere Menschen entdeckte, die so einsam waren wie sie, Helden und Heldinnen, und es gab jedes Mal ein Happy End. Wie so viele »verwahrloste Kinder« schuf Angela sich ein geheimes Fantasieleben, das sie nur selten einem anderen Menschen offenbarte. Für das »verwahrloste Kind« ist die Fantasie ein sichererer Ort als die Wirklichkeit.

Die Einsamkeit, Depression und Verzweiflung des »verwahrlosten Kindes« ist in allen Schichten und in allen Epochen zu finden. Charlotte du Pont, die Frau eines der Erben des gewaltigen Vermögens, das die Familie Du Pont mit ihrer 1802 gegründeten Waffen- und Pulverfabrik gemacht hatte, zeigte Züge einer Borderline-Persönlichkeit vom Typ »verwahrlostes Kind« (Mosley 1980). Zwar verstand während ihrer Lebenszeit niemand die Art ihrer geistigen Erkrankung, aber ihr Verhalten zeigte die verräterischen Symptome einer Borderline-Störung. Am 6. März 1861 schrieb sie an ihre Tante einen Brief, der auffallende Ähnlichkeit mit Angelas Tagebucheintragungen aufweist: »Du weißt, dass es mir immer extrem zuwider gewesen ist, allein zu sein, und nun, da Fanny, meine Kusine, mich in Bälde verlassen wird, werde ich völlig allein sein (...) das ist für mich sehr schwer zu ertragen, da ich sehr davon abhängig bin, Menschen um mich zu haben« (Mosley 1980, S. 52).

Charlotte Du Ponts Leiden wird in einem Brief an ein anderes Familienmitglied eindrücklich spürbar: »Ich glaube, ich wurde in einem so undurchdringlichen Dunkel geboren, dass kein einziger Lichtstrahl hindurchdringen konnte – und so bin ich in einem Sumpf der Verzweiflung herumgetappt und -gestolpert, aus dem es kein Entkommen gibt. Möge es anderen besser ergehen« (S. 71). Eine Verwandte beschrieb Charlotte als »Schmetterling mit einem Stachel« (S. 55). Sie konnte reizbar und launisch sein, kokett, giftig, gelangweilt, erregt und schwer depressiv. Sie provozierte immer wieder heftigen Streit mit ihrem Mann, dann wurde sie gewalttätig, warf mit Blumenvasen um sich, riss die Vorhänge herunter, kratzte und biss und trat mit den Füßen um sich; danach brach sie zusammen und versank in gänzlicher Erstarrung (S. 55).

Charlotte du Pont war die Mutter von fünf Kindern. Wie Angela war sie eine nachsichtige und liebevolle Mutter, zog sich jedoch häufig in schwere Depressionen zurück. Schließlich wurde sie in eine Anstalt in Philadelphia eingewiesen. Nach ihrer Entlassung kehrte sie nur kurz nach Hause zurück und trat danach bald eine Europareise an. Nach ihrer Rückkehr entdeckte Charlotte, dass eine Gouvernante in ihrer Abwesenheit die Kinder körperlich misshandelt hatte. Sie entließ die Gouvernante unverzüglich, dann erlitt sie einen weiteren Zusammenbruch; sie machte sich selbst die schwersten Vorwürfe und schluchzte hemmungslos aus Kummer und Schmerz. Ihr Mann brachte sie »stöhnend und kreischend wie eine verlorene Seele, die sie ja war« in die Anstalt zurück (S. 73), wo sie am 19. August 1877 starb.

Unter den vielen tragischen Aspekten im Leben von Charlotte du Pont ist keiner so bitter und ergreifend wie ihre äußerste Verzweiflung darüber, dass sie ihre Kinder nicht hatte beschützen können. Unfähig, für sich selbst zu sorgen, verstoßen von einer mächtigen Familie und voll tiefer Trauer über die Verluste, die ihre Familie im Bürgerkrieg erlitten hatte, starb Charlotte an ihrer eigenen Gebrochenheit. Das Gefühl persönlich versagt zu haben, immer wieder zum Opfer geworden und verstoßen worden zu sein, hatte sie schließlich zugrunde gerichtet.

Der dominante Gefühlszustand des »verwahrlosten Kindes«: Hilflosigkeit

> »Aschenputtel gehorchte, weinte aber, weil es auch gern zum Tanze mitgegangen wäre …«
>
> *Aschenputtel*

Das »verwahrloste Kind« ist wie ein Schmetterling im Sturm, es ist unfähig, eine Richtung oder einen Fokus zu finden. Im Umgang mit anderen Menschen flattern solche Frauen haltlos herum, ohne jemals wirklich ernsthaft in Kontakt zu kommen. Häufig zeigen sie eine übertriebene Offenheit und verführen andere, indem sie zuviel von sich selbst preisgeben, nur um sich dann mit gleichgültiger Miene abzuwenden. Sie sind darauf aus, Komplimente einzuheimsen, und weisen sie dann zurück, sie suchen die Aufmerksamkeit der anderen und verbergen sich dann wieder, sie beklagen sich bitterlich, weigern sich dann aber, Hilfe anzunehmen. Das »verwahrloste Kind« gibt auch anderen das Gefühl der Hilflosigkeit. Unbewusst muss es hilflos bleiben, damit es sich sicher fühlen kann. Eine Patientin rief aus: »Ich kann es nicht zulassen, Ihre Hilfe zu brauchen, und zugleich die Kontrolle behalten.« Diese schmerzhaft offene Aussage bringt den Grundkonflikt des »verwahrlosten Kindes« auf den Punkt.

Das Paradox, in dem das »verwahrloste Kind« gefangen ist, besteht darin, dass Menschen dieses Typs die Kontrolle verlieren, wenn sie Hilfe annehmen. Das »verwahrloste Kind« ist ein Opfer, das Hilfe zurückweist, und die Hilflosigkeit ist eine Abwehr sowohl gegen Nähe als auch gegen Verlust. Einer der Biografen von Prinzessin Diana (Smith 1999) schrieb über sie: »Ein Problem, dem man sich gegenüber sah, wenn man Diana Hilfe anbot, war die Kombination von Zerbrechlichkeit und Abwehr, mit der sie reagierte. Sie wollte wie ein Kind beruhigt und besänftigt werden, wies jedoch alle Bemühungen, sie zu trösten, unweigerlich zurück – besonders wenn sie von Charles kamen. Ihre Schweigephasen, die oft einen Vorwurf enthielten, waren besonders schwer zu begreifen, da sie aus Dianas Unfähigkeit erwuchsen, das, was sie bekümmerte, zu artikulieren« (S. 120).

Ein ums andere Mal werfen die Familienangehörigen dem »verwahrlosten Kind« einen Rettungsring zu und sind dann bestürzt, wenn die Patientin ihn zurückwirft. Es ist, als ob diejenigen, die sie lieben, am Ufer stünden mit der Frage: »Möchte sie denn unbedingt untergehen?« Die Tochter einer Borderline-Mutter vom Typ »verwahrlostes Kind« schrieb: »Die Trauer wirft mich ins Schweigen zurück. Ich weiß einfach nicht mehr, was ich sagen soll. Sie ist meine Mutter. Natürlich liebe ich sie. Ich bin es nur so, so müde, immer wieder aufs Neue den Versuch zu machen, sie zu retten. Ich kann mich ja kaum selbst retten.«

Joan Lachkar (1992) legt dar, dass Borderline-Patienten, die sich selbst wertlos fühlen, dazu neigen, sich in Isolation zurückzuziehen. Das »verwahrloste Kind« neigt in so starkem Maße dazu, in Depression zu versinken und sich in sich selbst zurückzuziehen, dass andere sie für unzuverlässig halten, manchmal vielleicht auch für anstrengend oder nervenaufreibend. Während der Phasen einsamen Rückzugs neigen Patientinnen dieses Typs zu Selbstverstümmelung oder Alkohol- und Drogenmissbrauch. Ihre Selbstdestruktivität bleibt jedoch im Verborgenen. Verstümmelt eine solche Patientin sich selbst, dann wird man die Narben sehr wahrscheinlich nicht sehen. Wenn sie sich auf sexuelle Exzesse einlässt, übermäßig viel Alkohol, Medikamente oder Drogen zu sich nimmt oder Fressattacken durchmacht, ist ihr Verhalten im Allgemeinen eher als Resignation zu verstehen, weniger als Ausdruck des Bedürfnisses, beachtet zu werden. Wenn sie tatsächlich die Aufmerksamkeit auf sich ziehen will, wird sie hysterisch.

Das »verwahrloste Kind« ist offenbar unfähig, sich die Konsequenzen seiner Entscheidungen vorzustellen. Borderline-Patientinnen dieser Art betrachten sich selbst als inkompetent und haben das Gefühl zu versagen; sie sind in allzu starkem Maße von der Zustimmung durch andere abhängig. Harmlose Kommentare missdeuten sie als Kritik und weisen Leute, die ihnen kritisch gegenüberstehen zurück, noch bevor diese sie zurückweisen können.

Zurückweisung und Verlassenwerden lösen Wut und Depression aus. Auch wenn ihre Wut sich gegen ihre Kinder oder ihren Partner richten kann – im Grunde machen Borderline-Patientinnen vom Typ »verwahrlostes Kind« sich selbst für ihr Unglück verantwortlich. Sie fühlen sich stigmatisiert und glauben geradezu unter einem Fluch zu stehen, sie fühlen sich unaufhörlich vom Unglück verfolgt und neigen dazu, immer wieder zusammenzubrechen. Weil sie kein gegründetes Selbstwertgefühl haben, können sie kleinere Fehler, unbedeutende Misserfolge oder geringfügige Enttäuschungen nicht ertragen. Masterson (1993) stellt fest: »Ein gesunder Mensch würde sagen: ›Das ist wieder einmal so eine Situation, in der ich nicht besonders gut bin‹; das falsche Selbst [des Borderline-Patienten] dagegen sagt: ›Du bist vollkommen hilflos und zu überhaupt nichts nütze‹« (S. 93).

Das reiche Fantasieleben des »verwahrlosten Kindes« führt dazu, dass solche Patientinnen oft mehr in die Beziehungen mit Männern hineinlesen als vielleicht da ist. Sie bringen sich daher genau in die richtige Startposition, um später eine Enttäuschung zu erleben. Angela heiratete ihren Ex-Ehemann im Alter von 18 Jahren, um der Einsamkeit ihres Lebens zu entkommen. Sie hatte das Opferdasein in ihrer Kindheit überlebt, und sie dachte, es sei sicherer »zu nehmen, was man kriegt«, ohne die geringste Erwartung, wirklich geliebt zu werden. In Beziehungen gab sie zu viel, und sie gab es zu rasch. Das »verwahrloste Kind« lässt sich wegen seines verzweifelten Verlangens, geliebt zu werden, von Männern ausbeuten. Solche Frauen sind meist unfähig, Männern, die ihnen Aufmerksamkeit schenken, zu widerstehen, ganz unabhängig davon, ob diese zu ihnen passen und die Beziehung überhaupt eine Chance hat. Ihre Verletzlichkeit macht sie leicht zur Zielscheibe von Belästigung und Verfolgung. Sie können Verführerinnen sein, offen oder insgeheim, und häufig interpretieren sie männliche Aufmerksamkeit falsch. Das »verwahrloste Kind« ist eine hoffnungslose Romantikerin. Und diejenigen, die eine solche Frau lieben, sind häufig frustriert, verärgert und manchmal auch hell empört über ihr Verhalten.

Die innere Erfahrung des »verwahrlosten Kindes«: Es ist immer das Opfer

> »Da musste es so schwere Arbeit tun, früh vor Tag aufstehen, Wasser tragen, Feuer anmachen, kochen und waschen. Obendrein taten ihm die Schwestern alles ersinnliche Herzeleid an ...«
>
> *Aschenputtel*

Wie Aschenputtel hat das »verwahrloste Kind« die Erfahrung gemacht, dass unterwürfiges Verhalten die am besten geeignete Reaktion auf eine unterdrückende Umgebung war. Es hat die Kindheit überlebt, indem es sich in eine hoffnungslose Situation ergeben hat, und sein Sicherheitsgefühl knüpfte sich paradoxerweise an diese Ergebung.

Als Erwachsene schickt sich das »verwahrloste Kind« darein, dass stets der schlimmstmögliche Fall eintreten wird, noch bevor es überhaupt so weit ist. In manchen Fällen erhöht das die Gefahr, dass solche Frauen belästigt und misshandelt werden. Manchmal können ihre Reaktionen andere aber auch so verblüffen und aus der Fassung bringen, dass sie von ihrem Vorhaben ablassen. Ein Mann näherte sich einer Patientin mit einem Gewehr in der Hand, als sie gerade ein Kaufhaus verlassen wollte; er versicherte ihr, nicht zu schießen, wenn sie ihm zu seinem Auto folgte. Sie antwortete trotzig: »Also ... wenn Sie mich erschießen wollen, tun sie es hier und jetzt. Ich gehe nirgends mit ihnen hin.« Ihre Reaktion erschreckte den Mann, der erwartet hatte, dass sie aus lauter Angst tun würde, was er sagte, derart, dass er es selbst mit der Angst zu tun bekam und floh.

Ein anderes Mal unterbrach eine Patientin einen gewalttätigen Streit zwischen zwei Männern; sie trat zwischen die beiden und sagte: »Entschuldigen Sie, möchte einer von Ihnen, dass ich die Polizei hole?« Einer der vollkommen überrumpelten Männer sah sie verblüfft an und sagte: »Sie müssen ja verrückt sein!« Weil das »verwahrloste Kind« in Angst machenden Situationen völlig unberechenbar reagiert und unter dem Zwang steht, andere zu retten, können Frauen dieses Typs jedoch auch leicht selbst zum Opfer werden. Sie betrachten sich als Verliererinnen, die nichts mehr zu verlieren haben.

Das »verwahrloste Kind« hat Schwierigkeiten damit, auf sich selbst und seine Dinge aufzupassen; Borderline-Patientinnen dieser Art werden deshalb leicht ausgebeutet. Sie fühlen sich inkompetent, auch wenn ihre intellektuellen Fähigkeiten weit über dem Durchschnitt liegen können. Weil sie die Kontrolle zu leicht aufgeben, sterben sie häufig den Opfertod.

Frauen dieses Typs rufen bei anderen eine fürsorgliche Haltung hervor, weil sie so zerbrechlich wirken. Freunde und Familienmitglieder fürchten um ihr physisches Überleben und bieten ihnen unter Umständen großzügige Unterstützung an, sowohl finanzieller als auch emotionaler Art. Aber sie ärgern sich auch zunehmend über ihre Unfähigkeit, sich selbst vor wiederholter Ausbeutung, Missgeschicken und vermeidbaren Krankheiten zu schützen. Ihre Kinder haben angesichts ihrer Unfähigkeit, für sich selbst zu sorgen, manchmal geradezu das Gefühl zu ersticken.

Wie viele »verwahrloste Kinder« lernte Angela nie, sich selbst emotional zu nähren, und litt an einer Essstörung. Fress- und Sauforgien und die anschließende Entleerung waren ein Spiegel ihrer Scham und Ambivalenz in Bezug auf Befriedigung. Sie konnte gute Gefühle einfach nicht aufnehmen oder tolerieren. Sie musste zurückweisen, was sie brauchte, um sich vor Enttäuschung zu schützen. Was sie nicht hatte, konnte sie auch nicht verlieren,.

Dem »verwahrlosten Kind« erscheint es sicherer, weniger zu haben als mehr, ganz im Gegensatz zur »Einsiedlerin«, die hortet, und zur »Königin«, die alles an sich rafft, was sie bekommen kann. Das »verwahrloste Kind« gibt sich mit den Krumen zufrieden, es erwartet niemals, selbst ein Stück vom Kuchen abzubekommen, und wird, sofern man ihm doch ein Stück anbietet, dieses unerbittlich zurückweisen. Obwohl Borderline-Patientinnen dieses Typs selten um das bitten, was sie möchten, sind sie doch voller Groll, wenn ihre Bedürfnisse nicht befriedigt werden.

Die Verletzlichkeit des »verwahrlosten Kindes« zeigt sich in seinem zögerlichen Auftreten. Patienten dieses Typs fällt es schwer, ihre Bedürfnisse zu artikulieren, sie entschuldigen sich unnötig oft und geraten leicht in Verlegenheit. Weil sie anderen nicht vertrauen, identifizieren sie sich leichter mit Kindern als mit Erwachsenen, mit verlassenen oder verwahrlosten Tieren oder mit den Opfern von Verbrechen, Katastrophen und Krankheit. Auch wenn sie sich machtlos fühlen, was ihre eigene Situation betrifft, fühlen sie doch den Zwang, andere zu retten.

Merkmale der Mutter vom Typ »verwahrlostes Kind«

Sie ist zu passiv und zu permissiv.

Mütter dieses Typs sind passive, permissive Mütter, die nicht sehen, wie ihre Gefühle der Hilflosigkeit ihre Kinder an der Entwicklung hindern. Eine Mutter kaufte ihrer Tochter zum fünfzehnten Geburtstag ein Fässchen Bier, und sie erlaubte ihr, ohne Führerschein oder Lizenz mit ihrem Auto zu fahren. Die Tochter weigerte sich, im Haushalt zu helfen, drückte sich vor der Schule und lag ihrer Mutter, die nur ein schmales Einkommen hatte, auf der Tasche. Obwohl die Mutter sich darüber ärgerte, war sie unfähig zu erkennen, dass sie es war, die ihrer Tochter dieses Verhalten erst ermöglichte.

Die Kinder lehnen sich gegen die Passivität einer solchen Mutter entweder auf, oder sie nützen sie auf ihre Weise aus. Angelas Tochter hatte Mitleid mit ihrer Mutter und übernahm viele Arbeiten im Haushalt. Ihr Sohn dagegen rebellierte gegen das verantwortungslose Verhalten seiner Mutter und beschimpfte sie. Angela tolerierte sein Verhalten, weil sie fürchtete, er könne sonst handgreiflich werden.

Borderline-Mütter vom Typ »verwahrlostes Kind« erleben es häufig, dass ihre Kinder ihr Urteilsvermögen in Frage stellen, da sie ja den Missbrauch tolerieren. Die Kinder nehmen eine überbeschützende Haltung ein, weil die Mutter so leicht zum Opfer von Ausbeutung oder Misshandlung wird. Solche Frauen suchen sich mit Vorliebe einen Job unter den helfenden Berufen, in Medizin, Sozialarbeit, Psychologie oder Psychiatrie. Ferenczi schrieb (1933) einmal, eine Mutter, die sich ständig über ihr Elend beklage, mache leicht aus ihrem Kind eine Krankenschwester (S. 166). Auch manche erwachsenen Kinder unterstützen ihre Mütter lebenslang, sowohl in emotionaler als auch in finanzieller Hinsicht.

Die Kinder von Müttern dieser Art werden häufig selbst zu Opfern. Das geringe Urteilsvermögen der Mütter kann dazu führen, dass sie ihre Kinder gefährlichen Situationen aussetzen, indem sie sie zum Beispiel zweifelhaften Betreuern übergeben, von denen sie vernachlässigt, körperlich misshandelt oder sexuell missbraucht werden. In Zeiten, in denen die Mutter sich emotional völlig zurückzieht, kommt es leicht zu Unfällen im Haushalt oder beim Autofahren. Die Sicherheit der Kinder kann daher in solchen Fällen ganz und gar von ihrer Fähigkeit abhängen, selbst auf sich aufzupassen.

Sie zweifelt an ihrer eigenen Kompetenz und hat häufig eine Arbeitsstelle, die unter ihren tatsächlichen Möglichkeiten liegt.

Borderline-Patientinnen vom Typ »verwahrlostes Kind« empfinden sich selbst als nicht kompetent, ganz unabhängig von ihrer Ausbildung, ihrer Intelligenz oder ihrer Arbeitsstelle. Sie betrachten sich als Versagerinnen, was häufig zu einer sich selbst erfüllenden Prophezeiung wird. Ihre Neigung, die eigene Kompetenz in Frage zu stellen, hat einen negativen Einfluss auf kleinere Kinder, die noch nicht die Fähigkeit besitzen, die Realität von den verzerrten Überzeugungen ihrer Mütter zu unterscheiden. Die niedrige Selbsteinschätzung dieser Mütter durchdringt sämtliche Bereiche ihres Lebens und führt dazu, dass sie sich nicht nur als Mütter, sondern auch als Partnerinnen sowie in ihrem Beruf als Versagerinnen empfinden. Sie sind viel gescheiter und tüchtiger, als sie sich selbst wahrnehmen, und bleiben, was ihre berufliche Position angeht, häufig unter ihren tatsächlichen Möglichkeiten.

Borderline-Patientinnen dieser Art fühlen sich zu den helfenden Berufen hingezogen, weil sie sich mit den Misshandelten, den Benachteiligten und Unterdrückten identifizieren. Sie zehren sich in ihrem Beruf auf, machen häufig Überstunden und sind in der Regel unterbezahlt. Nicht selten haben sie das Gefühl, auf ihrer Stelle festzusitzen, und werden von den Unternehmensorganisationen oder Firmen, für die sie arbeiten, ausgebeutet.

Die Kinder solcher Mütter internalisieren die Botschaft, nicht gut genug zu sein, und neigen später häufig gleichfalls dazu, ihre Leistungsfähigkeit zu unterschätzen. Angelas Tochter Sara wäre gerne Ärztin geworden, aber Angela kümmerte sich nicht um die Finanzierung ihrer Ausbildung. Sara arbeitete daher während ihrer High-School-Zeit stundenweise in einem Pflegeheim und machte schließlich eine Pflegeausbildung. Der Umstand, dass Borderline-Persönlichkeiten vom Typ »verwahrlostes Kind« beruflich unter ihren Möglichkeiten bleiben, reduziert nicht nur ihr Einkommen, sie schränkt auch den Rahmen der Ausbildungsmöglichkeiten für ihre Kinder ein.

Sie leidet an chronischen oder immer wiederkehrenden Krankheiten, geht häufig zum Arzt oder vernachlässigt ihre Gesundheit ganz und gar.

Parentifizierte Kinder fühlen sich für das Wohlergehen ihrer Eltern verantwortlich und unterdrücken ihre eigenen emotionalen Bedürfnisse; andere wiederum werden angesichts der Hilflosigkeit ihrer Mütter eher wütend. Angelas Tochter Sara machte sich ständig Sorgen wegen der körperlichen Beschwerden ihrer Mutter, während David ihren Klagen eher zynisch und abwehrend gegenüberstand. Als Erwachsene sind die Kinder solcher Mütter emotional entweder völlig distanziert, oder sie leben in ständiger Sorge.

Die älteste Tochter von Charlotte du Pont, Anna, bekam häufig die Rolle der Betreuerin für ihre vier jüngeren Geschwister übertragen. Charlottes Ehemann erlitt bei der Nachricht vom Tod seiner Frau ein tödlich verlaufendes Aneurysma, so dass Anna und ihre Geschwister von einem Tag auf den andern zu Vollwaisen wurden. Die Kinder wollten nicht getrennt und zu verschiedenen Verwandten gebracht werden, sie wehrten sich dagegen und kämpften tatsächlich mit Waffen in der Hand darum, in ihrem Elternhaus zusammenbleiben zu können. Anna war 17 als ihre Eltern starben, sie beharrte darauf, dass sie sehr gut für ihre jüngeren Geschwister sorgen könne. Und tatsächlich erwies sie sich als tüchtige Ersatzmutter. Ihre Biografin schreibt: »Die unglücklichen Umstände, unter denen sie [die Kinder] aufgewachsen waren, hatten sie zu einer Einheit verwoben, sie waren verbunden durch gemeinsames Leid und die Widrigkeit ihres Geschicks« (Mosley 1980, S. 80). Die Kinder von Borderline-Müttern dieser Art lernen, für sich selbst zu sorgen, weil ihre Mütter von den Anforderungen des Leben überwältigt werden.

Drogen, Alkohol, Geld, Essen und/oder Sex dienen ihr dazu, sich selbst zu trösten.

Borderline-Patientinnen vom Typ »verwahrlostes Kind« versuchen durch Drogen- und Alkoholmissbrauch, mit Hilfe von Essen, Geld, und/oder Sex mit ihren Gefühlen fertig zu werden. Sie sind anfällig für Suchtverhaltens, weil sie ständig ihre Angst unter Kontrolle halten müssen. Ihre Alles-oder-nichts-Haltung führt zu einem stark schwankenden Verhalten, das ihre Kinder verwirren muss.

Angelas Kinder machten sich Sorgen wegen ihres mangelnden Urteilsvermögens und missbilligten ihr aufreizendes Verhalten Männern gegenüber. Ihr heranwachsender Sohn konnte seine Wut kaum in Schach halten, wenn immer wieder Männer sie finanziell oder sexuell ausnützten. Ging eine Beziehung zu Ende, dann fiel Angela in eine tiefe Depression und kämpfte mit Suizidgedanken. Für gewöhnlich war es Sara, ihre damals zwölfjährige Tochter, die sich am meisten Sorgen machte. David war wütend und verletzt, dass seine Mutter »sich wegen eines ›Kerls‹ umbringen wollte und dabei nicht einmal an uns, ihre eigenen Kinder, dachte«.

Manche Borderline-Patientinnen neigen dazu, Männer unbewusst zu verführen, während andere jede Interaktion mit Männern, die als erotisch interpretiert werden könnte, vermeiden. Charlotte du Pont wurde Männern gegenüber als kokett und verführend beschrieben, so lange »bis sie merkten, dass Charlottes Stimmung plötzlich umschlagen konnte. Sie behandelte sie zuerst schmollend, dann vorwurfsvoll und fuhr sie schließlich geradezu giftig an, während dunkles Rot ihre Wangen überzog und ein helle Blitze in ihren Augen aufflammte, sie seien ›zu weit gegangen‹ und wollten ›[ihren Mann] zum Narren halten‹« (Mosley 1980, S. 49).

Angelas Tagebucheintragungen zeigten, dass sie sowohl eine Alkohol- als auch eine Medikamentenabhängigkeit entwickelt hatte. Ihre Tochter Sara empfand einen tiefen Widerwillen gegen die Abhängigkeit ihrer Mutter, ja, sie lehnte den Genuss von Alkohol und Drogen selbst bei ihren Altersgenossen ab. David dagegen trank nicht nur exzessiv Alkohol, er nahm auch Drogen und wurde einmal wegen des Besitzes von Marihuana festgenommen. Angelas Abhängigkeit von chemischen Substanzen hatte also einen tiefen, wenn auch gegensätzlichen Einfluss auf ihre Kinder.

Manche dieser Mütter geben mehr Geld für ihre Kinder aus als für sich selbst. Angela hatte ständig Schulden und begrenzte die Zahl ihrer Behandlungsstunden auf zwei Mal monatlich, nur um ihren Kindern Designerklamotten kaufen zu können. Manche dieser Mütter können es nicht ertragen, dass ihren Kindern irgendetwas abgehen sollte, und setzen dafür ihre eigene finanzielle Situation aufs Spiel. Manche von ihnen erfüllen ihren Kindern jeden Wunsch, ohne an die längerfristigen Folgen zu denken und ohne Geld für die Ausbildung ihrer Kinder auf die Seite zu legen.

Das »verwahrloste Kind« darf nicht hoffen, selbst geliebt zu werden. Menschen mit diesem Syndrom fühlen sich defizient und wertlos, sie erwarten nichts anderes, als dass sie, wenn überhaupt, nur oberflächlich geliebt werden. Die geschiedene, allein erziehende Mutter, die selbst ein »verwahrlostes Kind« ist, sucht sexuelle Beziehungen zu Männern, um sich selbst zu trösten. Bei jedem neuen Mann, den Angela traf und mit dem sie eine Beziehung einging, wappnete sie sich gegen die erwartete Enttäuschung: *»Hat es denn wirklich einen Sinn zu leben? Ich sehe, o, aber bis jetzt nur eine ganz winzige, aber ich sehe eine Möglichkeit, dass es doch vielleicht ein Leben geben könnte, das es wert ist, dafür zu sterben – ich werde es vielleicht nie erfahren, aber es schimmert auf, es leuchtet, es existiert doch.«*

Einem »verwahrlosten Kind« kann seine Bedürftigkeit durchaus bewusst sein, seine verzweifelte Sehnsucht nach Liebe, aber es ist unfähig, seine Angst zu beherrschen; diese Angst treibt andere am Ende in die Flucht. Eine Frau dieses Typs gibt sich vollkommen hin, nur um dann festzustellen, dass sie allein ist, verlassen. Angela schrieb: »*Manchmal erscheint mir der Tod als durchaus akzeptable Alternative zu dem unablässigen Schmerz, der aus der fast schon langweiligen Wiederholung der immer gleichen Situationen entsteht.*« Die Versuche solcher Frauen, sich durch den zwanghaften Gebrauch von Alkohol, Drogen, Geld, Essen oder Sex selbst zu trösten, führen zu verstärkten Schuldgefühlen und noch tieferer Depression.

Verlassenwerden löst Suizidgefühle und Verzweiflungstaten aus, die sowohl die Mutter als auch die Kinder in Gefahr bringen können.

Angesichts von Zurückweisung und Verlassenwerden erfährt das »verwahrloste Kind« eine tiefe Depression, die nicht selten zu suizidalen Gedanken oder Selbstverstümmelung führt. Das »verwahrloste Kind« verstümmelt sich selbst, weil es sich selbst bestraft oder emotionalem Schmerz zu entfliehen trachtet. Frauen mit diesem Syndrom schlagen im wörtlichen Sinne auf sich ein, sie schneiden sich ins Fleisch, schlagen mit dem Kopf gegen die Wand oder reißen sich selbst die Haare aus. Verlassenwerden kann dazu führen, dass sie eine Überdosis an Medikamenten nehmen, exzessiv Alkohol konsumieren, oder andere Impulsivhandlungen auslösen. Manche suchen ihrer Situation zu entkommen, indem sie bei höchster Geschwindigkeit mit dem Auto rasen. Es ist tragisch, wenn Kinder Zeugen solcher lebensbedrohenden Situationen werden oder gar selbst zu Rettern ihrer Mütter werden müssen.

Die Angst dieser Frauen vor dem Verlassenwerden verzerrt ihre Wahrnehmung im Umgang mit andern, und häufig missdeuten sie banale Interaktionen als Zurückweisung. Angelas Tagebucheintragung illustriert ihre extreme Sensibilität in Bezug auf die Gefahr verlassen zu werden, sowie den plötzlichen Sturz in tiefste Verzweiflung: »*Er sagte, er würde anrufen, aber er hat nicht angerufen. Er hat nicht wirklich gesagt, dass er heute anrufen würde, aber ich habe gedacht (ich hoffte), dass er es so gemeint hat. Du musst dich wieder dem Dunkel stellen, ohne Furcht und bereit, dagegen anzukämpfen. Es kommt wieder/es ist schon gekommen.*«

Menschen, die mit der Intensität der Gefühle, die für solche Frauen charakteristisch ist, nichts anfangen können, finden vielleicht, sie führten sich melodramatisch auf – ein Irrtum, der unter Umständen fatal sein kann. Wie viele andere Borderline-Patienten auch verstand Angela nicht, warum Beziehungen für sie so kompliziert waren: »*Meine Beziehungen sind wie Bälle, die ich wie ein Außenfeldspieler hätte behandeln sollen. Sie kamen selten so, dass ich sie hätte kriegen können, und wenn sie kamen, war ich so aufgeregt, dass ich zu schnell nach ihnen griff oder andere über den Haufen rannte oder die Situation falsch einschätzte oder auf irgendeine andere Art versuchte, ihn an mich zu reißen, mit dem einzigen Erfolg, dass er mir bestenfalls durch die Finger rutschte und mich schlimmstenfalls verletzte, weil ich nicht genügend Übung hatte, um zu wissen, wie ich ihn fangen konnte.«*

Verlassenwerden kann bei diesen Patientinnen Suizidgefühle auslösen. Angelas Worte beschreiben das sehr bewegend: »*O Gott, da ist niemand … niemand … und niemand würde über meinen Tod trauern.*« Die Neigung dieser Patientinnen, ihre Kinder zu »vergessen«, die Liebe ihrer Kinder zu missachten, tritt in Angelas Zeilen deutlich hervor. Immer stärker war sie davon überzeugt, dass sie nur eine Last für ihre Kinder war, und sie glaubte, ihre Kinder wären erleichtert, wenn sie tot wäre.

Die Kinder einer Mutter vom Typ »verwahrlostes Kind« haben manchmal Angst um das Leben ihrer Mutter, aber sie fürchten auch um ihr eigenes Leben. Kurz nachdem Angelas Ehemann angekündigt hatte, dass er sich scheiden lassen wolle, packte sie ihre zwei kleinen Kinder ins Auto und drohte, sich mit ihnen im Auto von der Brücke zu stürzen. Beide, David wie Sara, waren damals noch nicht in der Schule, aber beide hatten eine höchst lebhafte Erinnerung an dieses Ereignis. Kinder, deren Mütter zu derartigen Verzweiflungstaten neigen, leiden auch noch im Erwachsenenalter an heftigen Angstgefühlen. Man sollte allerdings nicht davon ausgehen, dass alle Borderline-Mütter dieses Typs sich selbst verstümmeln oder sich ernsthaft mit Selbstmordgedanken tragen. Doch Zurückweisung oder Verlassenwerden lösen, wie dargelegt, in vielen Fällen hochimpulsives Verhalten aus, das Mutter und Kinder ungewollt in Lebensgefahr bringen und den Kindern lebenslang entsetzliche Angst machen kann.

Ihr Verhalten den Kindern gegenüber schwankt zwischen Verwöhnung und Vernachlässigung.

Die Borderline-Mutter vom Typ »verwahrlostes Kind« hat das Gefühl, dass sie die Liebe ihrer Kinder nicht verdient, und ist deshalb nachgiebig und überbeschützend. Aber sie hat keine Macht, sie vor dem Schmerz zu bewahren, der ihr eigenes Herz quält. Es gibt Mütter mit diesem Syndrom, die das Sorgerecht für ihre Kinder ihren Ex-Ehemännern überlassen, weil sie selbst das Gefühl haben, keine genügend gute Mutter zu sein. Aus ihrer Perspektive ist dies das größte Opfer, das sie bringen können. Aus der Perspektive des Kindes dagegen lassen sie es im Stich.

Wie alle Borderline-Patienten wird eine Mutter vom Typ »verwahrlostes Kind« von ihrem Bedürfnis getrieben, unter allen Umständen zu vermeiden, dass sie verlassen wird. Sie wird daher in der Beziehung zu ihren Kindern versuchen, sich durch grenzenlose Erfüllung aller ihrer Wünsche ihre Anhänglichkeit zu sichern. Während andere Borderline-Mütter in der Interaktion mit ihren Kindern kontrollierend und manchmal extrem streng sein können, übt die Mutter vom Typ »verwahrlostes Kind« nicht allzu viel Kontrolle aus, sie verwöhnt ihre Kinder. Wenn sie herangewachsen sind, haben ihre Kinder manchmal Schwierigkeiten im Umgang mit Autoritätsfiguren, es fällt ihnen nicht leicht, ein »Nein« als Antwort zu akzeptieren, oder ordentlich zu arbeiten. Bei Kindern, die den fürsorglichen Part übernommen haben, kann die Entwicklung allerdings darauf hinauslaufen, dass sie zwanghaft auf ihre Unabhängigkeit von fremder Hilfe pochen.

Bindungsforscher (West und Sheldon-Keller 1994) behaupten, dass die Mehrheit der Mütter, die selbst unglückliche Bindungserfahrungen hatten, »den Teufelskreis nicht durchbrechen, demzufolge sie die Auswirkungen unglücklicher Bindungserfahrungen an ihre eigenen Kinder weitergeben« (S. 51). Das Bindungsmuster der Borderline-Mutter vom Typ »verwahrlostes Kind« ist charakterisiert von der Angst, ihre Kinder zu verlieren. Sie ist in ängstlicher Weise mit ihnen verstrickt, was wiederum die Fähigkeit der Kinder beeinträchtigen kann, gesunde Beziehungen zu anderen Erwachsenen aufzunehmen. Charlotte du Ponts Sohn Alfred wurde als traurig und launenhaft beschrieben, »ins Schweigen getrieben und zum Rückzug auf sich selbst, aufgrund der schrecklichen Spannung im Haus« (Mosley 1980, S. 88). Die Kinder brauchen natürlich etwas ganz anderes: Sie brauchen eine Mutter, die in der Lage ist, sowohl für sich selbst als auch für ihre Kinder zu sorgen.

Sich selbst gegenüber ist sie eher versagend als verwöhnend.

Kernberg (1983) legt dar, dass Versagung eine Abwehr gegen die Angst vor dem Leiden sein kann; für das »verwahrloste Kind« ist Versagung eine Abwehr gegen die Angst vor der Hoffnung. Hoffnung tut weh, weil sie zu Enttäuschung führen kann. Angela beschrieb das so: *»Du darfst nicht hoffen und dann auch noch hoffen zu überleben, weil du die Hoffnung oder den Anflug einer Hoffnung ja vielleicht nicht überlebst.«*

Das »verwahrloste Kind« ist sich selbst gegenüber von spartanischer Strenge, eine Minimalistin, die sich aufs Äußerste beschränkt und in dem Gefühl lebt, sie sei es nicht wert, zu bekommen, was sie braucht. Ihre Unfähigkeit, Freude oder Vergnügen zu empfinden, bringt ihre Kinder nicht selten heftig gegen sie auf. Erwachsene Kinder, die ihre Mutter vielleicht zu einem Urlaub einladen, ihr ein neues Kleid kaufen oder sie zum Essen ausführen, müssen feststellen, dass sie das Angebot ausschlägt oder einfach nicht in der Lage ist, das Angebotene zu genießen. Am Ende geben ihre Kinder es auf, sie einzuladen oder sie zu beschenken. Was sie auch tun mögen, nichts macht sie glücklich.

Gunderson (1984) hat beobachtet, dass Borderline-Patienten sich häufig als diejenigen wahrnehmen, die zum Opfer gemacht und schlecht behandelt werden. Insbesondere Patienten vom Typ »verwahrloste Kind« machen sich immer wieder selbst zum Opfer, indem sie sich selbst nichts gönnen und sich für andere aufopfern. Angela beschreibt dieses Gefühl, sich in selbstzerstörerischer Weise stets selbst im Wege zu stehen: *»Der kräftige Vogel, der meine Seele ist, erhebt sich hin und wieder, flattert heftig hin und her und schlägt mit den Flügeln wie wild gegen die Käfigwände, solange bis sie gebrochen und zerschmettert und blutig sind, dann sinkt er zurück in seinen Käfig, bis er wieder die Kraft hat, es mit dem Fliegen noch einmal zu versuchen.«*

Linehan (1993a) stellt fest, dass Borderline-Patienten »es oft schwer finden zu glauben, dass sie ein Recht haben auf irgendetwas anderes als Strafe und Schmerz« (S. 74). Angelas Worte haben Ähnlichkeit mit dem, was Charlotte du Pont in einem Brief an ihre Tante schreibt: »Ich denke, ich bin zu Recht verdammt« (Mosley 1980, S. 57). Das »verwahrloste Kind« hat das Gefühl, unter einem Fluch zu stehen, zum Unglück, zum Elend und zum Leiden verdammt zu sein. Es glaubt, es verdiene nichts anderes, als zu leiden.

Sie versucht der Realität mit Hilfe der Fantasie zu entkommen und sehnt sich nach einem Leben wie im Märchen.

Das »verwahrloste Kind« hat typischerweise ein reiches Fantasieleben. Die wiederkehrende tragische Erfahrung dieser Frauen, Opfer zu sein, führt dazu, dass sie Sehnsucht nach einem magischen Ausweg aus ihrem Elend haben, nach einem Ende wie im Märchen. Sie schließen ihre Fantasien in ihrem Herzen ein oder aber in einem Tagebuch. Obgleich diese Frauen davon träumen, einen wunderbaren Prinzen zu heiraten, suchen sie sich immer wieder Männer aus, die emotional nicht erreichbar sind. Ihre Kinder werden angesichts dieser Situation entweder zu Zynikern, oder sie übernehmen die Traurigkeit, die ihre Mutter über ihr Elend empfindet. Ein Eintrag in Angelas Tagebuch liest sich so: *»Ob ich wohl einen Seelengefährten habe? Was für ein wundervoller Gedanke – dass wir vielleicht alle einen geistigen Zwilling haben. Mein guter Engel … mein Prinz, mein edler Ritter. Wirst du mich genügend lieben, so dass du mich ganz akzeptierst? Das Gute wie das Schlechte.«*

Für das »verwahrloste Kind« ist die Fantasie eine Flucht aus seiner trostlosen Welt. Louise Kaplan (1981) beschreibt es folgendermaßen: »Sie sind in Hochstimmung, wenn sie meinen, vollkommen erfüllt und gehalten zu sein oder das Kommen und Gehen anderer allmächtig zu kontrollieren, und fühlen sich erniedrigt und wertlos, wenn sie in Ungnade fallen. Sie idealisieren den Menschen, den sie dazu zwingen können, den alles gebenden, vollkommen haltenden Partner abzugeben, der die Vorstellung ihrer eigenen Vollkommenheit nährt« (S. 27). Leider schlägt die Idealisierung sehr schnell in Ernüchterung um, weil wirkliche Menschen unvollkommen sind und wir Enttäuschungen ertragen müssen.

Sie gibt gute Dinge weg, verliert oder zerstört sie – gute Dinge sind nicht von Dauer.

Weil Frauen vom Typ »verwahrlostes Kind« das Gefühl haben, sie hätten kein Recht auf die Befriedigung ihrer Wünsche, geben sie Dinge, die sie eigentlich selber brauchen, an andere. Sie haben eine unheimliche, unbewusste Fähigkeit, wertvolle Dinge, die ihnen gehören, zu zerstören oder zu verlieren. Ihre überwältigende Hilflosigkeit führt dazu, dass sie achtlos mit ihren Sachen umgehen, was wiederum ihre Überzeugung verstärkt, sie verdienten die guten Dinge nicht. Sie vergessen, das Auto abzuschließen, verlieren die Autoschlüssel, verlegen den Geldbeutel, bedienen Hausgeräte falsch oder machen sie kaputt, oder sie lassen wichtige Dinge unabsichtlich liegen. Häufig sind es gebrauchte Taschentücher, die dem Therapeuten einen Hinweis geben auf die Tränenspur, die den Weg dieser Frauen markiert.

Der Versuch, einem »verwahrlosten Kind« Hoffnung zu geben, kann zu einem hoffnungslosen Unterfangen werden. Charlotte du Ponts Tante schickte ihr einmal ein religiöses Buch, in der Absicht, ihr damit eine Quelle der Hoffnung zu erschließen. Charlotte schrieb an ihre Tante: »Denk nicht, ich sei undankbar, aber es wäre schiere Heuchelei, wenn ich die Worte Jesu lesen würde, da ich doch seit zehn Monaten keine Kirche mehr betreten und keine mehr Bibel aufgeschlagen habe und auch nicht beabsichtige, das in Zukunft je zu tun ... Ich denke, ich bin zu Recht verflucht, aber es ist schwer, wenn man nichts hat, was einem wichtig ist, und nichts, worauf man sich freuen kann, aber ich bin daran ja schon lange gewöhnt« (Mosley 1980, S. 57). Das »verwahrloste Kind« leidet an der Unfähigkeit zu hoffen, weil es gar nicht erwartet, dass das Gute von Dauer sein könnte.

Mütter dieser Art geben wertvolle Dinge auch häufig deshalb aus der Hand, weil sie glauben, andere könnten besser auf sie aufpassen. Angela begriff, warum sie nicht erwartete, dass Gutes von Dauer sein könnte. Die kurze glückliche Zeit in ihrer Kindheit war ganz plötzlich zu Ende gewesen, und sie hatte sich dafür selbst die Schuld gegeben. Es bot mehr Sicherheit, Traurigkeit zu empfinden als Wut, und so gab sie sich mit einem Leben der Selbstverleugnung zufrieden.

Während ihrer Wutanfälle tobte Charlotte du Pont sich berserkerhaft an den Dingen aus, die sie umgaben. Die völlige Erstarrung, die auf ihre Ausbrüche folgte, war vermutlich ein dissoziativer Zustand, in dem sie einen tiefen Selbsthass sowie Gefühle der Schuld und der Scham erlebte. Ihr Verhalten illustriert die Hoffnungslosigkeit des »verwahrlosten Kindes«. Es hat sich selbst aufgegeben.

Sie leidet häufiger an Weinkrämpfen, Depression und Panikattacken als an Wut.

Borderline-Persönlichkeiten vom Typ »verwahrlostes Kind« sind wie Schmetterlinge mit Stachel, weil sie nicht nur zart und verletzlich, sondern auch giftig und schroff sein können. Wie unglücklich sie sind, ist für ihnen Nahestehende nur zu offenkundig. Leicht lösen Filme, Artikel, Erinnerungen, belanglose Unterhaltungen oder auch ihre eigenen Gedanken Weinkrämpfe aus. Ihre Tränen fließen häufig und leicht und ohne Vorwarnung. Die Depression ist ihr ständiger Begleiter. Panikattacken und Wogen der Angst können durch den Umgang mit anderen ausgelöst werden, häufiger jedoch durch die Sorge, nicht genügen zu können. Auch wenn sie in strukturierten Situationen oft gut zurechtkommen, kämpfen Frauen vom Typ »verwahrlostes Kind« ständig mit der Angst.

Weil sie sich selbst die Schuld für ihre Probleme geben, kommt es bei ihnen in der Regel seltener zu Wutausbrüchen als zu Gefühlen der Traurigkeit und Angst. Sie neigen im Umgang mit anderen eher dazu, ängstlich, paranoid oder misstrauisch zu werden als aggressiv. Wutausbrüche richten sich eher gegen den Partner als gegen die Kinder. Diese machen sich häufig immun gegen ihre Tränen und das ständige Auf und Ab in ihren Beziehungen. Nicht selten bagatellisieren sie das Leiden ihrer Mutter oder tun es gänzlich ab, manchmal fühlen sie sich durch ihre Stimmungsschwankungen manipuliert.

Verlust oder Verlassenwerden können psychotische Reaktionen auslösen. Verlassenwerden oder Zurückweisung durch den Partner erregt bei Frauen vom Typ »verwahrlostes Kind« heftige Wut, sie würden den Menschen, der sie nicht in vollkommener Weise geliebt hat, am liebsten vernichten. Eine Psychose geht in diesen Fällen häufig mit paranoiden Gedanken einher, mit irrationalen Verfolgungsängsten und einem Grauen erregenden Gefühl des Alleinseins. Obwohl diese Patienten häufig eine psychotische Wut erleben, kann auch Furcht den Bruch mit der Realität herbeiführen. Als Charlotte du Ponts Schwiegermutter, die ihr in früherer Zeit feindselig gegenüber gestanden hatte, ihr Hilfe bei der Erziehung ihrer Kinder anbot, reagierte Charlotte mit ungezähmter Wut, dann versank sie in Depression. Sie hatte das Angebot ihrer Schwiegermutter möglicherweise als versteckte Anspielung interpretiert, dass sie als Mutter versagt hatte. Auf jeden Fall macht ihre Reaktion die extreme Verletzlichkeit des »verwahrlosten Kindes« in Bezug auf Kritik sowie seine Neigung zu psychotischen Episoden deutlich.

Angela hat das Wesen eines psychotischen Ausbruchs in der folgenden Tagebucheintragung auf den Punkt gebracht:

Bin ich durchs Feuer gegangen, und das ist es nun, was übrig geblieben ist, nachdem ich auf der anderen Seite angekommen bin? Ein Nichts, eine öde, starre, unbewegte Ebene des Nichts. Das Nichts ist gut. Das Nichts ist schlecht, weil alles Nichts ist. Ich glaube, dass ich, abgesehen von meinem Schreiben, in gewisser Weise an Katatonie leide oder teilweise leide, an einer Dekompensation des Selbst. Ich bin nicht unglücklich. Wie könnte man unglücklich sein, wenn man nicht fühlt? Eigentlich ein angenehmer Zustand, außer dass ich nicht aus dem Bett komme.

Die Depression des »verwahrlosten Kindes« verschlingt solche Frauen und bedroht ihre gesamte Existenz. Charlotte du Pont wurde durch ihre Verzweiflung von ihren eigenen Kindern hinweggeschwemmt. Ihr Biograf beschrieb es so: »Nicht dass sie ihre Kinder vernachlässigt hätte – sie hatte häufig Phasen, in denen sie sich geradezu leidenschaftlich um sie kümmerte – aber *manchmal vergaß sie ihre Existenz*« (Mosley 1980, S. 70, Hervorhebung durch die Autorin).

Das Motto des »verwahrlosten Kindes«: Das Leben ist zu schwer

Das Leben *ist* schwer, aber Frauen dieses Typs vermitteln ihren Kindern die Botschaft, dass das Leben *überwältigend* schwer ist, dass es hoffnungslos ist, Ziele erreichen zu wollen. Frauen vom Typ »verwahrlostes Kind« ertragen das Leben eher, als dass sie es genießen, und daher übernehmen ihre Kinder häufig sowohl ihre Hoffnungslosigkeit als auch ihre Gefühle der Unzulänglichkeit. Manchmal fühlen sie sich aufgrund von Trennungsangst oder Schuld an ihre Mutter gefesselt. Im Erwachsenenleben charakterisieren häufig zwanghafte Selbstgenügsamkeit oder ungesunde Abhängigkeit ihre Beziehungen.

Weil das Leben des »verwahrlosten Kindes« so schwer ist, ist auch das Leben ihrer Kinder schwer. Wenn sie erwachsen sind, übernehmen sie nicht selten die Verantwortung für die finanziellen Probleme, die Arztrechnungen, die Körperpflege oder die Wohnung der Mutter. Sie wissen nicht, wie viel Hilfe angemessen ist oder wie häufig sie die Mutter besuchen sollten, und fühlen sich oft aus Schuldgefühl und Sorge am Ende ihre Kräfte. Wenn sie selbst heiraten und eine eigene Familie haben, kommt es häufig zu Loyalitätskrisen, und mit den Jahren wachsen die Ressentiments.

Botschaften, die von Müttern des Typs »verwahrlostes Kind« ausgehen:

- »Ohne mich hättest du es besser.«
- »Ich verdiene deine Liebe nicht.«
- »Du solltest mich nicht brauchen, denn ich kann dir nicht helfen.«
- »Du bist mehr wert als ich.«
- »Niemand macht sich etwas aus mir.«
- »Mein Leben ist viel schlechter als deines.«
- »Du hast ja so viel Glück.«
- »Ich mache das für dich.«
- »Ich fühle mich ausgenutzt.«

Das »verwahrloste Kind« identifiziert sich mit anderen Opfern, deren Leben schwer ist. Manchmal nehmen sie Pflegekinder auf oder die Freunde ihrer Kinder, oder sie wählen benachteiligte Menschen als Partner aus. Das Mitgefühl solcher Frauen für andere ist echt, doch ihre Kinder haben ambivalente Gefühle dabei. Auf der einen Seite sind sie stolz darauf, dass sie eine so großzügige, sozial engagierte Mutter gehabt haben, auf der anderen Seite haben sie Ressentiments in Hinblick auf das, was sie opfern mussten.

Im Erwachsenenleben haben die Kinder solcher Mütter häufig Probleme, was ihre eigene Daseinsberechtigung betrifft – entweder sie pochen sie extrem stark auf ihre Rechte oder sie haben das Gefühl, keinerlei eigene Rechte zu haben. Bei dem »nur guten Kind«, das die Verantwortung für das Wohlergehen der Mutter übernommen hat, entwickeln sich leicht magisches Denken und Allmachtsfantasien. Eine Patientin erinnerte sich, dass sie sich am selben Tag, an dem ihre Mutter bei einem Autounfall verletzt worden war, ein neues Kleid gekauft hatte. Sie brachte den Akt der Befriedigung ihres eigenen Wunsches in Verbindung mit dem Unfall ihrer Mutter und trug das Kleid in das Geschäft zurück. Diese Form der Selbstverleugnung verminderte ihre Angst, denn in ihrer Kindheit war es stets gefährlich für sie gewesen, wenn sie ihre eigenen Bedürfnisse zum Ausdruck gebracht hatte. Die Tochter des »verwahrlosten Kindes« war selbst zu einem »verwahrlosten Kind« geworden.

Da ihr Blick durch ihre eigene Hilflosigkeit getrübt ist, sind Frauen dieser Art nicht in der Lage zu begreifen, welche Bahn der Zerstörung sie hinter sich lassen, aber sie können auch den Weg, der vor ihnen liegt und der sie zum sicheren Hafen führen könnte, nicht sehen. Es ist meist sehr schwierig, sie zu behandeln, und viele suchen sich einen Therapeuten, der ihnen nicht Wachstum, sondern Mitgefühl verspricht. Angela brach die Therapie jedes Mal ab, wenn sie wieder einen neuen Partner gefunden hatte. Sie klammerte sich an die Fantasie, ein idealisierter Partner könne sie retten, und sie erschrak angesichts der Hoffnungsperspektive, die eine Therapie bieten konnte. Es kommt vor, dass Frauen vom Typ »verwahrlostes Kind« die Behandlung genau dann beenden, wenn sie anfangen, sich besser zu fühlen. Man muss sie wie einen Schmetterling sanft in der offenen Hand halten. Sowohl der Therapeut als auch ihre Kinder müssen bereit sein, sie jederzeit ziehen zu lassen.

4 Die »Einsiedlerin«

»Den Tag über war das Mädchen allein, da warnten es die guten Zwerglein und sprachen: ›Hüte dich vor deiner Stiefmutter, die wird bald wissen, dass du hier bist, lass ja niemand herein!‹«

Schneewittchen

»Ich möchte das Gefühl haben, eingemauert zu sein, sicher vor den Verfolgern und ihren Annäherungsversuchen, denen nachzugeben ich dumm genug gewesen bin. Der Flug der Fantasie bringt einen zurück nach Sandeffingham, zu einem Schloss, das von einem Wallgraben umgeben ist. Niemand darf eingelassen werden.«

Cynthia war Englischlehrerin, sie hatte lange gezögert, eine Therapie zu machen. Sie schloss mich durch ihr Schweigen aus und zog sich in das schwarze Dunkel zurück, das sie zu verschlingen drohte. Wenn ich nicht ihre Tagebücher gelesen hätte, wäre es mir unmöglich gewesen, die Tiefe ihrer Angst zu begreifen. Anders als Patientinnen vom Typ »verwahrlostes Kind«, deren Verletzlichkeit in ihrem unbeständigen, launenhaften und zerbrechlichen Wesen offen zutage tritt, hat die Borderline-Mutter vom Typ »Einsiedlerin« eine harte äußere Schale, die schwer zu durchdringen ist. Während das unterwürfige »verwahrloste Kind« die Kontrolle nur allzu leicht aufgibt, hat die »Einsiedlerin« eine Riesenangst davor, die Kontrolle zu verlieren. Sie kann nach außen hin unabhängig, selbstbewusst, ja sogar getrieben erscheinen – aber ihr undurchdringliches Äußeres ist durchzogen von Angst, von Panik, gesäumt von Feindseligkeit. Ein Auszug aus Cynthias Tagebuch bringt uns ihre Lebensangst nahe:

Mein Gedicht ist das Leben, das ich gerne gelebt hätte,
Aber lieber schreibe ich, als dieses Leben zu erleiden
(Ich entschuldige mich bei D. Thoreau.)

Cynthia wäre gerne Schriftstellerin geworden, war jedoch blockiert durch ihre Angst vor Ablehnung. Borderline-Patienten, die eine Begabung zum Schreiben haben, beschreiben die Intensität ihrer emotionalen Erfahrung mit quälender Detailgenauigkeit. Sylvia Plath (In: Stevenson 1989) brachte den Kern der inneren Erfahrung einer »Einsiedlerin« auf den Punkt: »Das einzige, das zu lieben sich lohnt, ist die Angst« (S. 143). Die »Einsiedlerin« vertraut der Angst mehr als allem anderen. Die Angst hält sie am Leben; ohne die Angst fühlt sie sich stumpf, tot.

Plath beging 1963 im Alter von erst 30 Jahren Selbstmord. Viele Jahre zuvor hatte sie in ihr Tagebuch geschrieben: »Es ist so viel sicherer, *nicht* zu fühlen, *nicht* zuzulassen, dass die Welt einen berührt« (Hughes und McCullough 1982, S. 63). Tragischerweise wissen nur wenige Leute etwas vom Leiden der »Einsiedlerin«. Angst hindert sie daran, gesehen zu werden und Hilfe zu bekommen. Sie sorgt dafür, dass sie eingeschlossen bleibt. Manche Frauen dieses Typs haben Angst davor, fotografiert zu werden, und manchmal kommt es vor, dass sie ihr Bild buchstäblich aus einem Foto herausschneiden. Sie meiden es, in Gruppen zu sein, sie verstecken sich im Hintergrund und sind andern gegenüber äußerst vorsichtig. Nur ihre Kinder und ihre engsten Vertrauten haben eine Vorstellung von der Rigidität ihres unbeugsamen Misstrauens, ihrer Unsicherheit, Angst, Wut und Paranoia.

Borderline-Persönlichkeiten vom Typ »Einsiedlerin« sind häufig Schriftstellerinnen, Künstlerinnen, Gelehrte, Menschen, die stets hinter den Kulissen bleiben und von ihrer Angst getrieben und zerstört werden. Plath schrieb: »Verzweifelt, intensiv: warum finde ich Gruppen unmöglich? Brauche ich sie überhaupt?« (Hughes und McCullough 1982, S. 188) Die »Einsiedlerin« fühlt sich getrieben, stets herausragende Leistungen zu erbringen, und oft genug brilliert sie tatsächlich auf ihrem Gebiet, aber leider ist sie unfähig, ihren Erfolg zu genießen. Hat sie jedoch die Wahl, dann arbeitet sie oft überhaupt nicht.

Die »Einsiedlerin« ist eine Perfektionistin, sie ist stets in Sorge und wie die meisten Borderline-Persönlichkeiten leidet sie an Schlaflosigkeit. Plath schrieb: »Die dunkle Zeit, die Nachtzeit, ist jetzt am schlimmsten« (Hughes und McCullough 1982, S. 97). Cynthias Ängste ließen sie nachts nicht schlafen. Sie grübelte darüber, ob ihr Mann und ihre Kinder in Sicherheit waren, sie grübelte über ihren Job und ihre Gesundheit. An ihren Mann und ihre Kinder legte sie unrealistisch hohe Maßstäbe an, und sie kritisierte ihre Tochter erbarmungslos in Bezug auf ihre Noten, ihr äußeres Erscheinungsbild und ihre Freunde. Cynthias Ehemann floh immer wieder vor den häufigen Konflikten zwischen seiner Frau und den Kindern.

Die Borderline-Mutter vom Typ »Einsiedlerin« sucht die Einsamkeit, sehnt sich aber paradoxerweise danach, dazuzugehören. Frauen vom Typ »verwahrlostes Kind« geben in gesellschaftlichen Situationen oft unangemessen viel von sich preis, sie reden zu viel, während die »Einsiedlerin« verschlossen und in sich zurückgezogen ist und kaum jemals kokettiert. Sie kann schroff sein, tritt aber selten laut, dramatisch oder angeberisch auf wie die Borderline-»Königin«. Die »Einsiedlerin« zieht es vor, in den engen Grenzen ihres Schneckengehäuses zu leben und zu sterben. Sich auszusetzen bedeutet für sie tödliche Gefahr.

Der dominante Gefühlszustand der Einsiedlerin: Angst

> »Nun war das arme Kind in dem großen Wald mutterseelenallein und ward ihm so angst ...«
>
> *Schneewittchen*

Wie Schneewittchen ist die »Einsiedlerin« extrem wachsam, weil sie sich als Kind ausgebeutet, misshandelt oder vergewaltigt fühlte. Sylvia Plaths Vater starb, als sie gerade acht Jahre alt war. Sie schrieb: »Ich fühlte mich betrogen: Ich wurde nicht geliebt, während doch alles darauf hindeutete, dass ich geliebt wurde ...« (Hughes und McCullough 1982, S. 268). Mütter vom Typ »Einsiedlerin« neigen zur Paranoia und haben häufig in der frühen Kindheit eine Bedrohung ihres psychischen Überlebens erfahren. Die »Einsiedlerin« braucht Bestätigung, ist jedoch unfähig, Bestätigung zu akzeptieren; sie lebt daher in beständiger Angst davor, entweder dominiert oder verlassen zu werden. Nähe ist genauso bedrohlich wie Verlassenwerden.

Die »Einsiedlerin« ist häufig abergläubisch, und sie ist misstrauisch gegenüber allem, was ihre Fähigkeit, die Kontrolle zu behalten, bedroht. Da diese Frauen außerordentlich feinfühlig sind, glauben sie manchmal, sie hätten übersinnliche Kräfte. Zahllose Phobien hindern sie daran, sich zu entspannen, mit anderen Menschen geselligen Kontakt aufzunehmen oder das Leben einfach zu genießen. Mütter vom Typ »Einsiedlerin« leiden ständig unter Fantasien, sie selbst oder andere könnten zu Schaden kommen, und sie neigen dazu, anderen feindselige Absichten zu unterstellen.

»Einsiedlerinnen« erscheinen Leuten, die sie nicht wirklich gut kennen, oft als starke Persönlichkeiten, weil sie, anders als andere Borderline-Typen, gut allein sein können. Für sie bietet das Alleinsein mehr Sicherheit, als mit anderen zusammen zu sein, aber es nimmt ihnen nicht die Angst. Cynthia hatte ganz allgemein Angst vor Autoritätspersonen und vor Gruppen, die Macht besitzen, wie etwa die Regierung. In ihren Verfolgungsängsten spiegelte sich ihre Erfahrung mit ihrer eigenen Mutter, die erbarmungslos ihre Privatsphäre verletzt hatte. Sie beschrieb ihre Kindheit als stürmisch und chaotisch und erzählte, dass sie ihrer Mutter häufig entgegengeschrieen hatte: »Lass mich doch endlich in Ruhe!«

»Einsiedlerinnen« wollen allein gelassen, nicht verlassen werden, sie wollen einfach in Ruhe gelassen werden. Im Erwachsenenalter konnte Cynthia keinerlei Nähe zu anderen zulassen, weil sie fürchtete, emotional verschlungen zu werden. Obgleich sie von Medikamenten gegen die Angst durchaus hätte profitieren können, nahm sie aus Ängstlichkeit nichts ein. Sie fühlte sich sicherer, wenn sie in Angst lebte, da sie glaubte, die Medikamente könnten ihre Fähigkeit, Gefahren zu erkennen, beeinträchtigen. Ihre Familie bat sie immer wieder, es mit der Einnahme von Medikamenten zu versuchen, aber sie weigerte sich eisern und beschuldigte ihre Angehörigen, sie versuchten, sie »mit Medikamenten voll zu stopfen, um sie dann ins Irrenhaus zu stecken«.

Wie alle »Einsiedlerinnen« sah Cynthia überall Intrige, Betrug und Katastrophen. Sie beschuldigte andere, auch ihren Ehemann und ihre Kinder, sie sei ihnen ja gleichgültig. Und sie pflegte in gewöhnlichen Grußkarten, in Geschenken, Einladungen und harmlosen Kommentaren nach verborgenen Bedeutungen zu suchen. Die »Einsiedlerin« grübelt über Fragen nach wie: »Was haben sie denn damit gemeint?« Sie schmiedet Bündnisse, die auf Verschwörungstheorien basieren, und sorgt dafür, dass sich die Angst wie eine Seuche in der ganzen Familie ausbreitet. Die Beziehungen der »Einsiedlerin« oszillieren zwischen »Du und ich gegen den Rest der Welt« und »Du bist gegen mich«. Sie wittert überall Verschwörung und Intrige.

Die »Einsiedlerin« verzehrt ihre emotionale Energie bei der Anstrengung, mit ihrem inneren Zustand zurechtzukommen, deshalb ist der Umgang mit anderen für sie eine überwältigende Aufgabe. »Einsiedlerinnen« laden nicht gerne Gäste ein, schon gar keine Übernachtungsgäste. Cynthia missbilligte die Freunde ihrer Kinder und erlaubte nur selten, dass sie diese mit nach Hause brachten. Sylvia Plath war offensichtlich schockiert und entsetzt, als ihr bewusst wurde, dass sie an anderen Leuten überhaupt kein Interesse hatte (Hughes und McCullough 1982).

Menschen, die ständig über belanglose Details grübeln, sind im Umgang mit anderen stark beeinträchtigt. Irrationale Regeln, Rituale und magisches Denken bewahren die »Einsiedlerin« nicht vor Unglück, ja, sie können ihr Wohlergehen sogar ernsthaft beeinträchtigen. Cynthia konnte das Haus nicht verlassen, ohne wiederholt zu überprüfen, ob Türen und Fenster geschlossen waren. Das Haus zu verlassen, war für sie jedes Mal eine innere Zerreißprobe, was ihren Kindern schwer auf die Nerven ging.

Die übertriebene Vorsicht der »Einsiedlerin« in Hinblick auf die Gesundheit ihrer Kinder hat zur Folge, dass diese überhaupt keine normale Richtschnur haben, die ihnen erlaubt, ihr eigenes Wohlbefinden einzuschätzen. Cynthias Sohn reagierte auf Schmerzen völlig inadäquat oder überhaupt nicht – eine Folge der Überreaktion seiner Mutter auf jedes kleine Niesen oder Schniefen. Als er sich beim Fußballspielen einmal verletzte, erzählte er seiner Mutter überhaupt nichts davon und spielte den Schmerz herunter. Als er einige Tage später doch zum Arzt musste, stellte dieser zur allgemeinen Überraschung fest, dass er den Fuß gebrochen hatte. Das Verhalten der

»Einsiedlerin« führt dazu, dass ihre Kinder lernen, die Schmerzsignale ihres eigenen Körpers zu ignorieren.

Die »Einsiedlerin« versteckt ihr Misstrauen, ihre Negativität und ihre geringe Frustrationstoleranz, indem sie beim Umgang mit anderen eine Fassade zur Schau trägt. Sie flüchtet vor dem Theater des Lebens, bei dem sie das Gefühl hat, dass Beziehungen doch nur inszeniert werden. Im Umgang mit anderen muss sie eine Rolle spielen, einfach um zu überleben. Sylvia Plath war der Auffassung, die Fähigkeit zum Umgang mit anderen setze einen Betrug am eigenen Selbst voraus (Hughes und McCullough 1982). Ein Freund beschrieb Sylvia so: »Zuerst die strahlende und lächelnde Maske, die sie aller Welt präsentierte, und dann, dahinter, die entschlossene, unnachgiebige, von Zwängen getriebene, ungeduldige Person, die andere giftig anschnauzte, wenn die Dinge nicht nach ihrem Kopf gingen, und [die] von plötzlichen Wutanfällen geschüttelt wurde« (Stevenson 1989, S. XIV).

Gerald Adler (1985) legt dar, dass Borderline-Patienten ständig auf der Suche sind nach Menschen, die ihnen ein Gefühl ihres Selbst geben sollen, um »die Trennungsangst einigermaßen in Schach zu halten – und der panischen Angst vor Vernichtung zu entgehen« (S. 82). Im Unterschied zu anderen Borderline-Typen, die den Umgang mit anderen suchen, definiert die »Einsiedlerin« ihr schwach entwickeltes Selbst durch ihre Arbeit, ihre Interessen oder ihre Hobbys, durch eine einzigartige Beziehung mit einem idealisierten Partner oder durch das Schreiben eines Tagebuchs.

Cynthias Erfolg als Lehrerin war für alle, die sie kannten, offensichtlich, und doch konnte ihr Selbstvertrauen durch den unbedeutendsten Fehler erschüttert werden. Ihre herausragenden Erzählungen zu publizieren, erschien ihr viel zu gefährlich; sie schützte sich vor der Gefahr einer Ablehnung, indem sie sich weigerte, sie dem Urteil der Öffentlichkeit auszusetzen. Plath hatte große Angst davor, akademisch und intellektuell zu versagen, sie bezeichnete das als »den größten Schlag für [ihre] Sicherheit« (Hughes und McCullough 1982, S. 86). Die »Einsiedlerin« sucht Bestätigung über ihre Arbeit und ist deshalb extrem gewissenhaft, was ihre Leistung angeht. Kritik oder Ablehnung vernichten das Selbst. »Ein anderes Ich gibt es nicht, weil ich das bin, was andere Leute sagen, dass ich es bin, und ich bin nichts, wenn es die Leute nicht gäbe« (S. 72; »Ich« im Original klein geschrieben als »i«, A.d.Ü.).

Das Verhalten der »Einsiedlerin« mag zwar allzu dramatisch und gelegentlich lächerlich erscheinen, aber ihre Verfolgungsgefühle sind echt. Ihr fehlen die inneren Funktionen, sich selbst zu beruhigen und zu trösten, da ihre Mutter vermutlich beides gewesen ist – Verfolgerin und Beschützerin. Weder in ihrem Innern noch in der äußeren Welt kann sie einen sicheren Ort finden. Ihre größte Qual jedoch ist, dass keiner sie versteht. Sie hat das Gefühl, in der Welt allein zu sein, verloren in sich selbst und ihren Angst erregenden Gedanken. Niemand glaubt ihr. Kein Wunder, dass sie in Panik gerät.

Die innere Erfahrung: Verfolgung

»… hüte dich, und lass keinen Menschen herein, wenn wir nicht bei dir sind.«
Schneewittchen

Das Dunkel im Innern der Borderline-Mutter vom Typ »Einsiedlerin« ist Angst. Sie leidet an akuter Verfolgungsangst und verbringt ihr Leben damit, einen namenlosen inneren Angreifer abzuwehren. Es kann sein, dass sie davon überzeugt ist, ganze Personengruppen seien gefährlich oder böse, besonders solche, die ihre Interessen oder ihre Werte nicht teilen. Plath sagte einmal: »Ich bin (…) nur in mich selbst verliebt« (Hughes und McCullough 1982, S. 34).

»Einsiedlerinnen« erwarten nichts anderes, als dass sie verlieren, was sie brauchen; sie sind deshalb besitzergreifend und kontrollierend. In seinem Gedicht »Apprehensions« (»Befürchtungen«; Hughes 1998, S. 140) beschreibt Ted Hughes, der Ehemann von Sylvia Plath, diesen Zug. Sylvia Plath selbst schrieb: »Sollte jemals irgendjemand meine persönlichen Dinge durcheinander bringen, hätte ich das Gefühl, man hätte mir intellektuell Gewalt angetan« (Stevenson 1989, S. 80). Tatsächlich ging Sylvia Plath »mit dem Zorn eines Racheengels« auf eine Freundin los, die in einem Buch, das sie von ihr ausgeliehen hatte, einmal ein paar Abschnitte mit Bleistift angestrichen hatte (S. 80).

Die Angehörigen interpretieren die eifersüchtige Wachsamkeit der »Einsiedlerin« in Bezug auf ihre persönlichen Dinge häufig falsch und werfen ihr vor, sie sei selbstsüchtig; sie verstehen nicht, dass es für sie eine gewalttätige Grenzüberschreitung bedeutet, wenn andere ihre persönlichen Dinge an einen anderen Platz legen oder ausleihen. Der Versuch, ihren eigenen Raum, ihren eigenen Ort und ihre eigenen Dinge zu finden und zu schützen, ist für sie ein Weg, sich selbst zu schützen. Cynthia stellte die Angst der »Einsiedlerin«, dass andere ihr wegnehmen könnten, was ihr gehört, anschaulich dar: *»Das gehört mir. Das gehört mir. Das gehört mir. Die harten, scharfen Nägel des Affenweibchens scharren auf dem Boden, um das, was du ihr nicht geben kannst oder was du ihr gibst, aber jederzeit wegnehmen könntest, aufzusammeln und gierig zu horten.«* Weil die »Einsiedlerin« Angst hat, sich selbst zu verlieren, wacht sie eifersüchtig über ihren persönlichen Besitz.

Die Borderline-Mutter vom Typ »Einsiedlerin« kann es nicht ertragen, sich zu zeigen. Sylvia Plaths Ehemann schreibt: »Ich habe es nie erlebt, dass sie irgendjemandem ihr wirkliches Selbst zeigte« (Hughes und McCullough 1982, S. XIV). Was niemand sieht, kann einem auch nicht verloren gehen oder weggenommen werden. Cynthia schrieb in ihr Tagebuch: *»Nur du kennst mich.«*

Wie viele andere »Einsiedlerinnen« bestraften Sylvia Plath wie auch Cynthia die Menschen, die sie liebten, indem sie sie ausschlossen. Sind »Einsiedlerinnen« wütend, dann konfrontieren sie ihre Angehörigen mit einer Wand eiskalten, erstarrten Schweigens oder aber mit ungezähmter Wut. Eine Freundin von Sylvia Plath berichtete, dass sie eine bestimmte Art hatte, »ein Klima der Schuld zu erzeugen, auch wenn es dafür keinerlei Grund gab« (Stevenson 1998, S. 327). Sylvia Plath gab selber zu: »Ich glaube, ich werde immer übertrieben verletzlich sein, leicht paranoid« (Hughes und McCullough 1982, S. 152).

Zwar fürchtet die »Einsiedlerin«, von den andern verschlungen zu werden, aber sie selbst verschlingt ihre Angehörigen mit ihrer Angst und ihrer Verzweiflung. Versuchen sie, sich von ihr zu lösen, und sei es nur für einen Augenblick, reagiert sie häufig mit einem Wutausbruch. Sylvia Plath schrieb: »Ich habe eine abergläubische Furcht vor Trennungen von Ted, und sei es auch nur für eine Stunde. Ich glaube, ich muss in seiner Wärme und in seiner Gegenwart leben, mit seinem Geruch und seinen Worten – als ob alle meine Sinne sich unfreiwillig von ihm nährten, und wenn ich ihn mehr als ein paar Stunden entbehren soll, dann vergehe ich vor Sehnsucht, ich welke dahin und bin der Welt gestorben (…)« (Hughes und McCullough 1982, S. 221).

Cynthia bekannte sich selten zu der mörderischen Wut, die manchmal in ihr aufwallte. Sylvia Plath dagegen beschrieb sie sehr lebhaft. »Ich spüre eine Gewalttätigkeit in mir, so heiß wie Todesblut« (S. 236). Die Feindseligkeit der »Einsiedlerin« kann sich in beißendem Sarkasmus äußern, in Streitsucht, unvernünftigen Forderungen, Anfällen von schlechter Laune, in Schmollen oder eisigem Schweigen. Kleine Missverständnisse können heftige Beschuldigungen zur Folge haben, sie fühlt sich verraten, vernachlässigt oder verlassen.

Die »Einsiedlerin« gibt selten einen Fehler zu oder entschuldigt sich für unangemessenes Verhalten. Wenn das Selbst in Gefahr ist, gewinnt der Überlebensinstinkt die Oberhand. Für sie selbst handelt es sich um einen Akt der Selbstverteidigung, sie ist sich daher keiner Schuld bewusst.

Das Elend der »Einsiedlerin« liegt darin, dass sie ihr Alleinsein nicht genießen kann und Wachsamkeit und Misstrauen niemals aufhören. Zwar hat sie die größte Angst davor, von anderen gesehen zu werden, noch weniger aber ist sie bereit, sich selbst anzuschauen. Nur sehr wenige Borderline-Mütter vom Typ »Einsiedlerin« ertragen es, von einem Therapeuten gesehen zu werden.

Merkmale der Borderline-Mutter vom Typ »Einsiedlerin«

Sie ist besitzergreifend und übt übertriebene Kontrolle aus.

Der übertrieben kontrollierende und besitzergreifende Erziehungsstil der »Einsiedlerin« ist für ihre Kinder oft geradezu lähmend. Diese Kinder werden erdrückt von der intensiven symbiotischen Beziehung zu ihrer Mutter und sind manchmal starr vor Angst; andere werden aufgrund eines trotzigen Ressentiments dazu getrieben, sich in gefährliche Situationen zu begeben. »Einsiedlerinnen« nehmen dem »nur guten« Kind gegenüber häufig eine überbehütende Haltung ein, während sie das »nur böse« Kind herabsetzen. Das »nur böse« Kind sieht sich ständig verfolgt von den negativen, paranoiden Projektionen der Mutter. Die unbarmherzige Kritik der Mutter an Aussehen, Freunden, Schulleistungen und persönlichen Eigenarten des »nur bösen« Kindes sind Projektionen ihres eigenen Gefühls von Scham und Schande. Es kommt vor, dass eine solche Mutter sich verzweifelt an das »nur gute« Kind klammert, von dem sie in Bezug auf die Herabsetzung ihres Ehemannes oder die Entwertung des »nur bösen« Kindes Gefolgschaft und Bündnistreue erwartet. Das »nur gute« Kind leidet in solchen Fällen unter heftigen Schuldgefühlen und fühlt sich angesichts des totalen Loyalitätsanspruchs von Seiten der Mutter innerlich wie zerrissen.

Weil das Bedürfnis des Kindes nach Autonomie von der Mutter als Verrat erlebt wird, sitzt es angesichts ihrer Angst in der Falle. Später, im Erwachsenenalter, zeigen diese Kinder oft körperliche Symptome, die mit ihrer Angst zu tun haben. Sie berichten vom Ausbruch einer Kolitis oder dem Auftreten von Übelkeit, sie leiden an Krankheitsanfällen unterschiedlichster Art, an Kopfschmerzen, Muskelspannungen oder allgemeinem Unwohlsein. Die Erinnerung an Kindheitstraumata wird verdrängt, ihr Schmerz drückt sich in ihrem Körper aus. Viele leiden an Panikattacken, Klaustrophobie oder Agoraphobie, ohne die Quelle ihrer Angst zu erkennen – die frühe Erfahrung, in der Falle zu sitzen, in einer Falle, die ihnen von ihren Müttern gestellt wurde.

Sie meidet Gruppen und ziehen sich in sich selbst zurück.

»Einsiedlerinnen« sind per definitionem introvertiert, Borderline-Mütter vom Typ »verwahrlostes Kind« oder vom Typ »Königin« dagegen extravertiert. Sylvia Plath schrieb: »Ich spreche mit mir selbst und schaue auf die dunklen Bäume, die so wundervoll neutral sind. Das ist so viel leichter, als Menschen gegenüberzutreten, als glücklich, unverletzlich, klug erscheinen zu müssen« (Hughes und McCullough 1989, S. 101). Tragischerweise zieht die »Einsiedlerin« ihre Kinder in ihr schützendes, aber dunkles Schneckenhaus mit hinein, in dem Glauben, sie vor Gefahren zu beschützen, die freilich außer ihr niemand wahrnimmt. Das Kind jedoch, das von Natur aus neugierig ist, möchte die Welt erforschen, es ist deshalb eine Bedrohung für die Sicherheit der Mutter. Sie behindert es in seinem Streben nach Unabhängigkeit, nach geselligem Umgang mit andern, nach Autonomie.

Die »Einsiedlerin« glaubt, sie tue ihren Kindern etwas Gutes, indem sie sie vor einer gefährlichen Welt abschirmt. Heranwachsende, die sich besonders nach Freiheit und Unabhängigkeit sehnen, leisten Widerstand und wehren sich gegen das Überbehütetsein. Es gibt Jugendliche, die wegen den Ängsten der Mütter die Führerscheinprüfung erst sehr spät machen. Der Führerschein aber bedeutet einen enormen Sprung zur Unabhängigkeit, er gibt dem Heranwachsenden die Möglichkeit, von der Mutter wegzukommen. Es liegt deshalb auf der Hand, dass die Ängste der »Einsiedlerin« heftiger werden, wenn ihre Kinder in die Pubertät kommen.

Sie fürchtet Zurückweisung mehr als Verlassenwerden.

Verlassenwerden kann für eine »Einsiedlerin« erträglicher sein als Zurückweisung, weil sie ja fähig ist, das Alleinsein zu ertragen. Zurückweisung ist für sie eine katastrophale Erfahrung, sie ist gleichbedeutend mit Versagen. Die Angst vor Zurückweisung und Ablehnung war das Haupthindernis in Cynthias Leben. Sie schämte sich für ihr Bedürfnis nach Anerkennung und hatte zugleich Angst davor. Die fiktiven Geschichten, die sie schrieb, repräsentierten Teile von ihr selbst, wie »Emily, die Spinne«, die ausgelacht wurde, weil sie vier Brillen trug. Während die Angst vor Ablehnung Cynthia daran hinderte, ihre Geschichten einem Verlag vorzulegen, war Sylvia Plath geradezu darauf erpicht, dass ihre Texte publiziert wurden. Der künstlerische Ausdruck repräsentiert die innere Erfahrung der »Einsiedlerin«, und Ablehnung kann eine emotionale Desintegration zur Folge haben. Beruflicher Erfolg dagegen bietet nicht nur Trost und Beruhigung, sondern stellt auch eine Quelle des Stolzes dar, den Borderline-Patienten so bitter nötig brauchen.

Sylvia Plath schrieb in dem Monat, nachdem ihr Mann sie verlassen hatte, dreißig Gedichte. Das letzte Gedicht, das entstand, bevor sie Selbstmord beging, handelt vom Tod einer Frau, die das stolze »Lächeln der Vollendung« auf den Lippen trug (Stevenson 1998, S. 298). Der Titel des Gedichtes macht deutlich, dass sie spürte, wie nahe sie dem »Abgrund« war.

Die Angst der »Einsiedlerin« vor Zurückweisung macht es schwierig zu helfen. Es kann quälend sein, eine »Einsiedlerin« zu behandeln, weil stets die Gefahr besteht, dass sie die Behandlung vorzeitig abbricht oder sich das Leben nimmt. Einer »Einsiedlerin« erscheint der Selbstmord weniger als Niederlage, denn als Sieg, er ist der letzte Akt des freien Willens. Die »Einsiedlerin« muss die Kontrolle haben, nicht nur über ihr Leben, sondern auch über ihren Tod, und es kann sein, dass sie die Behandlung gerade zu dem Zeitpunkt abbricht, wenn sie anfängt, ihrem Therapeuten zu vertrauen. Vertrauen ist gefährlich.

Leider gelingt es suizidgefährdeten »Einsiedlerinnen« meist, sich tatsächlich das Leben zu nehmen. Sie haben nicht den Wunsch, anderen ihre Absicht mitzuteilen, sie drohen deshalb nicht damit, sich umzubringen. Sie haben Angst vor dem Kontrollverlust, den die Einweisung in eine Klink bedeutet. Ohne rechtzeitige Intervention haben die Geschichten von »Einsiedlerinnen« daher häufig kein Ende wie im Märchen, und der letzte Satz heißt nicht »Und sie waren glücklich bis an ihr Ende«.

Sie neigt zu exzessivem Grübeln.

Daniel Paul (1987) legt dar, dass Gefühle für Borderline-Patienten so überwältigend sein können, dass »es ihnen schwer fällt, den Affekt zu halten« (S. 149). Im Fall von Sylvia Plath sind es ihre Tagebucheintragungen, ihre Gedichte und Kurzgeschichten, die den Fluss ihrer Emotionen zum Ausdruck bringen: »Ich ertrinke in Negativismus, Selbsthass, Zweifel, Wahnsinn – und doch bin ich nicht stark genug, von der alltäglichen Gewohnheit abzulassen, der mechanischen Routine, um es einfach zu sagen. Nein, ich schleppe mich so fort, voller Angst, dass die schiere Hölle hinter meinen Augen durchbrechen wird (...)« (Hughes und McCullough 1982, S. 60). Die »Einsiedlerin« fürchtet das Dunkel in ihrem Innern vielleicht mehr als das Leben selbst.

Die Grübeleien der »Einsiedlerin« spiegeln die Giftigkeit ihrer eigenen Gedanken. Sie sucht nach etwas, das zu finden sie zugleich fürchtet – sie sucht nach der Quelle ihrer Qual, der Ursache ihres Schmerzes. Sie ist krank vor Kummer und voll von Adrenalin. Cynthia klagte darüber, dass ihr Ehemann und ihre Kinder ihre ständigen Warnungen ignorierten. Ihre Kinder stöhnten: »Ständig ist irgendetwas.« Sie neckten sie mit der »Panik des Tages«, die bereits durch den harmlosen Kommentar einer Kollegin ausgelöst werden und sie eine Woche lang in höchste Aufregung versetzen konnte. »Sie versuchen mich loszuwerden!«, sagte sie. Den beruhigenden Worten ihres Mannes begegnete sie mit Feindseligkeit: »Ihr glaubt mir nie. Wartet bloß ab, ihr werdet schon sehen!«

Die »Einsiedlerin« bestraft sich unbarmherzig auch für kleinere oder eingebildete Mängel oder Übertretungen. Ihr inneres Chaos spiegelt sich unter Umständen in einer Wohnung, die mit Stapeln alter Zeitungen, Zeitschriften und unfertigen Projekten voll gestopft ist. Ihre Angst ist so diffus, dass sie nicht mehr mit ihr fertig wird, sie richtet deshalb ihre gesamte Aufmerksamkeit auf irgendein belangloses Objekt, das sie zur Ursache für ihre Schamgefühle machen kann. Als Cynthias Onkel unerwartet bei ihr vorbeischaute, kam sie in große Verlegenheit, weil sie im Badezimmer eine schmutzige Haarbürste hatte herumliegen lassen. Als sie ihrem Mann sagte, wie sehr sie sich deshalb schämte, lachte der bloß: »Glaubst du wirklich, dass er das überhaupt bemerkt hat? Bei dem Chaos, das hier herrscht, warum machst du dir da Gedanken wegen einer Haarbürste?« Die Scham, die sie um jeden Preis zu verbergen suchte, hatte sich ganz und gar auf die schmutzige Haarbürste konzentriert.

Leider ist es unmöglich, die »Einsiedlerin« zu besänftigen, zu beruhigen oder zu trösten. Sie ist fest davon überzeugt, dass niemand versteht, wie ernst ihre Befürchtungen sind. Sie leidet an einem Urmisstrauen, und es ist ihr Schicksal, sich einsam und allein zu fühlen.

Sie ist extrem eifersüchtig.

Weil die »Einsiedlerin« an einem Urmisstrauen und heftiger Eifersucht leidet, ist sie auch nicht in der Lage, lang dauernde Beziehungen aufrechtzuerhalten. Eine Freundin von Sylvia Plath bewunderte sie anfangs sehr, war jedoch später »erstaunt, mit welcher Habgier Sylvia ihren Besitz verteidigte, die ihre Freundschaft beschädigte« (Stevenson 1989, S. 64). Cynthia entfremdete sich ihren Kollegen, weil sie nicht bereit war, Informationen über Unterrichtsmaterialien und andere Hilfsmittel weiterzugeben, weil sie keinerlei soziale Funktionen wahrnahm und sich von den anderen absonderte. Sie hütete ihre Unterrichtspläne, als ob sie Staatsgeheimnisse enthielten. Ihre Gefühlskälte wurde als Snobismus interpretiert, und einige ihrer Kollegen mochten sie einfach nicht, wobei ihnen völlig entging, dass sie Cynthia Angst machten.

Beide, Cynthia und Sylvia Plath, waren extrem eifersüchtig auf die Beziehungen ihrer Ehemänner zu anderen Frauen. Sylvia Plaths Freundin Dido Merwin schrieb: »Wenn Ted auch nur von ferne Anstalten machte, mit irgendjemandem irgendwohin zu gehen, so löste das automatisch größere oder kleinere Gefühlsausbrüche aus, mit denen Sylvia sich abreagierte und die doppelt so heftig waren, wenn ›irgendjemand‹ eine Frau war« (Hughes und McCullough 1982, S. 328). Ihre Biografin Anne Stevenson (1989) schreibt: »Außenstehende müssen Sylvia wohl als jemand empfunden haben, der sehr schwer zu verstehen war, pervers in der Art und Weise, wie sie ihren Ehemann für sich beanspruchte, manchmal irrational bis zur Grobheit, was die Art, ihre Freunde und ihre Familie zu behandeln, anging« (S. 176).

Cynthia bezichtigte ihren Ehemann der Untreue, obwohl sie keinerlei Grund dazu hatte. Sie beschuldigte ihn, er finde sie nicht attraktiv, er weise ihre Sexualität zurück und bevorzuge jüngere Frauen. Einmal warf sie eine Pfanne nach ihm und beschuldigte ihn später, sie im Stich gelassen zu haben, wobei sie völlig außer Acht ließ, dass er wegging, um sich in Sicherheit zu bringen, nicht weil er sie im Stich lassen wollte.

Die Eifersucht der »Einsiedlerin« kann zu destruktivem, rachsüchtigen Verhalten führen. Als Sylvia Plaths Ehemann einmal etwas später von einem Lunch mit einer BBC-Produzentin nach Hause kam, war sie aufgrund ihrer Wahnvorstellungen überzeugt, dass »eine Person, die sie überhaupt nicht kannte, den ersten unvermeidlichen Bruch in ihrer vollkommenen Ehe verursachen würde« (Hughes und McCullough 1982, S. 206). Die Episode wird in Hughes' Gedicht »The Minotaur« (1998) beschrieben. Während Hughes bei einer geschäftlichen Besprechung war, bekam Sylvia Plath einen hysterischen Anfall und zerstörte nicht nur seine Manuskripte, sondern auch sein Lieblingsbuch, *The Complete Works of Shakespeare*, in einer bösartigen Aufwallung von ungezügelter Wut, irrationaler Eifersucht und Verfolgungswahn. Hughes sagte später zu einem Freund, dieser Vorfall sei der Wendepunkt in ihrer Ehe gewesen. Sylvia Plaths Biografin Stevenson (1989) stellt fest: »Doch nichts war geschehen, was ihre Ehe hätte beschädigen können, außer dem Aufwallen ihrer Eifersucht« (S. 245).

Sie hat eine sehr scharfe Wahrnehmung.

Die Schärfe und Klarheit, mit der die »Einsiedlerin« ihre Umgebung wahrnimmt, ist eine Folge ihre tiefen Angst. Da sie in ständiger Alarmbereitschaft lebt, bemerkt sie Dinge, die anderen entgehen. Cynthia hatte ganz allgemein Angst davor, etwas in sich einzulassen, Angst beschmutzt oder infiziert zu werden, und sie entwickelte Rituale, um derartige Gefahren abzuwehren. Ihre Angehörigen machten sich lustig darüber, dass sie Geschirr und Besteck desinfizierte. Sie aß ausschließlich in Restaurants, in denen Wegwerfgeschirr aus Plastik benutzt wurde und wo sie genau sehen konnte, wie das Essen zubereitet wurde. Als ein Restaurant in ihrer Nähe eine Zeitlang schließen musste, weil einige der Gäste an Hepatitis erkrankt waren, bestätigte das Cynthias Überzeugung, dass ihre Rituale einen Sinn hatten. Wahnhafte Gedanken werden immer verstärkt, wenn sie von der Realität bestätigt werden.

Die misstrauische Vorsicht der »Einsiedlerin« ist manchmal die Folge eines posttraumatischen Stresssymptoms (post-traumatic stress disorder, PTSD). Das Gehirn der »Einsiedlerin« scheint aufgrund traumatischer Kindheitserfahrungen, die zu bleibenden Ängsten geführt haben, so vernetzt zu sein, dass sie Gefahren wahrnimmt, wo keine sind. »Einsiedlerinnen« sind häufig misstrauisch gegenüber der Psychiatrie und weigern sich, Hilfe anzunehmen. Eine Freundin von Sylvia Plath sagte, von allen Charaktermerkmalen, die Sylvias Persönlichkeit kennzeichneten, sei die Tatsache, dass sie jede Hilfe als Bedrohung empfand, als etwas, das unter allen Umständen vermieden werden musste, das Traurigste gewesen.

Sie ist häufig abergläubisch.

Menschen, die abergläubisch sind, neigen auch zu magischem Denken, und sie benutzen Rituale, um ihre Furcht und Angst zu vermindern. Ein Freund von Sylvia Plath machte eine Skulptur von ihrem Kopf, und »wie eine Primitive, die um ihre Seele bangt, hatte die abergläubische Sylvia schreckliche Angst, sie wegzuwerfen (…)« (Stevenson 1989, S. 105). Gegenstände, die das Selbst repräsentieren, tragen für Menschen wie Sylvia Plath eine besondere Bedeutung, weil sie ein unsicheres, stets von Desintegration bedrohtes Selbst haben. Sylvia Plath und ihr Mann versteckten den Tonkopf schließlich in einer Weide, wo ihn niemand finden oder in seiner Ruhe stören konnte.

Cynthias Angehörige betrachteten ihre Rituale als eher harmlose Plage, ärgerten sich aber darüber, dass sie ständig böse Vorahnungen hatte. Schon oft hatte man den Urlaub abgesagt oder auf einen anderen Zeitpunkt gelegt, weil Cynthia bei der Reise ein schlechtes Gefühl hatte. Sie bestand darauf, dass ihr Mann ein Angebot für eine neue Wohnung fallen ließ, nachdem sie erfahren hatte, dass der vorherige Mieter plötzlich an einem Herzanfall gestorben war. Sie war sicher, dass das Haus unter einem bösen Stern stand.

»Einsiedlerinnen« haben oft Glückszahlen (Sylvia Plaths Glückszahl war 49), magische Farben mit besonderen Kräften oder Symbole, die eine spezielle Bedeutung tragen. Statt das Wort »Herz« zu schreiben, benutzen viele Borderline-Patienten in Briefen und Tagebüchern das Herzsymbol, vielleicht verbinden sie damit die Erwartung, dass ihnen das Glück bringen oder zumindest Unglück abwenden würde. Hughes (1998) beschreibt in seinem Gedicht »Totem« dass Sylvia Plath die Gewohnheit hatte, auf ihre persönlichen Dinge kleine Herzen zu malen. Die Verwendung von magischen Zahlen und

Symbolen vermindert die Angst der »Einsiedlerin«, indem sie ihr ein Gefühl der Kontrolle über ihre Umgebung gibt.

Bei Schmerzen und Krankheit neigt sie zu Überreaktionen.

Zwar neigen alle Borderline-Persönlichkeiten zu hysterischen Reaktionen, wenn sie unter Stress stehen, aber die »Einsiedlerin« fühlt sich ganz besonders von Krankheiten bedroht. Sie kann Unbehagen, Unannehmlichkeiten und Schmerzen nur schwer ertragen. Wenn sie stöhnt oder seufzt, laut schreit oder weint, dann tut sie das in erster Linie aus Angst, nicht weil die Schmerzen so groß wären. Wenn sie Angst hat, gewinnen feindselige Gefühle die Oberhand. Es liegt auf der Hand, dass sie ihre Angehörigen mit ihren übertriebenen Reaktionen verwirrt.

In seinem Gedicht »Fever« stellte Ted Hughes (1998) die Frage, ob seine Frau mit ihrem Anfall von Lebensmittelvergiftung bloß blinden Alarm schlug. Die »Einsiedlerin« reagiert unter Umständen mit der gleichen Hysterie, egal, ob sie sich einen Zeh angestoßen oder die Knochen gebrochen hat. Weil sie auf körperlichen Schmerz und Krankheit oft überreagiert, ist es für ihre Angehörigen schwer, kleinere Verletzungen von wirklichen Notsituationen zu unterscheiden.

Überreaktion auf Schmerz oder Krankheit ist eine Folge der Unfähigkeit, sich selbst zu trösten oder zu beruhigen. Sobald die »Einsiedlerin« das Gefühl hat, verletzbar zu sein, ist sie nicht mehr in der Lage, die aufkommende Angst zu ertragen. Die Angst wird noch größer, wenn die anderen ihre Beschwerden nicht ernst nehmen. Cynthias Sohn ignorierte ihre körperlichen Beschwerden. Ihre Tochter fühlte sich dagegen verpflichtet, sich um ihre Mutter zu kümmern. Oft wird die »Einsiedlerin« von ihrem »nur guten« Kind getröstet, das in die Rolle des parentifizierten Kindes schlüpft.

Essen, Alkohol und Sex haben für sie die Funktion, sich selbst zu trösten.

Essen, Alkohol oder Sex dienen der »Einsiedlerin« dazu, ihre Angst zu vermindern. Im Allgemeinen tröstet sie sich nicht, wie etwa die »Königin«, mit Geldausgeben, da sie keine Aufmerksamkeit auf sich ziehen will. Zwar haben »Einsiedlerinnen« oft einen auserlesenen Geschmack und essen gerne in Gourmet-Restaurants, sie haben eine Vorliebe für edles Geschirr und andere hochwertige Gegenstände, doch ist Geldausgeben für sie im Allgemeinen nichts besonders Befriedigendes, denn es stellt eine Bedrohung ihrer Sicherheit dar. Häufig neigen sie zu übermäßigem Essen, Alkoholmissbrauch oder Sex, wenn sie das Gefühl haben, zurückgewiesen zu werden.

Ist ihr Partner abwesend, dann haben »Einsiedlerinnen« in erhöhtem Maß das Bedürfnis, sich zu trösten. Sie entwickeln dann häufig paranoide Gedanken und Verzweiflungsgefühle und setzen jede verfügbare Bewältigungsstrategie ein, um mit ihrer Angst fertig zu werden. Sylvia Plath schrieb in ihr Tagebuch: »Lass mich nicht verzweifeln und meine Ehre wegwerfen aus Mangel an Trost; lass mich nicht versinken, indem ich trinke und mich fremden Männern an den Hals werfe (...)« (Hughes und McCullough 1982, S. 125). Vor ihrer Heirat hatte Cynthia viele zufällige sexuelle Beziehungen gehabt. In ihrem Tagebuch ist zu lesen: *»Ich fühle mich tot, platt. Ich bin nicht entsetzt oder beschämt darüber, dass ich mich letzte Nacht einem andern Mann an den Hals geworfen habe, statt dessen empfinde ich (und vermutlich bin ich dafür dankbar) eine seltsame Leere.«*

Gunderson (1984) beschreibt Ebenen des Funktionierens, die der frühesten, primären Beziehung der Betroffenen entsprechen. Empfindet eine Borderline-Patientin die Person, die ihr am nächsten steht, als unterstützend, dann ist sie im Allgemeinen leicht depressiv und wütend auf sich selbst. Erlebt sie ihren Partner dagegen als frustrierend, dann wird sie böse, sie neigt dann dazu, ihre Umgebung zu manipulieren und herabzusetzen. Ist der Partner abwesend, dann verfällt die Borderline-Patientin in Panik, sie reagiert impulsiv und unter Umständen psychotisch.

Sie verursacht anderen Schuld- und Angstgefühle.

Die Borderline-Persönlichkeit vom Typ »Einsiedlerin« macht andern oft Schuldgefühle, um sie zu kontrollieren. Nachdem sie sich von ihrem Mann getrennt hatte, fragte Sylvia Plath einen Freund, ob sie bei ihm wohnen könne. Er setzte ihr höflich auseinander, warum das in seiner kleinen Gemeinde nicht passend wäre. Später berichtete er, dass ihre Reaktion ihm Schuldgefühle gemacht habe, er hatte das Gefühl, sich schäbig verhalten zu haben (Stevenson 1989). Andere Freunde erinnerten sich, dass Sylvia Plath dazu neigte, andere so in die Enge zu treiben, dass sie Angst hatten, ihren wirklichen Gefühlen entsprechend zu handeln. Sylvia Plaths Freundin Dido Merwin schrieb: »Alle Zeugnisse aus erster Hand hinsichtlich der Wirkung, die Sylvia auf andere Leute hatte, enthüllen etwas von dieser brüchig rissig zerrissenen Seele, die die Ursache dafür war, dass sie selbst nicht so sehr ihre schlimmste, als vielmehr ihre einzige Feindin war – ein Gefäß des Zorns, »zur Zerstörung bestimmt« (Stevenson 1989, S. 346).

Die »Einsiedlerin« projiziert ihre Angst unbewusst und in unterschiedlichster Weise. Borderline-Persönlichkeiten mit suizidalen Neigungen rufen bei ihren Angehörigen wie beim Therapeuten heftige Schuld- und Angstgefühle hervor. Es ist nicht einfach, die Faktoren, die zu einem Selbstmord führen, auseinander zu dividieren. Manche Borderline-Mütter dieses Typs drohen niemals mit Selbstmord, weil ihre Angst vor dem Sterben genauso groß ist wie ihre Angst vor dem Leben. Andere werden es im Laufe der Zeit müde, sich ständig bedroht zu fühlen, und kommen paradoxerweise zu dem Schluss, dass Sterben der ultimative Akt sei, der sie vor den Gefahren des Lebens schützt. Die schlimmste Feindin der »Einsiedlerin« aber ist sie selbst, und sie selbst ist die einzige große Bedrohung für ihr Überleben.

Das Motto der Borderline-Mutter vom Typ »Einsiedlerin«: Das Leben ist zu gefährlich

Das Leben *kann* gefährlich sein, aber die »Einsiedlerin« bringt ihren Kindern bei, dass das Leben eine *überwältigende* Gefahr darstellt. Die Ängste der »Einsiedlerin« gehen auf ihre Kinder über, sie werden von ihnen introjiziert und als etwas Wirkliches aufgenommen. Das führt dazu, dass die Kinder sich an ein hohes Angstniveau gewöhnen und es für den Normalzustand halten, dass sie Angst haben. In manchen Fällen suchen die Kinder aus Rebellion und Trotz gegen die negativen Botschaften der Mutter absichtlich gefährliche Situationen auf. Andere wiederum beschützen ihre Mutter, sie spüren, wie verletzlich und ängstlich sie ist, und leiden deshalb an akuter Trennungsangst und Schuldgefühlen.

Die emotionale Botschaft der »Einsiedlerin«, dass das Leben zu gefährlich ist, kann das Selbstvertrauen des Kindes untergraben. Ihm werden wichtige Gelegenheiten vorenthalten, die Welt zu erkunden, Fehler zu machen und aus Erfahrung zu lernen. Gefahren in unterschiedlichen Situationen zu erkennen, ist unabdingbar für das Überleben. Die Kinder einer »Einsiedlerin« jedoch sind oft nicht in der Lage, gesunde von neurotischer Angst zu unterscheiden. Ein ängstliches Kind kann sich in der Schule nur schwer konzentrieren, es schläft schlecht, hat Schwierigkeiten, Beziehungen einzugehen und Entwicklungsziele zu erreichen. Die Kinder einer »Einsiedlerin« lernen, Angst zu haben, ohne zu verstehen, was sie eigentlich fürchten.

Überwältigende oder alles durchdringende Angst lähmt nicht nur die Mutter, sondern auch das Kind. Manch eine Mutter vom Typ »Einsiedlerin« beschließt aufgrund irrationaler Befürchtungen, ihr Kind zu Hause zu unterrichten, sie hält es davon ab, an Aktivitäten teilzunehmen, die vielleicht nicht auf dem Stundenplan stehen, und behält ihre Kinder bei der kleinsten Erkältung oder dem leichtesten Husten zuhause. Die Kinder erhalten so die

Botschaft, dass sie nicht fähig sind, das Leben zu bewältigen.

Botschaften, die die »Einsiedlerin« vermittelt:

- »Es ist gerade etwas Schreckliches passiert!«
- »Du wirst dich verletzen!«
- »Pass auf!«
- »Jetzt ist es passiert!«
- »Sag es bloß niemandem.«
- »Sie wollen uns an den Kragen!«
- »Pass auf, dass deine Türen geschlossen sind.«
- »Was ist los mit dir?«
- »Tu, als ob alles in bester Ordnung sei.«
- »Lass sie nicht herein.«

In seinem Buch *Searching for Memory: The Brain, The Mind, and The Past* legt Daniel Schacter (1996) dar, dass die Amygdala die Absonderung von Norepinephrin auslöst, ein Stoff, der die Sinne schärft, das Individuum jedoch in einen gereizten Zustand versetzt. Die Borderline-Patientin vom Typ »Einsiedlerin« ist ständig in nervöser Alarmbereitschaft. Sie hört Geräusche, die andere nicht hören, sie hat eine überaus feine Wahrnehmung für Gerüche und nimmt ihre gesamte Umgebung mit besonderer Schärfe wahr. Sie fühlt sich niemals sicher. Wie bei Emily, der Spinne, (in Cynthias Kurzgeschichte »Emily, die Spinne«) war der Ort, an dem Cynthia sich am liebsten versteckte, das Kellergeschoss. Die Wärme des Bügeleisens, das Geräusch der Waschmaschine und das fehlende Tageslicht gaben ihr ein Gefühl der Sicherheit.

Die Kinder der »Einsiedlerin« sind häufig der Mittelpunkt ihres sozialen Lebens. Typischerweise sind auch ihre wenigen Freunde ängstliche und unsichere Menschen. Der Urlaub ist oft eine besonders schwierige Zeit für »Einsiedlerinnen« und ihre Familien, weil sie sich in dieser Zeit in verstärktem Maße auf andere Menschen einlassen müssen. Ihre Kinder finden die Ferien deshalb oft enttäuschend und deprimierend.

Borderline-Mütter vom Typ »Einsiedlerin« ziehen häufig Töchter von der Art eines »verwahrlosten Kindes« heran, Frauen, die allzu leicht die Kontrolle abgeben, sowie zornige, aggressive Söhne, die ständig davon ausgehen, dass man sie angreifen will. Leider haben nur wenige »Einsiedlerinnen« den Mut, eine Therapie zu machen. Und diejenigen, die es versuchen, beenden die Therapie häufig, sobald sie anfangen, dem Therapeuten zu vertrauen. Es ist, als ob sie sich selbst dabei ertappt hätten, dass sie in einem unbewachten Moment ein Stück von sich selbst offenbart haben, was sie als zu beschämend empfinden. Zu Anfang zeigt sich ihre Scham darin, dass sie den Augenkontakt vermeiden, und später in ihrem gänzlichen Rückzug von der Behandlung.

Die Angst einer solchen Mutter ist für die anderen ganz und gar unverständlich. Sie zieht um sich ein unsichtbares Netz, das sie gegen Eindringlinge schützt, ihre Kinder jedoch lähmt. Tragischerweise verbringen »Einsiedlerinnen« nicht selten ihr ganzes Leben in dem klebrigen Netz, das sie selbst gesponnen haben, und sie sterben auch darin.

5 Die »Königin«

»›Auf die Plätze!‹ schrie die Königin mit Donnerstimme, und sogleich rannte alles blind drauflos und stolperte übereinander ...«

Alice im Wunderland

»Ich kann ein Luder sein. Ich bin schrecklich ungeduldig... Ich gebe es zu.« Lindsey warf ihre Schuhe von sich und zog die Beine um sich herum wie eine Tigerin. »Es macht Ihnendoch nichts aus, wenn ich es mir bequem mache, oder?«

Es machte mir nichts aus. Aber je bequemer sie es sich machte, um so unbehaglicher fühlte ich mich. Es war schwierig gewesen, einen Termin zu finden, der mit Lindseys Zeitplan vereinbar war. Es war mir zunächst nicht in den Sinn gekommen, dass ich mich auf einen Termin eingelassen hatte, der mir eigentlich nicht passte. Ein leichtes Aufflackern von Groll ließ die Alarmglocke bei mir schrillen. Lindsey erwartete eine Sonderbehandlung.

Ernest Wolf (1988) legt dar, dass Persönlichkeiten, die danach dürsten, gespiegelt zuwerden, gezwungen sind, »sich darzustellen, um die Aufmerksamkeit der anderen zu erregen, weil deren bewundernde Blicke der Erfahrung, wertlos zu sein, vielleicht entgegenwirken können« (S. 73). Die »Königin« wird von den Leuten bemerkt. Auffallend in ihrem Verlangen nach Aufmerksamkeit, durch ihre äußere Erscheinung, den Tonfall ihrer Stimme, ihr Verhalten und ihre Beziehungen, ist die Borderline-»Königin« doch getrieben von Gefühlen der inneren Leere.

Borderline-»Königinnen« verlangen eine Sonderbehandlung, weil sie als Kinder das Gefühl hatten, allzu viel zu entbehren. Als einziges Kind wohlhabender Eltern, die sich scheiden ließen, als sie sieben Jahre alt war, brannte Lindsey danach, beachtet zu werden. Statt sich Zeit zu nehmen, um sie zu trösten, schickten ihre Eltern sie ins Sommerlager und später auf ein Internat. Lindsey stellte bald fest, dass ihre Wutanfälle ihr die Aufmerksamkeit verschafften, nach der sie sich sehnte. Infolgedessen lernte sie, wie man es durch hartnäckigen Trotz und Einschüchterungsmanöver zu einer Sonderrolle bringt. Sie wies mich vorsorglich schon einmal darauf hin, dass sie ein Luder sein konnte, um auch mich zu manipulieren. Aber wenn ich es zuließ, dass sie mich benutzte, würde auch ich bald einen Groll gegen sie empfinden. Die Beziehung zwischen Patient und Therapeut reaktiviert zwangsläufig die frühere emotionale Beziehung zwischen Eltern und Kind. Während ich Lindsey zuhörte, kam mir eine andere berühmte »Königin« in den Sinn: Mary Todd Lincoln.

Sie wurde die »republikanische Königin« genannt, jene umstrittene First Lady, die sich in die Politik des Präsidenten einmischte und während des Bürgerkrieges ungeheure Geldsummen verschwendete, um das Weiße Haus neu herzurichten. »Es gab aber immer wieder Zeiten, in denen Mary fast wieder zu ihrem tüchtigen, normalen, kühnen Selbst zurückkehrte, und kein Fremder, der ihr begegnete, hätte auch nur die Spur einer labilen Gemütsverfassung bei ihr entdeckt. Zu anderen Zeiten, wenn ihr Kopf brannte vor Schmerzen, versank sie in düsterem Brüten, und ihr Herz war voller Bitterkeit gegen das traurige Schicksal, das sie befallen hatte« (Helm 1928, S. 268).

Die Biografin Marion Mills (In: Helm 1928) fasste das Leben von Mary Todd Lincoln so zusammen:

Lady Lincoln
Sie wanden ihr im Leben
Einen Kranz um den Kopf aus Dornen
Und aus Nesseln im Tod [Titelblatt]

Robert, ihr einziger Sohn, äußerte einmal gegenüber seiner Frau: »Die schlichte Wahrheit, die ich niemandem, der nicht persönlich involviert ist, erzählen kann, besteht darin, dass meine Mutter in bestimmter Hinsicht geistig unzurechnungsfähig ist« (S. 267). Selbst von Abraham Lincoln wird berichtet, er habe gesagt: »Die Launen von Mrs. Lincoln sind, davon bin ich überzeugt, die Folge einer *partiellen Geisteskrankheit*« (Simmons 1970, S. 146, Hervorhebung durch die Autorin).

»Partielle Geisteskrankheit« – das ist eine unumwundene Definition der Borderline-Störung, ausgesprochen von einem Präsidenten, der für seine Aufrichtigkeit bekannt war. Mary Todd Lincoln war der Prototyp einer Borderline-»Königin«. »[Mary] war eine sehr besitzergreifende Ehefrau, die ihren Mann gerne selbst bediente und sich in die Haushaltsführung einmischte (…). Der für die Haushaltsführung zuständige Stab im Weißen Haus beklagte das manchmal. Sie war so unberechenbar, dass eine Angestellte im Weißen Haus es für angemessen hielt zu schreiben: ›Das Höllenweib wird von Tag zu Tag boshafter‹« (S. 98).

William O. Stoddard (In: Simmons 1970), ein Mitglied des Stabs im Weißen Haus während der Jahre von Lincolns Regentschaft, beschrieb die First Lady mit ambivalenten Worten: »Es war zunächst nur schwer zu begreifen, warum eine Dame, die am einen Tag so freundlich sein konnte, so rücksichtsvoll, so großzügig, so achtsam, so besonnen und so zuversichtlich, an einem andern Tag so unvernünftig, so reizbar und niedergeschlagen sein konnte (…) mit einer so ausgeprägten Neigung, die dunkle, die schlechte Seite bei Männern, Frauen und Ereignissen zu sehen« (S. 98).

Die Borderline-»Königin« ist beherrscht von »oraler Gier«, wie Therapeuten das ausdrücken. Der verzweifelte Hunger der Borderline-»Königin« ist verwandt mit dem Verhalten eines Kindes, das zu lange auf seine Mahlzeit warten musste. Ausgehungert, frustriert und längst nicht mehr fähig, sich selbst zu beruhigen oder zu trösten, schlägt es um sich, grapscht und wimmert, bis die Brustwarze schließlich fest und vielleicht zu tief in seinen Mund geschoben wird. Es hustet, würgt, verschluckt sich und spuckt, die ihm entgleitende Brust stets im Blick, wie ein Wolf, der seine Beute bewacht. In ähnlicher Weise hält die »Königin« fest, was ihr gehört, und sie nimmt sich mehr, als sie braucht, für den Fall, dass ihr alles zu schnell wieder weggenommen wird.

Lindsey fragte mich, ob ich das Behandlungshonorar für sie nicht herabsetzen könne, mit der Begründung, sie habe ihre Kreditkarten überzogen. Ein großer Diamant an ihrer linken Hand und Designerklamotten straften ihre Behauptung, dass sie in finanziellen Schwierigkeiten sei, Lügen. Nicht lange, bevor sie zum ersten Interview kam, hatte sie an einer luxuriösen Kreuzfahrt durch die Karibik teilgenommen. Obwohl Lindsey ganz offenbar wohlhabend war, wurde ihre Wahrnehmungsperspektive durch echte Deprivationsgefühle verzerrt, und wie ein ausgehungertes Baby nach der Brust grapschte sie nach allem, was sie bekommen konnte. Doch auch wenn sie bekam, was sie wollte, wurde sie davon niemals satt.

Adler (1985) legt dar, dass die »Gefühle des Verlassenseins [bei Borderline-Patienten] oft auf realen Erfahrungen mit Eltern oder Elternersatzfiguren basieren, die nicht richtig für sie gesorgt oder sie im Stich gelassen haben« (S. 213). Mary Todd Lincolns Mutter starb im Kindbett, als Mary erst sieben Jahre alt war. Ihr Vater heiratete wieder, und aus dieser Ehe gingen neun weitere Kinder hervor. Inmitten einer so großen Schar von Geschwistern, die um die Aufmerksamkeit ihres Vaters rivalisierten, verstand sie es, sein Interesse zu gewinnen, indem sie mit ihm über Politik diskutierte, ein Thema, das er hoch schätzte, und oft sprach sie davon, dass sie eines Tages gerne im Weißen Haus wohnen würde. Obwohl sie ihr ehrgeiziges Ziel, First Lady zu werden, erreichte, erfüllte ihr Traum vom Glück sich doch nie. Sie verbrachte ihre letzten Jahre in Trauer und starb in Verzweiflung.

Lachkar (1992) glaubt, dass es Borderline-Patienten an einer guten Erinnerung fehlt – der Erinnerung, etwas Besonderes zu sein. Die Borderline-»Königin« kann sich nicht daran erinnern, dass sie jemals das *Gefühl* gehabt hat, etwas Besonderes zu sein, und sie leidet an Gefühlen völliger Leere, wütenden Verlangens und unstillbarer Sehnsucht. Sie glaubt das Recht zu haben, die Grenzen anderer zu missachten und sich zu nehmen, was sie braucht. Sie drängt sich anderen auf, sie ist laut und ungeduldig und liebt schrille oder glamouröse Auftritte. Sie ist schnell frustriert und hat häufig Wutanfälle, die ihre Kinder in Angst und Schrecken versetzen. Sie kann falsch und hinterlistig sein und lügt, um zu bekommen, was sie will.

Lindsey beklagte sich, dass ihr Ex-Ehemann sie fast mittellos zurückgelassen habe und dass sie gezwungen sei, einen Lebensstil weit unter ihrem gewohnten Niveau zu führen. Als ihre Kinder klein waren, behauptete sie, sie könne es sich nicht leisten, sie in den Ferien in ein Sommerlager zu schicken. Ihr Ex-Ehemann hatte ihr das Geld dafür zwar zur Verfügung gestellt, aber als er sie fragte, warum die Kinder nun doch nicht weggefahren seien, bekam sie einen Wutanfall, und er verfolgte das Thema nicht weiter. Es ist leichter, einer »Königin« nachzugeben, als ihr Widerstand zu leisten.

Wer es wagt, sich mit der »Königin« anzulegen, wird meist als treuloser Vasall angesehen und als solcher aus ihrer Nähe verbannt. Mary Lincolns Nichte beschrieb deren Neigung, Menschen, die sich ihr widersetzten, aus ihrem Gesichtskreis zu verbannen: »Ihre Schwestern und andere Verwandte, die es wagten, ihrem empörten Protest Ausdruck zu geben, und die sie anflehten, ihre Erregung und ihr exzentrisches Verhalten zu zügeln, zogen sich nur ihren Zorn zu und entfremdeten sich ihr« (Helm 1928, S. 265).

Der dominante emotionale Zustand der »Königin«: Leere

> »›Die Königin! Die Königin!‹, und sogleich warfen sich die drei Gärtner flach auf die Erde.«
>
> *Alice im Wunderland*

Wie die Herzkönigin in *Alice im Wunderland* behandelt die Borderline-»Königin« andere Menschen wie Spielkarten, die von ihr so gemischt und geordnet und zu Stapeln zusammen gelegt werden, dass sie gewinnen kann. Borderline-»Königinnen« nutzen andere gewissenlos aus. Sie rivalisieren ständig und sind neidisch, sie hungern nach Reichtum, Glamour, Aufmerksamkeit, Ruhm oder Bewunderung. Sie sind ständig mit sich selbst beschäftigt und erscheinen daher egozentrisch, unersättlich und herrschsüchtig. Menschen, die sie nicht zu ihrem Vorteil ausnutzen können, werden wie übrig gebliebene Spielkarten beiseite gelegt.

Das Dunkel, das im Innern der Borderline-»Königin« herrscht, ist Leere. Leere und Einsamkeit sind ganz klar voneinander unterschiedene emotionale Erfahrungen. Während Einsamkeit von einem Verlust herrührt und Traurigkeit hervorruft, entsteht das Gefühl der Leere aus Deprivation und löst Wut aus. Allerdings haben nicht alle »Königinnen« einen Verlust in der frühen Kindheit erlebt. Der gemeinsame Nenner für Borderline-Patientinnen vom Typ »Königin« ist emotionale Deprivation. Als Kinder hatten sie das Gefühl, beraubt worden zu sein; sie fühlen sich deshalb berechtigt, sich zu nehmen, was sie brauchen.

Im Teenager-Alter begann Lindsey mit Ladendiebstählen und stahl von da an regelmäßig kleinere Dinge von geringem Wert wie Lippenstifte, Shampoo oder Grußkarten – Dinge, die sie sich leicht hätte leisten können, die sie aber nicht kaufen wollte. Es war ihr lästig, die Dinge zu bezahlen, und sie fand, der Verlust, den das Geschäft hatte, sei im Vergleich dazu völlig unerheblich.

Eine niedrige Frustrationsschwelle und ein Mangel an Geduld sind die Ursache dafür, dass »Königinnen« stets in Gefahr sind, destruktiv und impulsiv zu handeln. Sie neigen zu Medikamenten- und Alkoholmissbrauch, leben ihre Sexualität exzessiv aus oder leiden an Essstörungen, oder sie toben sich in rücksichtslosem Fahren und sinnloser Geldverschwendung aus. Mrs. Lincolns Verschwendungssucht weckte, ganz besonders während des Bürgerkrieges, Ressentiments in der Bevölkerung. Man sagte, Mrs. Lincoln habe »eine fast schon psychopathische Leidenschaft entwickelt, teurere Kleider zu besitzen [als die Washingtoner Aristokratie] und diese an Eleganz zu übertreffen (…)« (Simmons 1970, S. 86). Als sie die vom Kongress genehmigte Geldsumme für die Renovierung des Weißen Hauses überschritt, sagte Lincoln: »Dies kann niemals meine Zustimmung finden. Ich werde es lieber aus eigener Tasche bezahlen. Es würde dem amerikanischen Volk übel aufstoßen, wenn das Gerücht aufkäme, der Präsident der Vereinigten Staaten habe eine Rechnung akzeptiert, die über die bewilligten 20 000 Dollar hinaus ging, für sinnloses Zeug für dieses verdammte alte Haus, und das in einer Zeit, in der die Soldaten nicht einmal Decken haben können« (S. 117).

Mrs. Lincoln erntete für ihre Verschwendungssucht sowohl von ihrem Mann als auch von Seiten der Bevölkerung viel mehr Kritik als Bewunderung.

Ein grundlegender Zustand der emotionalen Leere und der Wut kann zu einer Reihe unterschiedlicher psychosomatischer Symptome führen. Mrs. Lincolns Migräneanfälle sind gut dokumentiert. Sie hatte einen solchen Migräneanfall an dem Tag im Jahre 1847, an dem sie in Washington eintraf: »Die Knaben waren müde und gereizt, was hart war für ihre Mutter, die wieder einmal an dem krankhaften Kopfweh litt, das ihr Leben überschattete« (S. 38). »Königinnen« leiden häufig an Migräne, Muskelverspannungen, Geschwüren, Kolitis, Fibromyalgie oder Störungen des Immunsystems, die durch Wut und innere Anspannung ausgelöst werden.

Die innere Erfahrung der »Königin«: Deprivation und Neid

> »Die Königin kannte nur eine Art, kleinere und größere Schwierigkeiten aus dem Weg zu räumen. ›Kopf ab mit ihr!‹ sagte sie, ohne sich umzudrehen.«
>
> *Alice im Wunderland*

Die »Königin« ist ausgehungert und hat das Gefühl, allzu viel entbehrt zu haben; aus diesem Grund sucht sie Befriedigung und Kontrolle. Andere Menschen haben zunächst einen positiven Eindruck von ihr, da Charme und Witz ihre tief sitzenden Deprivationsgefühle und ihr heftiges Verlangen nach Beachtung verbergen. Aber manchmal läuft ihr Neid aus dem Ruder.

[Mrs. Lincoln] verlangte gebieterisch, was sie wollte, auch wenn es ein Kleidungsstück aus dem Schrank einer andern Frau und einmal sogar der Hut vom Kopf einer andern war. Als Willian an der Pennsylvania Avenue, Washingtons bekanntester Putzmacher, nicht den passenden lavendelfarbenen Ton für ihre Haubenbänder hatte und sie die ungewöhnlichen Bänder an der Haube einer Bekannten erspähte, bestand sie mit der Verfügungsgewalt einer Königin darauf, dass Mrs. Taft ihr die Bänder im Tausch für andere (die von etwas dunklerer Farbe waren) überließ und Willian selbst sie ihr kostenlos anpasste. Wie ihre Tochter berichtet, war Mrs. Taft »erstaunt und empört«, gab aber schließlich nach (Baker 1987, S. 195).

Die »Königin« entwertet diejenigen, die ihr keine Befriedigung verschaffen oder nicht bereit sind, sie als etwas Besonderes zu behandeln. Mrs. Lincoln war bekannt für ihre Knauserigkeit, sie verlangte, dass man ihr für Waren und Dienstleistungen einen Preis machte, der weit unter dem Marktpreis lag. Nach der Ermordung ihres Mannes verstärkten sich ihre Verarmungsängste. Einmal versuchte sie Geld zu machen, indem sie ihre Garderobe zu Schwindel erregenden Preisen versteigern ließ, womit sie sich in der Öffentlichkeit lächerlich machte und ihren Sohn Robert in große Verlegenheit brachte.

Auch Lindsey nutzte, wie Mrs. Lincoln, Schuldgefühle aus, um andere zu manipulieren. Sie dachte sich Geschichten darüber aus, was für ein hartes

Schicksal sie hatte, um bei anderen Mitgefühl zu erregen, stellte Dinge falsch dar, um Aufmerksamkeit zu gewinnen, und zerstörte das Vertrauen ihrer Freunde immer wieder. Mrs. Lincoln schrieb einmal an eine Freundin, die einen Besuch bei ihr verschieben wollte: »Du musst dein Wort halten … ich habe das Gefühl, ich brauche dich hier. Mein ganzes Herz verlangt danach. *Wenn du mich liebst*, gib mir eine positive Antwort« (Baker 1987, S. 151, Hervorhebung durch die Autorin).

Deprivation beeinträchtigt das moralische Empfinden. Die »Königin« ist daher oft rachsüchtig, ohne sich dabei schuldig zu fühlen. Mrs. Lincoln zerstörte die Beziehungen zu den meisten ihrer Schwestern und Kusinen. Joan Crawford brach die Beziehungen zu vielen Menschen, einschließlich ihrer eigenen Tochter und ihrer Mutter, vollkommen ab. Nach der Beendigung ihrer Beziehungen zu Männern trennte sie diese buchstäblich aus ihrem Leben heraus, indem sie ihre Gesichter aus den Fotografien heraus schnitt. Die Borderline-»Königin« ist stets bereit, Menschen, die ihr nichts nutzen können, oder die sie als unwürdig, wertlos oder untreu betrachtet, fallen zu lassen.

Die »Königin« hat nur oberflächliche Beziehungen zu andern, und sie begegnet ihnen mit gleichgültiger Miene. Häufig betrachtet sie andere, auch ihre Kinder, als Bedrohung für ihr eigenes Überleben, sofern diese ihre Bedürfnisse nicht zugunsten ihrer eigenen aufgeben. Mütter vom Typ »Königin« rivalisieren mit ihren Kindern, um Zeit, Aufmerksamkeit, Liebe und Geld. Ein nur oberflächliches Interesse für ihre Kinder und ein Mangel an Einfühlung für deren emotionale Bedürfnisse sind typisch für solche Mütter.

Typische Merkmale der Mutter vom Typ »Königin«

Sie ist beherrscht von dem Bedürfnis, sich in den Augen der andern zu spiegeln.

Beachtung ist das, was eine »Königin« am Leben erhält. Sie interessiert sich in erster Linie für ihr Selbstbild und für das Image ihrer Kinder. Wenn sie ihre Bewunderung und Liebe gewinnen wollen, müssen die Kinder der Mutter ihre Interessen, ihre Werte, ihren Geschmack und ihre Vorlieben spiegeln. Die »Königin« erwartet von ihren Kindern, dass sie die Rolle übernehmen, *ihre* Bedeutung herauszustellen. Nach dem Bürgerkrieg pflegte Mary Lincoln auf ihren Reisen nach Europa ihrer Enkeltochter extravagante Kleider zu kaufen. Ihr Sohn und ihre Schwiegertochter fanden vieles davon viel zu verschwenderisch. Manche »Königinnen« wiederum wollen überhaupt kein Geld für ihre Kinder ausgeben. Lindsey zum Beispiel kaufte für ihre Kinder nur Kleider zu herabgesetzten Preisen. Sie war eine Schnäppchenjägerin und vermied es, für die Garderobe ihrer Kinder den vollen Preis zu zahlen. Die Tatsache, dass sie für die Designerklamotten, die sie selber trug, immer den vollen Preis zahlte, machte deutlich, dass sie unterschwellig ein Ressentiment gegen ihre Kinder und deren Bedürfnisse hegte.

Die herrschsüchtige »Königin« verlangt stets ungeteilte Aufmerksamkeit. Bei ihrer Arbeit mit Borderline-Kindern beobachtete Elisabeth Geleerd (1958), dass die Kinder, sobald sie keine Aufmerksamkeit bekamen, sich wütend in den Schmollwinkel zurückzogen oder aggressiv wurden. Auch Borderline-Mütter vom Typ »Königin« schmollen oder werden wütend, wenn sie sich nicht adäquat gespiegelt finden. Eine Patientin erinnerte sich, dass ihre Mutter ihr jedes Mal, wenn sie die Aufmerksamkeit des Vaters erhielt, blitzschnell eine Ohrfeige versetzte und sie sich schuldig fühlte. Solche Mütter sind unfähig, ihren Kindern gegenüber die Spiegelfunktion in adäquater Weise zu übernehmen, weil sie selbst ein so starkes Bedürfnis nach Beachtung haben. Das hat zur Folge, dass die Kinder der »Königin« ihrerseits die Spiegelfunktion für ihre Mütter übernehmen müssen.

Sie strebt danach, beachtet, berühmt oder prominent zu sein.

Alle kleinen Kinder brauchen die Erfahrung, sich im Glanz der mütterlichen und väterlichen Bewunderung zu baden. Das Vernarrtsein und die bewundernden Ausrufe der Betreuungspersonen sind für das Kleinkind, das sich aufmacht, die Welt zu erkunden, Reaktionen von grundlegender Bedeutung, wenn es sich emotional gesund entwickeln soll. Die Borderline-»Königin« hat als Kind keine authentischen Reaktionen bekommen, sie wurde bei dem Versuch, bei ihren Betreuungspersonen diese lebensnotwendige Antwort hervorzurufen, beschämt oder ignoriert. Deshalb sucht die »Königin« noch im Erwachsenenalter verzweifelt nach diesen für sie so notwendigen Reaktionen, wie zum Beispiel: »Ja, ich sehe dich!« und »Ja, du bist wundervoll!« und »Schau mal einer an!« Ihre Unsicherheit in Bezug auf ihr Selbstwertgefühl führt dazu, dass sie übermäßig von der Bestätigung durch andere abhängig ist.

Lindsey bemaß ihren Selbstwert nach dem Wert ihres Autos, ihres Hauses und ihrem persönlichen Besitz. Für sie war es notwendig, dass sie reich aussah, damit sie sich wertvoll fühlen konnte, und sie räumte ein, dass sie mehr wegen des Geldes geheiratet hatte als aus Liebe. Sie wollte von allem das Größte und Beste und rivalisierte extrem mit anderen. Um bei anderen Neid zu erregen, sprach sie ausführlich über ihre kostspieligen Urlaubsreisen und die Höhe ihres Besitzes.

Die Borderline-»Königin« ist extravagant, sie kompensiert ihr Gefühl, wertlos zu sein mit der Zurschaustellung von Reichtum und Erfolg. Robert Todd Lincoln schrieb an seine Frau: »Man hält es kaum für möglich, aber meine Mutter behauptet mir gegenüber steif und fest, sie sei in aktueller finanzieller Not, und durch nichts, was ich tun oder sagen kann, lässt sie sich vom Gegenteil überzeugen« (Helm 1928, S. 267). Bald nachdem sie ins Weiße Haus eingezogen war, kaufte Mrs. Lincoln 84 Paar Glacehandschuhe und brachte sich in eine Situation, in der sie sich vor ihren Gläubigern schützen musste. In den drei Monaten vor der Ermordung ihres Mannes gab sie 3200 Dollar für Schmuck und Juwelen aus. Ihr Kaufzwang wurde im Lauf der Zeit immer schlimmer.

Sie fordert totale Loyalität und lässt jeden, der sie verrät, fallen.

Die Borderline-»Königin« ist schnell dabei, ihre Zuneigung von einer Person auf eine andere zu verlagern, je nachdem, wie viel Willfährigkeit und Bewunderung ihr entgegengebracht werden. Baker (1987) stellte fest, dass »die meisten ihrer Bekannten Mary entweder liebten oder hassten (…)« (S. 292). Ihre Einmischung in die Geschäfte des Präsidenten war dadurch motiviert, dass sie Leute, die ihr einen besonderen Gefallen getan hatten, belohnen musste. Sie empfahl Männer für offizielle Positionen, die ihre Macht zu ihrem Vorteil nutzten: »Sie setzte sich für Männer ein, die nicht mit ihr verwandt waren (…) und sie machte das aus demselben Grund wie die Männer: um sich selbst einen Vorteil zu verschaffen« (S. 204). Baker beklagte, dass »sie statt zu vergessen, Ressentiments hegte, jede Ungerechtigkeit nachtrug und ständig die Gründe für ihren Ärger aufzählte (…). Mary Lincoln verlangte von ihren Freunden loyale Gegenleistungen« (S. 151).

Die Kinder einer solchen Mutter fühlen sich missbraucht und manipuliert, wie Trumpfkarten, deren Wert jederzeit steigen oder fallen kann. Mrs. Lincoln brach den Kontakt mit ihrem einzigen überlebenden Sohn, Robert, ab, nachdem er sie hatte festnehmen und in eine Heilanstalt bringen lassen. Ihr Verhalten, sowohl in der Öffentlichkeit als auch im privaten Umfeld, war so unkontrollierbar geworden, dass Robert um ihre Sicherheit fürchten musste. Kurz nachdem sie nur spärlich bekleidet durch ein Hotel gelaufen war und ihn beschuldigt hatte, er trachte ihr nach dem Leben, leitete er ein Verfahren zur Überstellung in eine geschlossene Anstalt ein. Nach dem darauf folgenden berüchtigten Prozess brach Mrs. Lincoln sämtliche Beziehungen zu Freunden und Verwandten ab, die Roberts Entscheidung unterstützt hatten.

Auch wenn heutige Leser Mrs. Lincolns Empörung vielleicht für nachvollziehbar halten, muss man Roberts Handlungsweise doch vor dem Hintergrund der Zeitverhältnisse betrachten. Nahezu während des ganzen neunzehnten Jahrhunderts war es Frauen weder erlaubt zu wählen noch Verträge abzuschließen; rechtlich gesehen war der nächste männliche Verwandte für ihr Wohlergehen verantwortlich. Die einzige Möglichkeit, geistig-seelischen Störungen behandeln zu lassen, bestand in der Einweisung in eine Anstalt. Robert wählte Bellevue Place in Batavia, Illinois, eine außergewöhnliche private Anstalt, die um das Jahr 1800 herum gegründet worden war. Die Behandlungsphilosophie verbot die Anwendung von Zwangsmaßnehmen und beinhaltete alle nur denkbaren Annehmlichkeiten (Neely und McMurtry 1986). In jedem Fall sollten Kinder, die ihre Borderline-Mutter dazu zwingen, eine Behandlung zu machen, auf Rache gefasst sein.

Zwar verfügen nur wenige Frauen über die Macht, die einer First Lady zur Verfügung steht, aber alle »Königinnen« sind rachsüchtig, wenn sie wütend sind, und versuchen andere emotional zu bestechen und zu erpressen. Mrs. Lincoln drohte einmal, ihren Sohn Robert öffentlich bloßzustellen, indem sie aus Rache dafür, dass er sie in eine Anstalt hatte einweisen lassen, die Reihe seiner finanziellen Fehlinvestitionen öffentlich machen würde. Lindsey hatte zu ihren beiden Kindern eine äußerst stürmische Beziehung. Als sie entdeckte, dass ihre Tochter Drogen nahm, warf sie sie aus dem Haus, räumte sämtliche Fotografien von ihr weg, tauschte das Türschloss aus und teilte ihr mit, dass sie nun nicht mehr ihre Tochter sei. Lindsey fand, sie sei im Recht, wenn sie ihre Tochter aus dem Haus jagte, weil sie sich durch sie verraten und entehrt fühlte. Kinder von »Königinnen« dürfen keine Loyalität erwarten.

Kinder werden »zur Schau gestellt«.

Eine »Königin« benutzt ihre Kinder, um Aufmerksamkeit, Anerkennung oder Bewunderung zu gewinnen, und die Kinder müssen ihre Interessen spiegeln. Die Kinder einer »Königin« werden nicht ermutigt, ihre eigenen Gaben zu entdecken, sie leben vielmehr in ihrem Schatten. Manchmal überschätzen »Königinnen« die Fähigkeiten ihrer Kinder und ermutigen sie, sich in potenziell gefährliche oder demütigende Situationen zu begeben.

Mrs. Lincoln forderte ihre Kinder häufig auf, vor Gästen aufzutreten, wenn sie Freunde bei sich empfing. Simmons (1970) schreibt, dass »Bob und später die anderen Kinder hereingebracht wurden, um zu tanzen, Gedichte vorzutragen – und um, wie ein Gast, dem das alles nicht gefiel, es ausdrückte, ›sich ganz allgemein zu produzieren‹« (S. 64). Christina Crawford (1978) beschrieb, wie gedemütigt sie sich als Kind gefühlt hatte, wenn ihre Mutter sie vor Presse und Fernsehen zur Schau stellte, sie für ihre Partys viel zu elegant und aufwendig einkleidete und generell eine Fassade der Großartigkeit und des Glücks aufbaute. Mrs. Lincolns Schwiegertochter war »erschrocken« über die prächtigen Kleider, die ihre Tochter von ihr bekam (Neely und McMurtry 1986, S. 151). Sie fand das schrecklich, nicht nur die Höhe des Preises, sondern auch die Vorstellung, wie viel Aufmerksamkeit ihre Tochter dadurch auf sich ziehen würde.

Mehr als alles andere erwartete Lindsey von ihrem Sohn, dass er viel Geld verdienen, von ihrer Tochter, dass sie reich heiraten würde. Ihre Tochter suchte sich jedoch ziemlich bodenständige Freunde aus, die weder reich waren noch in der Öffentlichkeit standen. Wortgefechte zwischen Lindsey und ihrer Tochter wegen deren Freunden oder ihrer Art, sich zu kleiden und die Haare zu tragen, führten häufig zu einer richtigen Schlammschlacht. Kinder von »Königinnen« müssen königliche Schlachten schlagen, wenn sie ihre Selbständigkeit gewinnen wollen.

Hysterische Reaktionen verwirren oder erschrecken ihre Kinder.

Das dramatische und manchmal hysterische Verhalten der »Königin« versetzt ihre Kinder oft in Angst und Schrecken. Baker (1987) schreibt, Mrs. Lincoln habe eine »ängstliche Bindung« an ihre Kinder gehabt (S. 124). Als der kleine Robert einmal im Klo Kalk gegessen hatte, reagierte seine Mutter völlig hysterisch. Statt Hilfe zu holen, schrie sie: »Bobby wird sterben, Bobby wird sterben, Bobby wird sterben« (S. 124). Sie war überwältigt von ungehemmter Angst und unfähig, ihren Sohn zu beruhigen bzw. in angemessener Weise Abhilfe zu schaffen.

Lindsey räumte ein, dass sie dazu neigte, wegen Kleinigkeiten, die sich später als völlig belanglos herausstellten, in Panik zu geraten. Ohne zu merken, wie sehr sie ihre Kinder damit in Angst versetzte, gab sie, zum Beispiel beim Öffnen von Rechnungen, Kommentare ab wie: »Wir sind bankrott«, »Wir werden dieses Haus verkaufen müssen!« Die Kinder der »Königin« lernen, sich nicht durch die Hysterie ihrer Mutter ins Bockshorn jagen zu lassen, aber es ist unmöglich für sie, die Wahrheit festzustellen.

Als sie älter wurde, litt Mrs. Lincoln zunehmend an paranoiden Wahnvorstellungen und zahlreichen körperlichen Problemen. Ihr Sohn Robert hatte sein Leben lang um die Gesundheit und das Verhalten seiner Mutter gebangt. Nach einem Besuch bei seiner Mutter im Jahre 1882, ein Jahr vor ihrem Tod, gab er seiner Überzeugung Ausdruck, dass »ihre Probleme bis zu einem gewissen Teil eingebildet« seien (Baker 1987, S. 365). Für Kinder, die eine Borderline-»Königin« zur Mutter haben, ist es schwierig, ein echtes körperliches Problem von emotionaler Überreaktion zu unterscheiden.

Sie ist aufdringlich und verletzt Grenzen.

Die Borderline-»Königin« akzeptiert selten ein »Nein« als Antwort und verletzt häufig die Grenzen anderer. Richard Moskovitz (1996) beschreibt Merkmale, die typisch sind für die »Königin«: »[Eine ›Königin‹] findet, Sie habe das Recht, eine spezielle Behandlung zu verlangen, und lebt außerhalb der Regeln, die für andere gelten. Auch findet sie, es stehe ihr zu, sich zu nehmen, was sie will, und alles Gute für sich zu haben« (S. 14f.). Im Alter von 13 Jahren ritt Mary Todd mit ihrem neuen Pony zum Haus des berühmten Staatsmannes Henry Clay und verlangte, dass er heraus kommen und es sich anschauen sollte. Als sein Diener die Tür öffnete und ihr erklärte, Mr. Clay sei mitten in einer wichtigen politischen Besprechung, ließ Mary sich keineswegs abweisen, sondern bestand darauf, vorgelassen zu werden. Henry Clay gab ihren Bitten nicht nur nach, er lud sie sogar ein, zum Dinner zu bleiben. Es war Mary »überhaupt nicht peinlich, dass sie ohne vorausgegangene Einladung in ein Dinner hinein platzte« (Helm 1928, S. 3). Mrs. Lincolns Aufdringlichkeit wurde allerdings nicht von allen geschätzt. Neely und McMurtry (1986) berichten, Robert Lincolns Frau habe ihre Schwiegermutter als »so besitzergreifend« erlebt, »dass sie sich von ihrer zärtlichen Umarmung fast erdrückt fühlte« (S. 149).

Zwischen Lindsey und ihrer Tochter kam es häufig zu Konflikten wegen Situationen, die mit der Einhaltung von Grenzen und der Respektierung der Intimsphäre zu tun hatten. Lindsey fand, es stehe ihr zu, die Telefongespräche ihrer Tochter mitzuhören und ihr Zimmer, ihre Büchertasche, ihren Geldbeutel und ihr Auto zu durchsuchen. Sie las die persönlichen Aufzeichnungen ihrer Tochter, fragte ihre Freunde nach deren Aktivitäten aus und versuchte sogar, das Körpergewicht ihrer Tochter zu kontrollieren. Obwohl ihre Tochter lediglich fünf Pfund über dem Durchschnittsgewicht ihrer Altersgruppe lag, meldete Lindsey sie in einer Schlankheitsklinik an.

Unerbittlich, wie sie nun einmal ist, ist die Borderline-»Königin« nicht davon abzubringen, ständig die Privatsphäre anderer zu verletzen. Als Mrs. Lincoln die Kompetenz des Armeegenerals Ulysses S. Grant in Frage stellte, sagte der Präsident zu ihr: »Nehmen wir einmal an, wir geben dir den Oberbefehl über die Armee. Ohne Zweifel würdest du es viel besser machen als jeder General, mit dem wir es bisher versucht haben« (Simmons 1970, S. 170). Grenzen zu respektieren ist schwierig für die Borderline-»Königin«.

Sie denkt, Regeln hätten für sie keine Geltung.

Kernberg (1983) hat festgestellt, dass antisoziales Verhalten bei Borderline-Patienten nichts Ungewöhnliches ist. Lügen, Stehlen, parasitäres und ausbeuterisches Verhalten sowie Bestechlichkeit sind insbesondere bei Borderline-»Königinnen« nicht selten. Sei verstecken ihre Schulden, ihr Vermögen und manchmal auch die Dinge, die sie sich gerade erst gekauft haben. Lindsey hatte einen Schrank voll teurer Abendroben, die sie niemals getragen hatte. Einkaufen und das Horten des Gekauften war ihre Obsession. Gunderson erklärt das so: »Um die Panik abzuwehren, die mit der Abwesenheit eines Primärobjektes zusammenhängt, geben Borderline-Patienten sich häufig impulsiv Verhaltensweisen hin, die ihre Panik betäuben und *einen Kontakt zu und Kontrolle über ein neues Objekt herstellen*« (S. 88, Hervorhebung durch die Autorin).

Die »Königin« hat ein nicht zu unterdrückendes Bedürfnis, Selbstobjekte zu erwerben und zu kontrollieren. Familienangehörige wie persönliche Besitzgüter werden eifersüchtig gehütet. Der Akt des Erwerbs und die Kontrolle von Dingen, die nur ihr gehören, verschaffen ihr zeitweilige Erleichterung von den Gefühlen der Leere, die sie beherrschen. Robert Todd Lincoln fürchtete, dass seine Mutter sich finanziell ruinieren würde, und heuerte Privatdetektive an, die ihm über ihre Einkaufstouren berichteten. Er sagte: »Ich selbst bin fest davon überzeugt, dass meine Mutter sich in verhältnismäßig kurzer Zeit dauerhaft ruinieren würde, wenn man sie ließe« (Neely und McMurtry 1986, S. 88).

Das unersättliche, habgierige Verhalten der »Königin« bringt ihre Kinder nicht selten in große Verlegenheit. Ihre Missachtung aller Regeln und die Tatsache, dass sie sich selbst als etwas Besonderes betrachtet, kann einem Angst machen. Nach der Ermordung seines Vaters war Robert Lincoln tief bestürzt über das Verhalten seiner Mutter, insbesondere über ihre Bemühungen, beim Kongress eine Witwenpension zu erwirken. Sie hatte an verschiedene Kongressabgeordnete Bettelbriefe geschrieben, in denen sie den Anschein erweckte, sie sei von akuter Verarmung bedroht. Nach ihrem Tod im Jahre 1882 jedoch hatte Robert über 64 schwere Truhen voller Kleider, Schmuck und Gewänder, die niemals getragen worden waren, zu verfügen.

Sie ist ehrgeizig und entschlossen; vermittelt manchmal den Eindruck, sie sei stark.

Die Borderline-»Königin« erscheint Leuten, die sie nicht gut kennen, manchmal unbesiegbar, stark und mutig. Von ihrer Schwester wurde Mrs. Lincoln als »die ehrgeizigste Frau, die ich je gesehen habe«, beschrieben

(Simmons 1970, S. 53). Meine Patientin Lindsey war in Beziehungen zu andern der dominierende Teil und nahm in Gruppen stets die Führungsrolle ein. Sie nahm von vorneherein nur zu solchen Leuten Beziehungen auf, die sich kontrollieren ließen.

Baker (1987) berichtet, dass »Mary Lincoln, wenn sie ihren Kopf nicht durchsetzen konnte, Kabinettsbeamte bedrängte und auf ihren Empfängen Druck auf staatliche Beamte ausübte« (S. 203). Die »Königin« wird ganz und gar bestimmt, ja sie ist getrieben von dem heftigen Wunsch, das was sie will auch zu erreichen, sie ist davon geradezu besessen. Aber sie würde sich nur zu gerne befreien von der inneren Leere, die, wenn es sich gerade trifft, zu destruktivem Verhalten führen kann.

Lindseys Kinder warfen ihr vor, ihr Besitz sei ihr wichtiger als sie. Als ihr Sohn sie anrief, um ihr zu sagen, dass er einen Autounfall gehabt hatte, fragte Lindsey zuallererst nach dem Zustand des Autos. Ihr Sohn sagte zu ihr: »Dir ist nichts wichtig als du selbst und deine Habseligkeiten!« Lindsey hatte das Gefühl, dass er Recht hatte.

Das Motto der »Königin«: Alles dreht sich um mich

Die Hartnäckigkeit der »Königin« steht in scharfem Gegensatz zu der Hoffnungslosigkeit des »verwahrlosten Kindes« und der Zurückgezogenheit der »Einsiedlerin«. Die »Königin« gibt niemals auf. Widrigkeiten verstärken ihr verbissenes Streben nach Entschädigung bloß noch. Von den vier Typen von Borderline-Müttern ist die »Königin« diejenige, die am wenigsten in Gefahr ist, Selbstmord zu begehen. Auch wenn sie damit droht, sich umzubringen, drückt sich darin in der Regel viel weniger der Wunsch zu sterben aus als der Wunsch, Aufmerksamkeit zu erheischen. Allerdings sollte keine Selbstmorddrohung ignoriert werden. Selbstmordversuche, bei denen es in erster Linie darum geht, Aufmerksamkeit zu heischen, können leicht dazu führen, dass die Betroffenen sich unabsichtlich umbringen.

Lindseys Kinder hatten kein Mitgefühl mit ihrer Mutter. Ihr Sohn sagte zu ihr, er habe von ihren unvernünftigen Forderungen und ihren nervenaufreibenden Stimmungsumschwüngen die Schnauze voll. Ihre Kinder fanden, sie sei ausschließlich auf sich selbst bezogen und entfremdeten sich ihr von Jahr zu Jahr mehr. Obwohl Lindsey gelegentlich klagte, sie fühle sich von ihren Kindern nicht geliebt, schien es sie doch auch zu erleichtern, dass sie nichts von ihr erwarteten.

Anders als das »verwahrloste Kind«, das sich mit der Deprivation abfindet, kämpft die »Königin« für das, was sie will, und sie ist entschlossen, den Sieg davonzutragen. Mary Todd Lincoln erlitt im Laufe ihres Lebens zahlreiche Verluste. Der Tod ihrer Mutter in der Kindheit, der Tod von dreien ihrer eigenen Kinder und die Ermordung ihres geliebten Mannes richteten sie emotional zugrunde. Mrs. Lincolns Leben war voller Traurigkeit, aber sie gab nie auf, um finanzielle Entschädigung zu kämpfen. Als Lindseys Anwalt durchblicken ließ, dass ihre Erwartungen hinsichtlich der finanziellen Bedingungen ihrer Scheidung unvernünftig waren, erklärte sie: »Er schuldet mir alles, was er hat! Wenn Sie nicht bereit sind, für mich zu kämpfen, nehme ich mir einen anderen Anwalt!« Lindseys Ehemann akzeptierte die meisten ihrer Forderungen und erklärte sich schließlich sogar bereit, eine höhere Ausbildung zu bezahlen, nicht nur für die Kinder, sondern auch für Lindsey selbst.

Die Botschaften der Borderline-Mutter vom Typ der »Königin«:

- »Du verdienst nur das Beste, aber ich verdiene etwas noch Besseres.«
- »Was mir gehört, gehört mir, und was dir gehört, gehört auch mir.«
- »Es ist nie genug.«
- »Ich liebe dich, wenn ich dich brauche.«
- »Ich mag es nicht, wenn du mich brauchst.«
- »Ich bin eine ganz besondere Ausnahme.«
- »Für mich gelten die Regeln nicht.«
- »Ich verdiene mehr.«
- »Es ist niemals gut genug.«

Als Erwachsene haben die Kinder von »Königinnen« oft eine distanzierte oder konflikthafte Beziehung zu ihrer Mutter. Die Botschaft der »Königin« »Zuerst komme ich«, ruft bei ihren Kindern, die ja das Gefühl haben, selbst viel entbehrt zu haben, unausweichlich Groll hervor. Kleine Kinder zeigen oft regressives Verhalten, wie Daumenlutschen, ständiges Geplapper, klägliches Weinen oder Wutanfälle, um Aufmerksamkeit zu gewinnen. Wenn die Kinder heranwachsen und über mehr eigene Macht verfügen, verschärft sich der Konflikt, weil sie jetzt mit der »Königin« um den Platz im Scheinwerferlicht rivalisieren.

Niemand kann die innere Leere der »Königin« ausfüllen. Häufig weisen die heranwachsenden Kinder ihre Erwartungen zurück und geben es irgendwann auf, ihr gefallen zu wollen. Sie ist in allen Dingen eigen und wählerisch, und weist manchmal Geschenke, die ihre Ansprüche nicht ganz erfüllen, einfach zurück oder kann ihre Enttäuschung nur notdürftig verbergen. Manchmal fürchten die Kinder ihren Geburtstag, sie haben Angst davor, Geschenke für sie einzukaufen oder sie zum Essen einzuladen. Solche Kinder hungern nach,

Anerkennung und Bestätigung und sind stets in Gefahr, in Hoffnungslosigkeit zu versinken. Sie hoffen, die Mutter nicht zu verlieren, indem sie ständig nach Perfektion streben, – nur um dann die Erfahrung zu machen, dass die Liebe der »Königin« an Bedingungen geknüpft ist. Sobald das Kind versagt, zieht sie sich zurück.

Lindseys Kinder schienen dazu bestimmt, sich selbst zu zerstören. Für ihre Tochter war der Drogenkonsum ein Ausweg aus einer Beziehung, in der sie nie gewinnen konnte, und ihr Sohn schmiss die Schule. Lindseys Tochter zeigte Symptome einer Borderline-Persönlichkeit vom Typ »verwahrlostes Kind«, und bei ihrem Sohn war das gleiche wütende Verlangen spürbar, das Lindsey bei sich selbst festgestellt hatte, das Gefühl, dass er sich alles herausnehmen konnte, und die Tendenz, andere auszunutzen. Die Zukunft ist den Kindern einer »Königin« häufig verstellt oder in verhängnisvolles Dunkel gehüllt.

Manche Kinder lernen zu spät, dass es keinen Sinn hat, wenn sie versuchen, die »Königin« zu kontrollieren, es ist besser, wenn sie sie ihr eigenes Leben leben lassen. Robert Todd Lincoln zahlte einen hohen Preis, weil er versuchte, das selbstzerstörerische Verhalten seiner Mutter unter Kontrolle zu bekommen. Als sie aus der Heilanstalt entlassen wurde, verwandelte sich ihr paranoides Verhalten in Rache. Es ist belegt, dass sie in dieser Zeit drohte, Roberts Tochter entführen und einmal gar, ihn selbst töten zu lassen. Zu seinen Lebzeiten schützte Robert Lincoln die Privatsphäre seiner Mutter so gut er konnte. Nach seinem Tod entdeckte sein Enkel ein Bündel Papiere mit der Aufschrift »MTL, Dokumente ihrer Geisteskrankheit«. Robert Todd Lincoln hatte verfügt, dass die Papiere frühestens zwanzig Jahre nach seinem Tod freigegeben werden dürften. Auch wenn Mary Todd Lincolns Biograf, J. Baker (1987), Robert den Vorwurf macht, seiner Mutter gegenüber damit »einen unverzeihlichen Vertrauensbruch« begangen zu haben (S. 350), sind diese Dokumente, so bedrückend und quälend sie sein mögen, doch ein Beweis für die Wahrheit. Obgleich Borderline-Mütter vom Typ der »Königin« ihre Kinder emotional opfern, gehen diese doch häufig bis zum Tod, um ihre Mutter zu schützen.

6 Die »Hexe«

»Weißt du was, Mann? … wir wollen morgen in aller Frühe die Kinder hinaus in den Wald führen, wo er am dicksten ist … Sie finden den Weg nicht wieder nach Haus, und wir sind sie los.«

Hänsel und Gretel

»Wenn ich meiner Mutter von meinen Ängsten erzähle, ist das, als würde ich einer Spinne Fliegen füttern. Sie lässt es sich genießerisch auf der Zunge zergehen. Nichts bereitet ihr mehr Befriedigung, als zu wissen, wie sie mir Angst machen kann.«

Therapeuten hören grauenerregende Geschichten von Kindesmissbrauch, die nie in die Schlagzeilen kommen. Die Medien scheinen fasziniert von Geschichten über Kinder, die sterben – als ob das Leiden derer, die überleben, in irgendeiner Weise weniger schreckenerregend wäre. Die Kinder von Borderline-Müttern vom Typ der »Hexe« kommen nie über ihre Angst hinweg. Amy, eine fünfzigjährige Patienten, hatte das Schicksal, von einer »Hexe« aufgezogen worden zu sein, zwar überlebt, aber selbst noch mit fünfzig Jahren litt sie unter dem tödlichen, Geist und Seele betäubenden, Geist und Seele zur Erstarrung bringenden Terror, unter dem sie stand und den sie so beschrieb:

»Nach all den Jahren gerate ich immer noch in Anspannung, wenn meine achtzigjährige Mutter zu nahe neben mir sitzt. Mein Atem wird flach, während ich angespannt auf ihren Atem achte. Ich darf es nicht merken lassen, dass ich nur darauf warte, angegriffen zu werden. Meine Muskeln schmerzen von der Anspannung, still sitzen zu bleiben. Wenn ich schließlich eine Gelegenheit finde, von ihr wegzurücken, entspanne ich mich. Mit ihr zusammen in einem Auto gefangen zu sein, ist das Schlimmste. Ich muss wenigstens in der Lage sein, weglaufen zu können.«

Manche Kinder überleben vielleicht einfach deshalb nicht, weil sie noch zu klein sind, um wegzulaufen. An einem warmen Herbstabend 1994 schnallte Susan Smith, eine von ihrem Mann getrennt lebende Mutter zweier kleiner Kinder, ihre Kinder im Auto fest und fuhr mit ihnen los (siehe Rekers 1996). Wenige Augenblicke später fing ihr dreijähriger Sohn Michael zu weinen an. Seine Mutter fuhr ziellos in der Gegend herum, sie schluchzte und zerbiss sich die Nägel. Auch Michaels vierzehn Monate alter Bruder Alex spürte wohl, dass etwas nicht stimmte. Ab einem Alter von etwa sieben Monaten[9] ist ein Baby fähig, die Stimmung seiner Mutter aufzunehmen. Die

9 Stern (1992) legt dar, dass Säuglinge im Alter von etwa sieben bis neun Monaten ein subjekti-

Kinder von Borderline-Müttern wissen, wann die gute Mutter sich in die »Hexe« verwandelt hat.

Susan Smith führ an einen See in der Nähe von Union, South Carolina, und parkte ihren Wagen am oberen Ende einer Schiffsrampe. Sie stieg aus, löste die Handbremse und ließ den Wagen mitsamt ihren kleinen Kindern, die im Wagen angeschnallt waren, ins Wasser rollen. Sie hielt sich die Ohren zu, so dass sie die Schreie der Kinder nicht hören konnte und rannte die Schiffsrampe hinauf, während das Auto in den See rollte. Es dauerte sechs Minuten, bis der Wagen, der von der Rampe langsam ins Wasser getrieben wurde, gesunken war. Davis Smith, der Vater von Alex und Michael, erinnerte sich:

Es gab ein paar Dinge, die mir keine Ruhe ließen und die ich in der Zeit nach den Morden erfuhr (...). Ich konnte daraus nur einen Schluss ziehen. Susan hatte zugesehen, wie der Wagen unterging. Sich das vorzustellen, war zu schrecklich, zu grauenhaft. Dass Susan dabeistand und zusah, wie Michael und Alex starben. Wenn das die Wahrheit war, dann musste es etwas wirklich Böses in Susans Charakter geben, etwas Unaussprechliches (Smith 1995, S. 229).

Die ganze Nation glaubte ihrer anfänglichen Behauptung, die Kinder seien mit dem Auto entführt worden. Sie flehte die Kidnapper über die staatlichen Fernsehsender an, ihren Kindern nichts anzutun. Neun Tage später, als sie gestand, dass sie die Kinder hatte ertrinken lassen, verwandelte sich das öffentliche Mitgefühl in hasserfüllte Empörung.

Susan Smith opferte ihre Kinder, um nicht von ihrem Freund, dem reichen Erben des größten Industrieunternehmens in der Stadt, verlassen zu werden.[10] Er hatte Susan einen Brief geschrieben, in dem er ihr erklärte, er habe kein weiteres Interesse mehr an einer Beziehung zu einer Frau mit zwei Kindern, und so entledigte sie sich der Kinder. Das Fernsehpublikum, das ratlos vor ein paar Privatvideos saß, auf denen man diese junge Mutter sehen konnte, wie sie mit ihren zwei kleinen Kindern spielte, war sprachlos. Sie schien so normal zu sein. Wie war das möglich?

---

ves Selbst entwickeln, das ihr Bedürfnis nach Affektabstimmung spiegelt. Sie sind in diesem Stadium fähig, Stimmungen bei ihrer Betreuungsperson sowohl hervorzurufen als auch darauf zu reagieren.

10 Susan und ihr Ehemann David hatten zu dem Zeitpunkt, als Susan ihre Kinder ertränkte, bereits die Scheidung eingereicht und lebten getrennt. Susans Liebhaber hatte ihr am 17. Oktober 1994 einen Brief geschickt, in dem er die Gründe darlegte, warum er ihre Beziehung beenden wollte: »(...) wie ich dir schon früher gesagt habe, gibt es einige Dinge in deinem Leben, die für mich nicht passen, und, ja, ich meine damit deine Kinder« (Rekers 1996, S. 131).

Wir können zwei Dinge aus diesem Fall lernen. Erstens, die Angst einer Borderline-Persönlichkeit vor dem Verlassenwerden kann zu schweren Verzweiflungstaten führen. Zweitens, wenn die Umgebung nicht erkennt, dass sie es mit einer Borderline-Persönlichkeit vom Typ der »Hexe« zu tun hat, kann das tödliche Konsequenzen haben. Angehörige, Freunde und Fachleute müssen die Kompetenz entwickeln, die Symptome einer Borderline-Störung zu erkennen, und sie müssen darauf bestehen, dass die Betroffenen eine Therapie machen – oder sie zahlen weiterhin einen hohen Preis für ihre Ignoranz.

Es muss eindeutig festgestellt werden, dass die meisten Borderline-Mütter ihre Kinder nicht töten. *Die meisten Borderline-Mütter misshandeln ihre Kinder nicht körperlich.* Doch die Kinder einer »Hexe« leben in Angst und Schrecken, sie fürchten ihre Macht. Schon der Ausdruck ihrer Augen lässt ihre Herzen vor Angst schneller schlagen, und Worte können ihre Seele zerstören.

Der Herzschlag der Mutter ist der erste Ton, den ein Kind vernimmt. Im Handel sind Geräte erhältlich, die den steten Rhythmus des mütterlichen Herzschlags imitieren, mit ihnen lassen sich Neugeborene beruhigen. Kleinkinder sind innigst vertraut mit dem Klang der mütterlichen Stimme und dem Rhythmus ihres Atems. Wenn das Herz der »Hexe« kalt wird und ihr Atem flach, dann erstarren ihre Kinder vor Angst. Denn sobald die »Hexe« auftaucht, ist alles möglich.

Am 19. Mai 1983 fuhr Diane Downs mit ihren Kindern zu einer abgelegenen Straße, holte ein Gewehr aus dem Kofferraum und erschoss die Kinder, während sie hilflos im Auto saßen. Die siebenjährige Cheryl war sofort tot, aber die neunjährige Christie und ihr dreijähriger Bruder überlebten wie durch ein Wunder. Nach vielen Monaten ärztlicher Behandlung, mit Hilfe von Sprachtherapie und Psychotherapie war Christie schließlich so weit, sie konnte aussagen, dass ihre Mutter auf sie und ihre Geschwister geschossen hatte. Die neunjährige Christie Downs spricht für alle Kinder von Borderline-»Hexen«, wenn sie fragt: »Warum hat niemand gehört, wie wir geschrieen haben? Wir haben geschrieen und geschrieen« (In: Rule 1987, S. 463).

Bei sämtlichen Arten haben die Schreie der Jungen eine bestimmte physiologische Funktion: Sie lösen bei der Mutter die Schutzreaktion aus. Ihre gellenden Schreie haben die Funktion, tief ins Herz der Mutter einzudringen, und bringen sie dazu, ihren Kindern so schnell wie möglich zu Hilfe zu eilen. Eine menschliche Mutter ist schon am dritten Lebenstag ihres Kindes in der Lage, sein Schreien ganz klar vom Schreien anderer Kinder zu unterscheiden. Aber Diane Downs richtete das Gewehr auf ihre schreienden Kinder und drückte trotzdem ab.

Kinder sind die ersten, die merken, dass mit ihrer Mutter etwas nicht stimmt, und sie sind die letzten, die es zugeben würden. Aber die öffentliche Reaktion auf Christina Crawfords Autobiografie zeigt, wie leicht andere bereit sind, den Kindern selbst dann nicht zu glauben, wenn diese bereits das Erwachsenenalter erreicht haben. In ihrem zweiten Buch mit dem Titel *Survivor* (1988) schrieb Christina: »Es wäre mir niemals in den Sinn gekommen, dass [man mir nicht glauben] (…) und statt dessen ein Albtraum auf mich warten würde (…) denn mein Selbstgefühl wurde mit der Publikation meines Buches *Mommie Dearest* erneut aufs Heftigste erschüttert (…) niemals hätte ich gedacht, dass es jahrelange, seelenvernichtende Kontroversen entfachen könnte, die mein Leben und meine geistige Gesundheit bedrohen würden« (S. 13). Christina war überzeugt, dass der fast tödlich verlaufene Schlaganfall, den sie kurze Zeit später erlitt, eine Folge der persönlichen Verleumdungen war, denen sie nach der Veröffentlichung von *Mommie Dearest* ausgesetzt war.

Die Stimmen der Kinder werden durch die Angst, man werde ihnen doch nicht glauben, leicht zum Verstummen gebracht. Hätte der dreijährige Michael Smith auf wunderbare Weise überlebt – hätte er wohl irgendjemandem erzählt, dass seine Mutter versucht hatte, ihn zu ertränken? Hätte irgendjemand ihm geglaubt? Niemand will glauben, dass eine Mutter ihr eigenes Kind opfern könnte, am allerwenigsten das Kind selbst.

Louise Kaplan (1981) schreibt, normalerweise sei die Mutter der »Heimatstützpunkt« (S. 23), der dem Kind die Sicherheit gibt, mutig in die Welt hinauszugehen, in der Gewissheit, dass es sicher in den Hafen zurückkehren wird. Die Kinder der »Hexe« haben keinen sicheren Hafen. Weil die »Hexe« meist auftaucht, wenn Mutter und Kind allein miteinander sind, gibt es keine Zeugen, die die Erfahrung des Kindes bestätigen könnten. Die Kinder der »Hexe« fühlen sich daher wie die Gefangenen in einem geheimen Krieg. Wenn sie herangewachsen sind, unterdrücken sie oft unbewusst ihre Erinnerungen, und ihr Grauen verwandelt sich in Hass. Der erwachsene Sohn einer »Hexe« wird vielleicht zu einem sadistischen Serienmörder, der Geschlechtsverkehr nur mit toten Frauen haben kann, die ihn nicht zurückweisen oder demütigen können.[11]

Die Kinder von Borderline-»Hexen« wissen, dass ihre Mutter Menschen verschwinden lassen kann. Sie haben erlebt, dass sie Menschen mit Worten

11 Leser, die mehr Informationen über die frühen Kindheitserfahrungen von vielfachen Frauenmördern suchen, sollten sich mit den Forschungsarbeiten von Dorothy Otnow Lewis vertraut machen. Das von ihr gesammelte Material legt nahe, dass einige dieser Männer das Todesurteil akzeptieren, während sie ihre Mütter eisern zu schützen versuchen und jede Erinnerung an sexuellen Missbrauch durch die Mutter verdrängen. Siehe Lewis u.a. 1986.

zerfetzen und den Ruf derer, die sie verraten haben, vernichten oder mit falschen Anschuldigungen mitten ins Herz treffen kann. Sie wissen, wie es ist, nach verbalen Attacken, bei denen es einem das Herz herumdreht und die Seele zerreißt, im Nichts zu versinken. Alex und Michael Smith versanken in der Dunkelheit, und sie wussten, was alle Kinder von Borderline-»Hexen« wissen – dass ihre eigene Mutter sie opferte, um sich selbst zu retten.

Wenn man eine Borderline-»Hexe« erkennen will, darf man nicht bloß einen flüchtigen Blick auf ihren äußeren Charakter werfen. Susan Smith führte im Jahre 1994 eine ganze Nation an der Nase herum. Die Suche nach ihren Kindern kostete den Steuerzahler mehr als zwei Millionen Dollar und brach unzähligen Menschen fast das Herz. In seinem Buch *Beyond all Reason* schreibt ihr entsetzter Ehemann, er glaube, sie bedaure ihre Tat nicht wirklich. David Smith (1995) schreibt:

Wenn ich an den Besuch zurück dachte, fiel mir vor allem auf, dass sie nicht den Eindruck machte, es tue ihr wirklich leid, auch wenn sie das immer wieder sagte. Wäre ich an ihrer Stelle gewesen, ich wäre auf dem Boden gelegen, hätte ihre Fußgelenke umklammert und aus tiefster Seele geschrieen, dass es mir leid tue, und um Vergebung gefleht.

Es war wie bei ihrem schriftlichen Geständnis. Wenn man es liest, spürt man, dass sie eigentlich gar nicht von den beiden Jungen spricht. Sie sagt ein paar Mal, es tue ihr leid, und das war's dann. Es geht vor allem um Susan, wie Susan sich fühlt (S. 246).

Wenn man die Gefahr einschätzen will, die eine Borderline-»Hexe« für ihre Kinder bedeutet, ist absolut notwendig, dass man ihre Gefühle versteht. Die Menschen, die ihr am nächsten stehen, spielen die Zeichen ihrer Verzweiflung meist so lange herunter, verleugnen oder ignorieren sie, bis die Katastrophe da ist. Auch wenn Verleugnung manchmal durchaus nützlich sein kann, um unangenehme Emotionen zu vermeiden, so verhindert sie doch die Möglichkeit einer rechtzeitigen Intervention und kann daher tödliche Konsequenzen haben.

Nach ihrer Festnahme schrieb Susan Smith an ihren Mann einen Brief, in dem sie darüber klagte, dass »niemand sich auch nur einen Pfifferling um mich schert« (Smith 1995, S. 214). David Smith schreibt: »Ich konnte es nicht glauben. Der Brief schockierte mich. Ich hatte den Eindruck, dass Susan den Kontakt zur Realität verloren hatte. Ich fragte mich: Was für eine Frau war das, die einen solchen Brief schreiben konnte, nachdem sie ihre Kinder getötet hatte?« (S. 214)

Die »Medea«

Die »Medea« ist die am stärksten pathologische Ausprägung der Borderline-»Hexe«. Wie die »Hexe« kann jede der drei anderen Arten von Borderline-Müttern unter bestimmten Umständen zur »Medea« werden; aber die meisten Borderline-»Hexen« fallen nicht in diese Kategorie. »Medea«-Mütter sind äußerst selten.

Im Jahre 431 v. Chr. schrieb der griechische Dramatiker Euripides ein faszinierendes Drama über eine Mutter, die ihre beiden Söhne ermordete, um ihren treulosen Ehemann zu bestrafen.[12] Viele Jahrhunderte später, als das Stück im Jahre 1947 am Broadway aufgeführt wurde, schrieb ein Kritiker (In: Young 1953), während es noch glaubhaft sei, dass eine »abgelegte Ehefrau sich ihrer blonden Nachfolgerin auf jede in ihrer Macht stehende Weise entledigt (...) ist der darauf folgende Kindsmord zu viel« (S. 89). Doch das Schauspiel *Medea* hat als die heroische Geschichte einer mörderischen Mutter die Zeiten überdauert, und zwar aufgrund ihrer inneren Wahrheit: aufgrund der verstörenden Realität, dass Zurückweisung – im Falle von Medea durch den Mann, der ihr die Welt bedeutete – manche Frauen zum Kindesmord treiben kann.

Wie Medea rechtfertigte Susan Smith den Mord an ihren Kindern damit, dass das Leben sie betrogen hatte. Medea beschwört sich selbst mit den Worten: »Verbann die Weichheit, denke nicht, wie lieb sie sind,/ Dass dein sie sind, dass du die Mutter! Oh, vergiss/ Du deiner Kinder nur den einen kurzen Tag,/ Und dann bewein sie! Wenn du gleich sie töten musst,/ Du liebst sie dennoch – ach, ich unglückselges Weib!« Susan Smith schrieb: »Warum hatte ich ein so schlechtes Leben? Ich war auf die niedrigste Stufe herabgesunken, als ich meine Kinder über diese Schiffsrampe ins Wasser rollen ließ« (Rekers 1996, S. 117).

Adler (1985) legt dar, dass Borderline-Patienten ständig darum ringen, mit ihrer Trennungsangst fertig zu werden, dass sie »gezwungen sind, sich [auf andere] zu verlassen (...), um in ausreichendem Maß das Gefühl zu haben, gehalten und getröstet zu werden und so ihre Trennungsangst zu beherrschen – um die panische Angst vor Vernichtung zu vermeiden« (S. 82). Jede Zurückweisung ist ein Auslöser für die verzweifelte Angst, in den kalten, dunklen Abgrund der Verlassenheit zu sinken, ein Geschick, das für »Hexen« schlimmer ist als der Tod. Aus diesem Grund ist Mord für sie eine reale Option.

---

12 Die Zitate aus dem Drama *Medea* des Euripides werden zitiert nach: Griechische Tragiker. Aischylos/Sophokles/Euripides. In der Übertragung von J. A. Hartung (Leipzig S. 1848ff.). München (Winkler-Verlag) 1958.

Und die von Angst und Schrecken heimgesuchten Kinder der Borderline-»Hexe« spüren ihre verzweifelte Entschlossenheit, sie spüren, wie sich der mütterliche Instinkt, die eigenen Kinder zu beschützen, bei ihr grauenvoll in Hass und Rache verkehrt.

Die des Mordes überführte Diane Downs erhielt Kopien der Fotos, die bei der Autopsie ihrer Tochter gemacht worden waren. Sie bestand darauf, ihren Mitgefangenen die gräulichen Bilder zu zeigen, als ob sie sagen wollte: »Schaut her, wozu ich fähig bin!« Ihr finsterer Gesichtsausdruck wurde in einem Fernsehinterview eingefangen, als der von Ekel und Abscheu erfüllte Reporter Diane Downs' allzu anschauliche Beschreibung des blutbeschmierten Autos unterbrach. »Es war ein Lächeln – aber was für ein merkwürdiges Lächeln – mit zusammengekniffenen Augen, ihre Lippen zu einem hämischen Grinsen verzogen« (In: Rule 1987, S. 287).

Die Befriedigung ihres Bedürfnisses nach Macht und Kontrolle und die Lust, andere in Angst und Schrecken zu versetzen, ist für Borderline-»Hexen« eine Quelle des Stolzes. Nachdem sie selbst als Kinder ohnmächtig und von Angst und Entsetzen heimgesucht waren, projizieren sie ihre unterdrückte Wut, ihre Angst und ihr Entsetzen nun auf andere. Das Gefühl, als Person wichtig zu sein, beziehen sie in erster Linie aus der Fähigkeit, andere in Angst zu versetzen, und wenn ihnen das gelungen ist, können sie ihren Stolz nur schwer verbergen.

Die meisten Borderline-»Hexen« opfern ihre Kinder nicht in einem äußeren, körperlichen Sinn. Häufiger ist die emotionale Opferung der Kinder. So wird eine Borderline-»Hexe«, die entdeckt, dass ihr Mann ihre Tochter sexuell belästigt hat, in den meisten Fällen die Tochter bestrafen und *sie* aus dem Hause jagen. Den Ehemann bestraft sie dadurch, dass sie ihm das Objekt seines Begehrens entzieht. Die Borderline-»Hexe« betrachtet das Ganze ausschließlich unter dem Gesichtspunkt, dass ihr selbst Unrecht widerfahren und dass sie selbst verletzt worden ist – das Trauma, das das Kind erleidet, sieht sie nicht. Eine Art Pseudo-Selbstgerechtigkeit, manchmal auch der Versuch, ihr Verhalten mit religiösen Überzeugungen zu rechtfertigen, kaschiert, dass sie zu echter Reue nicht fähig ist. Sie klammert sich an die Überzeugung, dass ihr Verhalten Vergebung finden wird, und dass sie nichts anderes getan hat, als ihren Kindern weiteres Leid zu ersparen. Susan Smiths eiskalte Worte zeigen, wie verdreht ihre Perspektive war: »Meine Kinder Michael und Alex sind jetzt bei unserem Himmlischen Vater, und ich weiß, dass ihnen nun nie mehr ein Leid geschieht. Für mich als Mutter bedeutet das mehr, als Worte jemals ausdrücken könnten« (In: Rekers 1996, S. 117).

Eine Borderline-»Hexe« kann wahnsinnig eifersüchtig auf ihre Tochter sein, häufig erträgt sie die geringsten Anzeichen von Zärtlichkeit zwischen ihrem Mann und ihrer Tochter nicht und beschuldigt den Vater sogleich des Inzests. Eine Patientin erzählte, ihre Mutter habe jedes Mal, wenn sie den Vater beim Spielen mit ihr beobachtet habe, einen Wutanfall bekommen und dem Vater vorgeworfen, er sei ja »krank«. Die Patientin, die durch die Reaktion der Mutter ganz verwirrt war, dachte, sie hätte etwas Böses getan. Sie fühlte sich schuldig, weil sie ihren Vater liebte, was die Lösung des Ödipuskomplexes besonders schwer machte.

Die »Hexe« ist häufig deshalb unfähig, Äußerungen von Zärtlichkeit zwischen Vater und Tochter zu ertragen, weil sie sich ausgeschlossen und verlassen fühlt. Innerlich sagt sie sich etwa Folgendes: »Mit *mir* spielt er nie, *wir* haben nie Spaß miteinander. Er ist mein Mann. Ich sollte für ihn an erster Stelle stehen. Irgendetwas mit *ihm* stimmt nicht.« Ihre Eifersucht kann eine mörderische Wut gegen das Kind zur Folge haben.

Schuldgefühle halten die »Medea« nicht von ihrem Tun ab, weil sie sich in ihrem Handeln gerechtfertigt fühlt. Die griechische Sagengestalt Medea bestätigt sich selbst: »(…) meine eignen Kinder muss/ Ich töten. Niemand lebet, der sie retten kann!/ Und hab ich Jasons ganzes Haus zertrümmert dann,/ So eil ich fort, von meiner teuren Kinder Mord/ Hinweg, vom Lande, das mich zwang zur Greueltat!/ Verhöhnt mich sehn von Feinden, Beste, duld ich nicht.«

Als Diane Downs durch das Tor des Zuchthauses schritt, »trug sie hautenge Levi's Jeans, so eng, dass jede Rundung, jeder Spalt und jede Falte betont wurde. Ihre Jeans waren in ein Paar verrückter Stiefel hineingesteckt (…) glänzendes schwarzes Leder mit 15 cm hohen, mit Nägeln beschlagenen Absätzen. Ja, die Gefangenen im staatlichen Zuchthaus würden sich an die Ankunft von Diane Downs erinnern. Sie sah gemein aus, sie sah böse aus, und sie sah sexy aus. Sie wollte nicht wie (…) eine trauernde Mutter aussehen« (Rule 1987, S. 448).

Die »Medea« mag ihre Kinder opfern, aber sie opfert niemals, niemals ihren Stolz.

Der emotionale Zustand der »Hexe«: Vernichtende Wut

> »Die Alte hatte sich nur so freundlich angestellt, sie war aber eine böse Hexe, die den Kindern auflauerte, und hatte das Brothäuslein bloß gebaut, um sie herbeizulocken.«
>
> *Hänsel und Gretel*

Gavin De Becker (1997) erhebt in seinem Buch *The Gift of Fear* die Mahnung: »Wir müssen lernen und das auch unseren Kindern beibringen, dass Nettigkeit nicht gleich bedeutend ist mit Güte (…). Menschen, die danach trachten, andere zu kontrollieren, präsentieren sich zu Anfang fast immer als nette Person« (S. 67). Clarnell Kemper übte ihren Beruf als Verwaltungsassistentin an der Universität von Südkalifornien offenbar kompetent aus und war bei ihren Kollegen wohlgelitten. Die »Hexe«, die sich hinter ihrer äußeren Fassade verbarg, entdeckten sie offenbar nicht. An ihrem Arbeitsplatz kann die »Hexe« voll funktionsfähig sein, *so lange sie nicht bedroht oder in die Ecke getrieben wird.*

Cheney (1976) beschrieb die Erfahrungen, die Mr. Kemper, ihr Ex-Ehemann, im Zusammenleben mit ihr gemacht hatte. »Die Selbstmordkommandos im Krieg und später die Atombombentests waren nichts im Vergleich zu dem, was er im Zusammenleben mit seiner Frau Clarnell mitgemacht hatte« (S. 8). Mr. Kemper erinnerte sich, dass »[sie] mir als erwachsenem Mann mehr zusetzte als dreihundertsechsundneunzig Tage und Nächte an der Front. Ich geriet in völlige Verwirrung, und über eine längere Zeitspanne erschien mir nichts mehr sicher« (Cheney 1976, S. 8).

Clarnell Kemper war eine große, kräftige Frau mit lauter Stimme, die einen Sohn und zwei Töchter zur Welt gebracht hatte. Als ihr Sohn Edmund neun Jahre alt war, ließen sie und ihr Mann sich scheiden. Ein Jahr später entdeckte Edmunds Vater mit Entsetzen, dass Clarnell ihren Sohn nachts im Keller einzusperren pflegte. Edmund hatte entsetzliche Angst, es gab nur eine Tür, die aus dem Keller heraus führte, und die war durch den Küchentisch verstellt.

Das Dunkel im Innern der Borderline-»Hexe« ist vernichtende Wut. Jede Mutter verliert einmal die Nerven, aber normale Mütter wenden sich nicht gegen ihre Kinder, sie stellen ihnen keine Fallen, sie machen sie auch nicht lächerlich, sie demütigen sie nicht, und sie finden kein Vergnügen daran, sie leiden zu sehen. Eine normale Mütter würde ihre Leben hingeben, um ihre Kinder zu retten. Die Borderline-»Hexe« dagegen opfert ihr Kind, um sich selbst zu retten. Lachkar (1992) hat beobachtet, dass »Borderline-Persönlichkeiten häufig sich selbst, ihre Familie oder ihre Kinder opfern. Bei Sorgerechtsverhandlungen werden die Kinder zum Opferobjekt, sie stehen im Mittelpunkt der juristischen Argumentation, sie erleiden Deprivation, sie sollen Vermittler sein und werden wie kleine Erwachsene behandelt, die die Rolle des Mediators, Therapeuten und Retters spielen« (S. 78).

Nur wenige Borderline-Mütter sind ständig »Hexen«, und manche von ihnen sind *niemals* »Hexen«. *Es ist die Wahrnehmung des Kindes, die eine Mutter als Borderline-»Hexe« definiert.* Die »Hexe«, die sich in einer Borderline-Mutter vom Typ »verwahrlostes Kind«, in der »Einsiedlerin« und der »Königin« verbirgt, erscheint nur denen, die ihre Wut hervorrufen. Die »Hexe« repräsentiert einen Ich-Zustand, der durch Kritik, Verrat, oder Verlassenwerden hervorgerufen wird. Aussehen und Verhalten der »Hexe« sind deshalb irreführend. Wie eine Katze, die eine Maus im Visier hat, liegt sie auf der Lauer und schlägt zu, wenn das Kind es am wenigsten erwartet; so macht sie es zum Beispiel glauben, sie sei nicht mehr böse, um dann ihrer Wut ungezügelt freien Lauf zu lassen. Jede »Hexe« hat ihr eigenes, einzigartiges Verhaltensmuster, das sowohl ihre frühe Erfahrung als auch die Art ihrer Beziehung zu einem besonderen Kind widerspiegelt.

Die Borderline-Mutter, die *überwiegend* als »Hexe« erscheint, ist voller Selbsthass, als Folge einer Kindheit, in der vollständige Unterwerfung unter eine feindselige oder sadistische Betreuungsperson von ihr verlangt wurde. Es *kann* sein, dass die »Hexe« antisoziales Verhalten an den Tag legt, wie etwa gewohnheitsmäßiges Lügen, extrem ausbeuterisches Verhalten, sexuelle Promiskuität oder eine Neigung zu physischem, sexuellem oder verbalem Missbrauch – oder sie ist eine kalte, versnobte, selbstgerechte, versagende »Hexe«. Wie auch immer, sie wird ihre Kinder in die gleiche Falle locken und in derselben Weise täuschen, wie sie einst selbst getäuscht worden ist. Es kommt vor, dass sie ihre Kinder dazu verführt, ihr zu sagen, was sie sich wünschen, um ihnen dann bewusst genau diese Dinge vorzuenthalten. Es kann sein, dass sie ihre Kinder in Situationen hinein drängt, die peinlich oder demütigend für sie sind, und sich dann über sie lustig macht. Es kann sein, dass sie das Vertrauen der Kinder missbraucht, dass sie ihnen ihre Geheimnisse entlockt und sich ihre Ängste zunutze macht. Ihre kalkulierte Grausamkeit kann viele Formen annehmen, während sie der Überzeugung ist, ihr Verhalten sei gerechtfertigt.

Kinder, die es wagen, sich der Kontrolle der »Hexe« zu widersetzen, müssen sich auf noch schlimmere Strafen gefasst machen. Allerdings kommt es vor, dass »Hexen«, die ihre Kinder derart in die Enge treiben, einen Angriff provozieren. Manche Kinder gehen körperlich auf ihre Mütter los, sie versuchen, sich mit dem Messer oder einer anderen Waffe gegen sie zu wehren. Für gewöhnlich jedoch richten sie die Waffe gegen sich selbst. Die Drohung »Wenn du einen Schritt näher kommst, bringe ich mich um«, kann die letzte Zuflucht eines verzweifelten Kindes sein. Edmund Kemper erinnerte sich:

Meine Mutter und ich ließen uns auf fürchterliche Kämpfe ein, einfach schreckliche Kämpfe, gewalttätig und bösartig. Ich habe mir mit keinem andern Menschen so bösartige verbale Schlachten geliefert. Bei einem Mann hätte das zu einem Kampf mit Fäusten geführt, aber sie war meine Mutter, und ich konnte den Gedanken, dass meine Mutter und ich etwas Derartiges machten, nicht ertragen. Sie insistierte hartnäckig, und bloß wegen ganz dummen Dingen. Ich erinnere mich, einmal ging es darum, dass ich meine Zähne putzen sollte (Cheney 1976, S. 37f.).

Mädchen richten ihre Angriffe eher gegen sich selbst als gegen ihre Mütter. Selbstverstümmelung ist ein Ausdruck dafür, dass sich die Wut gegen das eigene Selbst richtet statt gegen die Mutter. Jungen dagegen neigen dazu, ihre Wut nach außen zu kehren, sie schneiden vielleicht kleine Tiere auf an Stelle der Mutter. Mir ist ein Fall bekannt, in dem ein Heranwachsender ein Messer gegen seine Borderline-Mutter richtete und ihr drohte, sie zu erstechen. Im letzten Moment richtete er das Messer jedoch gegen seinen Bauch und erstach sich selbst. Mädchen wie Jungen verletzen sich in der Regel eher selbst, als dass sie ihrer Mutter etwas antun würden. Kleine Kinder schützen ihre Mütter instinktiv, sowohl physisch als auch emotional.

Die Wut der Borderline-»Hexe« ist so gefährlich wie der giftige Biss einer Schlange. Oft ist es für die Betroffenen schwierig, sich an die Worte der »Hexe« zu erinnern, weil sie so unerwartet und so herabsetzend sind. Schon der Klang ihrer Stimme lässt ihre bösartigen Absichten ahnen. Daniel Goleman (1996) legt dar, dass mehr als 90 Prozent einer emotionalen Botschaft nonverbal vermittelt werden und dass daher das, *was* jemand sagt, mit Blick auf die emotionale Wahrheit viel weniger bedeutungsvoll ist, als *wie* er es sagt.

Der Tonfall der »Hexe« übermittelt eine klare Botschaft: giftigen Hass. Aber die Kinder von Borderline-»Hexen« sind wie Schlangenbeschwörer, die, nachdem sie beim Abrichten der Schlange häufig genug gebissen worden sind, immun werden gegen ihr Gift. Im Laufe der Zeit legt sich schließlich eine dicke Schicht Narbengewebe über die Wunden. Die Autorin Susanna Kaysen (1993) beschreibt diese Wirkung sehr effektvoll: »Narbengewebe hat keinen Charakter. Es ist nicht wie Haut. Es zeigt weder Alter noch Krankheit, weder Blässe noch Bräunung. Es hat keine Poren, keine Haare, keine Falten. Es ist wie ein Schutzüberzug. Es schützt und verhüllt das, was darunter ist. Deshalb entwickeln wir Narben; wir haben etwas zu verbergen« (S. 16).

Mit dem Adrenalinausstoß fertig zu werden, der von einem Angriff durch die eigene Mutter ausgelöst wurde, ist nicht leicht. Kinder, die zurückschlagen, werden bestraft. Kinder, die sich selbst verletzen, werden unter Umständen für verrückt erklärt. Kinder, die jemand anderes verletzen, geraten mit dem Gesetz in Konflikt. Die Kinder der Borderline-»Hexe« müssen sich ihrer Kontrolle unterwerfen und leiden an den Folgen internalisierter Wut.

Die Kinderanalytikerin Elisabeth Geleerd (1958) behandelte einen siebenjährigen Jungen, der verlangte, dass sie ihn schlagen sollte. Der Junge erklärte, er habe das Gefühl, die einzige Form der Kontrolle, über die er verfüge, bestehe darin, zu entscheiden, *wann* er geschlagen werde. Alle Kinder brauchen ein gewisses Maß an Kontrolle über ihre Umgebung, damit sie sich sicher fühlen können. Weil die Angriffe einer Borderline-Mutter vom Typ »Hexe« unerwartet und unvorhersehbar sind, erlebt das Kind massive Unsicherheit. Die Angriffe einer »Hexe« sind wie ein Tornado: willkürlich, niederschmetternd und unvorhersehbar. Verständlicherweise sind ihre Kinder ständig auf der Hut und halten wachsam Ausschau nach Veränderungen in der Atmosphäre, die andeuten könnten, wann und wo »der Wind sich dreht« bzw. wann ihre Stimmung »umschlägt«.

Der »Umschlag«

Eine der zerstörerischsten Erfahrungen für die Kinder von Borderline-Müttern ist der »Umschlag«. Der »Umschlag« zeigt sich in einer plötzlichen Attacke, im abrupten Entzug von Liebe und Zärtlichkeit oder in Worten, die so schneidend sind wie ein Rasiermesser und das Herz nicht weniger schmerzvoll durchbohren als ein Pfeil. Die Botschaften, die bei den Kindern ankommen, lauten etwa: »Ich möchte, dass du aus meinem Leben verschwindest«, »Ich wäre besser dran, wenn du nicht da wärst« und »Ich hätte euch niemals zur Welt bringen sollen«. Vielleicht hat das Kind den »Umschlag« selbst unabsichtlich herbeigeführt, indem es 1. Zuneigung für jemand anderes gezeigt hat als die Mutter; 2. nicht gehorcht oder einen unabhängigen Gedanken geäußert hat; 3. die Mutter herabgesetzt hat; 4. sich ein Stück weit von der Mutter differenziert hat; 5. eine andere Meinung vertritt als die Mutter. Die verstörende Realität ist, dass der »Umschlag« durch Umstände herbeigeführt worden sein kann, die überhaupt nichts mit dem Kind zu tun haben. Jede Situation, die das Gefühl auslöst, verraten, zurückgewiesen oder verlassen zu werden, kann dazu führen, dass die gute Mutter sich in eine »Hexe« verwandelt. Es kann sein, dass die Borderline-Mutter sich gegen ihre Kinder wendet, weil ihr Partner nicht da oder sie von ihm frustriert ist.

Kinder haben keinerlei Möglichkeit, zu begreifen, dass der emotionale Zustand der Borderline-Mutter in erster Linie vom Zustand ihrer Beziehung zu ihrer eigenen primären Bezugsperson abhängig ist. Sie können nicht wissen, dass die Mutter ihre Existenz manchmal als Bedrohung für ihre eigenen Existenz betrachtet. Deshalb empfinden sie den »Umschlag« als blind und willkürlich.

De Becker (1977) beschreibt es so: »Es ist wie bei einem Angriff durch Haie – die Tatsache, dass der Angriff ohne Vorwarnung und wie aus dem

Nichts erfolgt, ist das Merkmal menschlicher Gewalttätigkeit, das wir am meisten fürchten (…)« (S. 344). Becker bezieht sich an dieser Stelle auf Erwachsene, aber Kinder haben ein noch viel größeres Bedürfnis nach Vorhersehbarkeit, weil sie so wenig Macht haben. Kinder, die bei einer zu gefährlichen Überfällen neigenden Mutter leben, sind unbewusst ständig damit beschäftigt, die Stimmungen der Mutter zu entschlüsseln. Ein flüchtiger Blick, eine heimliche Geste, eine Verlangsamung oder Richtungsänderung sind Signale eines nahenden »Umschlags«. Die Kinder umklammern die Mutter, sie verstecken sich oder halten sich einfach fest, um das Gefühl der Kontrolle zu haben, das sie so dringend brauchen. Ein anderer Weg, irgendwie die Kontrolle über die Situation zu erlangen, ist es, die Schotten dichtzumachen, jeden Augenkontakt zu vermeiden oder zu schauen, dass man wegkommt.

Die Kinder der »Hexe« haben das Gefühl, sie würden durch ihre Wut hinweggefegt. Welches Kind sie sich als Zielscheibe ihres Zorns auch ausgesucht haben mag, nach dem »Umschlag« fühlt es sich zerschmettert. Es gibt Kinder von Borderline-Müttern, die mit dem Tode bedroht wurden, die meisten von ihnen berichten jedoch, dass sie emotional fallen gelassen, verleugnet oder mit Worten herabgewürdigt wurden. Das preisgegebene Kind wird depersonalisiert, und die Mutter sagt »dieses« Mädchen oder »das« Mädchen (bzw. »der« Junge), sie spricht nicht mehr von »meiner Tochter« oder »meinem Sohn«. Eine Mutter, die den Gebrauch des Possessivpronomens oder den Namen des Kindes bewusst vermeidet, nimmt dem Kind seine menschliche Würde, sie bringt zum Ausdruck, dass sie das Kind in die Verbannung geschickt hat. De Becker weist darauf hin, dass Verbannung für Kinder den Tod bedeutet: »Für alle sozialen Lebewesen, von der Ameise bis zur Antilope, ist Identität der Ausweis für seine Zugehörigkeit zu einer Gruppe, und Zugehörigkeit ist der Schlüssel zum Überleben. Wenn ein kleines Kind seine Identität als Kind seiner Eltern verliert, muss es damit rechnen, verlassen zu werden. Für ein Menschenkind bedeutet das den Tod« (S. 342).

Der »Umschlag« verkehrt die Beziehung zwischen Mutter und Kind in ihr Gegenteil: Wir haben es nicht mehr mit einer Beziehung liebender Akzeptanz, sondern mit einer Beziehung lebensbedrohender Zurückweisung zu tun. Masterson (1980) zitiert einen Patienten, der gesagt hatte, seine Kindheit sei gewesen, »als ob ich ständig auf einer Beerdigung gewesen wäre, es war immer so, als ob ich bald beerdigt werden würde« (S. 18). Die Kinder von Borderline-Müttern sind sich in aller Schärfe bewusst, dass sie jederzeit verbannt und ausgesetzt werden können, sie leben wie illegale Immigranten in steter Angst vor plötzlicher Abschiebung.

Die Stimmung der »Hexe« kann von einer Minute auf die andere umschlagen, sie attackiert ihr Kind, und in der nächsten Minute tut sie so, als ob überhaupt nichts passiert wäre. Ihre blinde Wut scheint ihr Gedächtnis auszuradieren. Kernberg (1983) beschreibt einen solchen Fall:

Eine stationär behandelte Borderline-Patientin pflegte ihren Stationsarzt während der ersten halbstündigen Sitzungen, die sie mit ihm hatte, regelrecht anzuschreien, und zwar so laut, dass man sie in allen Räumen des Gebäudes hören konnte. Nachdem sie dieses Verhalten etwa zwei Wochen lang so fortgesetzt hatte und ihr Therapeut sich außerstande sah, daran mit psychotherapeutischen Mitteln auch nur das mindeste zu ändern, sah er sie eines Tages zufällig kurz nachdem sie sein Behandlungszimmer verlassen hatte. Er selbst war innerlich noch ganz aufgewühlt; um so mehr erstaunte es ihn, dass seine Patientin einen völlig entspannten Eindruck machte, während sie freundlich lächelnd mit einigen Mitpatienten sprach, mit denen sie näher bekannt geworden war (S. 107).

Wenn schon Psychologen und Therapeuten nach dem Wutausbruch einer Borderline-Patientin ins Zittern geraten, wie sollen da Kinder überleben? Die Kinder von Borderline-Müttern versuchen meist alles, was in ihrer Macht steht, um sich in Sicherheit zu bringen. Sie machen genau das gleiche wie Erwachsene, die um ihr Leben kämpfen, sie betteln um Gnade, sie versuchen es mit Schmeicheln, Weinen oder Bitten und versprechen, lieb und gut zu sein. Wenn die »Hexe« wieder verschwindet, ist das Kind unbeschreiblich erleichtert. Aber die Kinder einer Borderline-»Hexe« gewöhnen es sich an, haarscharf auf den Klang ihrer Stimme zu achten, die in der Regel schon früh signalisiert, dass die »Hexe« zurückkehrt. Ist die Stimme der Mutter hochmütig und kalt, dann sind sie in höchstem Maße alarmiert.

Das menschliche Gehirn ist so ausgestattet, dass es sich auf die für das Überleben des Individuums jeweils größte Bedrohung fokussiert. Bei Forschungen (Schacter 1996) an Individuen, die Opfer von Gewaltverbrechen wurden, wurde ein Phänomen festgestellt, das als »Fokussierung auf die Waffe« (S. 210) bezeichnet wurde. Die Opfer von Gewaltverbrechen haben eine exakte Erinnerung an die Waffe, mit der sie bedroht wurden, sind jedoch unfähig, sich an andere Details zu erinnern. Die Kinder von Borderline-»Hexen« erinnern sich meist nicht an die Details früherer Attacken, aber sie reagieren extrem sensibel auf jedes noch so kleine Anzeichen eines drohenden »Umschlags«. Sie erinnern sich genau daran, wie sich im Vorfeld früherer Attacken zunächst der Ton ihrer Stimme, ihr Gesichtsausdruck und ihre Körpersprache verändert haben.

Interaktionen mit der Borderline-»Hexe« sind sowohl für die Mutter als auch für das Kind verheerend und stets potenziell gefährlich. Aber Borderline-»Hexen« haben eine sadomasochistische Charakterstruktur, und deshalb ist es extrem schwierig, wenn nicht unmöglich, ihnen zu helfen. Die »Hexe« wirbelt wie ein Tornado über ihre Kinder hinweg, sie verschont die einen und zerstört die andern, wobei es stets diejenigen trifft, die von ihr als bedrohlich *wahrgenommen* werden. Es kommt vor, dass die Angriffe der »Hexe« ein Kind zu Rachehandlungen provozieren; in diesem Fall ist die »Hexe« der Überzeugung, die Rache des Kindes rechtfertige ihre fortgesetzten Misshandlungen. Ein Teufelskreis entsteht, der seinen Ausgang von den Projektionen der Mutter genommen hat.

Clarnell Kempers Tod (siehe Cheney 1976) exemplifiziert die pathologische Dynamik, die sich zwischen der »Hexe« und dem Kind entwickeln kann. Edmund Kemper ermordete seine Mutter, während sie schlief. Er durchschnitt ihr die Kehle, enthauptete sie und vollzog danach den Geschlechtsverkehr mit ihrem toten Körper. Später schnitt er ihr die Zunge heraus und warf sie in den Mülleimer; so »rächte [er] sich an ihr für all die bösen Dinge, die sie im Lauf der Jahre zu ihm gesagt hatte« (Cheney 1976, S. 187). In der Art, wie Edmund seine Mutter tötete – wie er ihre Verletzlichkeit ausnutzte, wie er sie nach dem Tod entwürdigte und in seiner alles vernichtenden Wut – wiederholten sich all die sadistischen Elemente, die kennzeichnend waren für die Beziehung dieser Mutter zu ihrem Sohn.

Die innere Erfahrung der »Hexe«: Selbstverachtung und die Überzeugung, böse zu sein

> »Die Hexen haben rote Augen und können nicht weit sehen, aber sie haben eine feine Witterung wie die Tiere und merken's, wenn Menschen herankommen.«
>
> *Hänsel und Gretel*

Borderline-»Hexen« besitzen eine laserähnliche Fähigkeit, die verletzlichen Punkte bei anderen zu entdecken. Wie die Hexe in *Hänsel und Gretel* hat die Borderline-»Hexe« einen »scharfen Geruchssinn« für menschliche Schwächen. »Hexen« wissen, was sie sagen müssen, um ihren Kindern Angst zu machen oder sie zu verletzen, und sie bestrafen sie, indem sie sie demütigen und herabsetzen.

Die »Hexe« verhält sich gegenüber dem Kind, das zur Zielscheibe ihrer Wut geworden ist, bitter, fordernd, sarkastisch und grausam. Die anderen

Kinder nehmen die Mutter möglicherweise gar nicht als »Hexe« wahr – nämlich dann, wenn sie keine Eigenschaften haben, die bei der »Hexe« Wut auslösen. Manche »Hexen« sagen Dinge wie: »Ich werde dich töten«, »Ich werde dafür sorgen, dass dein Leben zur Hölle wird«, oder »Das wird nie aufhören«. Solche finsteren, sadistischen Botschaften bringen den Wunsch der »Hexe« nach totaler Zerstörung des Kindes zum Ausdruck. Ist das Kind erst einmal erwachsen, dann sind die Rollen manchmal vertauscht und das Leben der Mutter kann in ernster Gefahr sein.

Edmund Kemper wurde am Ende des achtfachen Mordes überführt, einschließlich des Mordes an seiner eigenen Mutter. Seine Mutter zu ermorden, sei etwas, was er tun *musste*, erklärte er, »jemand, der das alles nur aus der Ferne betrachtet (…) wird darin keinen Sinn oder Verstand sehen und sich keinerlei Reim darauf machen können« (Cheney, S. 132).

Unter den vier Typen von Borderline-Störungen ist die »Hexe« diejenige, die am seltensten eine Behandlung macht. Sowohl ihre eigene Überzeugung, dass sie böse ist, als auch ihre Selbstverachtung hindern sie daran, einem Therapeuten zu vertrauen. »Hexen« haben Angst, in eine Falle gelockt zu werden, und werden häufig gewalttätig, wenn man sie in eine Klinik einweist. Nicht selten fordern sie den Therapeuten heraus, sie attackieren ihn, um Strafe oder Zurückweisung zu provozieren. »Hexen« werden von so mächtigen destruktiven Impulsen geleitet, dass sie offenbar unfähig sind, Hilfe anzunehmen. Ihnen fehlt der Glaube an das grundlegend Gute in ihnen selbst und die Fähigkeit, das Gute in anderen wahrzunehmen, nicht einmal in ihren eigenen Kindern.

Masterson (1981) stellt die These auf, dass manche Borderline-Patienten »zurück möchten – sie möchten nicht, dass es ihnen besser geht« (S. 188). Die Borderline-»Hexe« hat kein Interesse daran, dass man ihr hilft. Sie will Rache. Borderline-»Hexen« suchen unter Umständen therapeutische Hilfe für ihre Kinder, aber niemals für sich selbst. Sie machen den Beruf des Psychiaters oder Therapeuten herunter, weil sie seine Macht fürchten. Die größte Angst der »Hexe« ist die Angst, keine Kontrolle zu haben oder in der Falle zu sitzen.

Borderline-»Hexen« fühlen sich von Psychologen und Therapeuten extrem bedroht, es kommt vor, dass sie Dinge, die dem Therapeuten gehören, beschädigen oder zerstören, dass sie ihn schlagen, beißen oder auf andere Weise körperlich angreifen. Sie wollen diejenigen, die ihnen zu helfen versuchen, zerstören. Eine Borderline-Mutter vom Typ »Hexe«, die ihren Sohn zur Behandlung gebracht hatte, reichte bei der Berufsorganisation des Therapeuten Klage ein und verlangte, dass man ihm die Behandlungslizenz entzog, nachdem er ihr empfohlen hatte, selbst eine Behandlung zu machen. Die

Klage wurde abgewiesen, aber die destruktive Absicht der Mutter war eindeutig.

Borderline-»Hexen« bringen noch eher ihre Kinder zur Therapie, als dass sie für sich selbst Hilfe suchen würden. Sie projizieren ihre eigene Pathologie auf das Kind und erwarten nicht selten, dass das Kind in eine Klinik eingewiesen wird. Weil das »nur böse« Kind die Zielscheibe für die Projektionen der Mutter ist, insbesondere für ihren Selbsthass, will sie, dass das Kind weggeschlossen wird. Für sie ist es eine Notwendigkeit, diesen verhassten Teil ihrer selbst loszuwerden. Wer mit Kindern von Borderline-»Hexen« therapeutisch arbeiten will, muss jeden Schritt sorgfältig überlegen, der Therapeut muss darauf achten, sich selbst in ausreichender Weise zu schützen und zugleich die Interessen des Kindes bestmöglich vertreten. Niemand sollte die Rachsüchtigkeit der Borderline-»Hexe« unterschätzen, und vor allem sollte man dafür sorgen, dass ihr die Kinder nicht schutzlos ausgeliefert bleiben.

Merkmale der Borderline-»Hexe«

Sie kontrolliert und bestraft ihre Kinder auf sadistische Weise.

Ernest Wolf (1988) legt dar, dass »verschmelzungssüchtige« Persönlichkeiten das Bedürfnis haben, andere völlig zu kontrollieren. Die verschmelzungssüchtige Persönlichkeit der Borderline-»Hexe« ruft bei ihren Kindern das Gefühl hervor, verschlungen, erstickt, unterdrückt und eingesperrt zu werden. Noch als Erwachsene träumen die Kinder solcher Mütter davon, im Gefangenenlager zu sein, sie träumen vom Holocaust, von Krieg, Invasion und Naturkatastrophen. Sie fürchten um ihr Leben.

Die »Hexe« braucht vollständige Kontrolle über ihre Kinder, und häufig misshandelt sie das Kind, das zur Zielscheibe ihrer Wut geworden ist. Anders als die Vertreterinnen der drei anderen Typen von Borderline-Störungen ruft das Verhalten der »Hexe« bei anderen Menschen eher Unterwerfung und Angst hervor als Sorge und Mitgefühl. Ihre Kinder sind gezwungen, sich ihrer Kontrolle zu unterwerfen, häufig sind sie Opfer sadistischen emotionalen, körperlichen oder sexuellen Missbrauchs. Die Töchter von Borderline-»Hexen« setzen diesen Teufelskreis fort und werden später selbst Mütter vom Typ der Borderline-»Hexe«.

Wenn kleine Kinder absichtlich von ihren Müttern verletzt werden, ist ihr erster Impuls, die Erkenntnis, dass ihre Mutter die Quelle ihres Schmerzes ist, zu verdrängen. Ein Dreijähriger, dessen Mutter ihn ins Gesicht schlug, schaute seine Mutter an und rief aus: »Jemand hat mich geschlagen!« Das kleine Kind ist darauf angewiesen, das gute Bild von der Mutter in sich zu erhalten, um psychologisch überleben zu können. Aus diesem Grund kommen Kinder zu dem Schluss, dass die Mutter ihnen zu Recht weh getan hat. Körperliche, sexuelle oder verbale Misshandlungen enthalten für das Kind die eindeutige und überzeugende die Botschaft »Du bist böse«.

Kinder, die Opfer chronischen Missbrauchs sind, verwechseln irgendwann Liebe mit Hass. Edmund Kemper (Cheney 1976) hat diese Verwirrung beschrieben: »Ich hatte diesen Liebe-Hass-Komplex in Bezug auf meine Mutter, mit dem ich nur sehr schwer umgehen konnte, und ich deshalb war sehr zurückgezogen – zurückgezogen von der Realität. Ich bin mit dem Hass nicht fertig geworden, und die Liebe wurde mir richtig aufgezwungen« (S. 29f.).

Solche Kinder erwarten, dass sie von der Person, die sie lieben, verletzt werden. Kernberg vertritt die Auffassung, dass diese Erwartungsangst, die Angst, verletzt zu werden, unerträglich ist. Aus diesem Grund muss das Kind über die von ihm geliebte Person völlige Kontrolle haben, nur so glaubt es, den Schmerz vermeiden zu können. Für Edmund Kemper (und das ist bei vielen Serienmördern von Frauen der Fall) war die Angst vor Zurückweisung so überwältigend, dass es unmöglich für ihn war, eine Beziehung zu einer lebenden Frau aufzunehmen. Er fantasierte sich Beziehungen zu seinen toten Opfern zusammen, bewahrte einzelne persönliche Gegenstände von ihnen auf und sprach mit ihren abgeschlagenen Köpfen.

Söhne von Borderline-»Hexen« werden später häufig kriminell, viele werden zu Sexualstraftätern. Ein Beispiel dafür war Henry Lee Lucas. Diejenigen, die die Mutter von Henry Lee kannten, bezeichneten sie als eine veritable Hexe. Lucas ermordete Hunderte von Frauen, auch seine Mutter und seine Freundin. Viola Lucas (siehe Call 1985) schlug Henry mit dem Besenstiel, mit Stöcken und Holzscheiten, wobei sie verlangte, er dürfe nicht schreien. Nachdem sie ihn geschlagen hatte, erklärte sie ihm, sie hätte es nur zu seinem Besten getan, denn er sei von Natur aus böse. Oft sagte sie zu ihm, er werde im Gefängnis enden. Seine Lehrer bemerkten, dass er häufig mit blauen Flecken und anderen Verletzungen in die Schule kam, fühlten sich jedoch nicht in der Lage zu intervenieren.

Sie ist zu vernichtender Wut fähig.

Adler (1985) schreibt: »Borderline-Wut kann der Absicht wie der Intensität nach vernichtend sein« (S. 35). Er erklärt, dass es sich dabei um eine Ebene der Wut von solcher Intensität handelt, dass der (die) Betroffene einen Augenblick lang unfähig ist, die Zielscheibe ihres Zorns zu erkennen. Diese Person ist in seinen (oder ihren) Augen kein Mensch mehr. Adler beschreibt eine Patientin, die feststellte, sie sei so wütend auf ihn, dass sie ihn aus ihrem Kopf »ausstampfte«. Wenn Kinder aus den Gedanken und Gefühlen ihrer Mütter »ausgestampft« werden, haben sie das Gefühl, sie seien aus der Welt herausgefallen, von dem schützenden Radarschild, den die Gedanken und Gefühle der Mutter bilden, verschwunden und in den Abgrund hinabgestoßen. Kinder können es ertragen, körperlich verlassen zu werden, ohne dass sie sich deswegen ausgelöscht fühlen müssen – nämlich dann, wenn sie auf die Liebe der Mutter vertrauen. Auf die Beständigkeit der mütterlichen Liebe vertrauen zu können, ist für die Kinder der »Hexe« aber etwas Unvorstellbares.

Die Opfer von solch vernichtender Wut beschreiben das Gefühl, »hinweggefegt« worden zu sein. Die Borderline-»Hexe« vernichtet andere, *damit sie nicht mehr in ihren Gedanken und Gefühlen existieren.* Das Kind, das zur Zielscheibe ihrer Wut geworden ist, repräsentiert einen verhassten Aspekt ihrer selbst, den sie zerstören möchte. Weil ein solche Kinder von der Mutter missbraucht und misshandelt werden, entwickeln sie ein Selbstkonzept, das auf Hass gegründet ist, und sie verhalten sich so, dass die Wahrnehmung der Mutter noch bestärkt wird.

Sie organisiert Verleumdungskampagnen.

Die Borderline-»Hexe« rekrutiert ständig Verbündete gegen die Person, die sie zur Zielscheibe ihrer Wut gemacht hat. Oft macht sie Freunde, Angehörige (auch Geschwister und Kinder) und Kollegen ihres Opfers ausfindig, denen sie selbst erfundene Geschichten erzählt, mit dem Ziel, ihre Feindin (oder ihren Feind) zu verunglimpfen. Über ihr eigenes Verhalten in dem strittigen Zusammenhang spricht sie bewusst nicht, sondern stellt das Verhalten ihres Feindes als vollkommen ungerechtfertigt dar. Eine Patientin erinnerte sich, dass ihre Mutter, eine Borderline-»Hexe«, ihren Vater anzurufen und sich über ihr angebliches Fehlverhalten zu beklagen pflegte. Manchmal, wenn die Patientin diese Telefongespräche mithörte, explodierte sie fast vor Wut, weil ihre Mutter den Sachverhalt völlig verzerrt darstellte. Ihre Mutter begann meist mit fantastischen Anschuldigungen, sie sagte beispielsweise zu ihrem Vater: »Sie fängt schon wieder an. Sie verliert vollkommen die Kontrolle, sie brüllt und schreit herum. Du musst etwas gegen sie unternehmen, wenn du nach Hause kommst.« Die Patientin war angesichts der Verlogenheit ihrer Mutter jedes Mal fassungslos und angewidert.

Häufig glauben die anderen den Behauptungen der »Hexe«, weil sie sie mit so großer emotionaler Intensität vorbringt. Die falschen Informationen werden von ihr kalkuliert gestreut, um den Ruf des Opfers zu zerstören. Wer den wahren Sachverhalt nicht kennt, bemerkt die Widersprüche in den

Geschichten der »Hexe« oft nicht. Es ist auch schwierig, die Wahrheit herauszubekommen, weil die Gefühlsintensität, mit der die »Hexe« ihre Sache vorbringt, die anderen davon abhält, nach Einzelheiten zu fragen.

Edmund Kempers Schwestern machten offenbar mit ihrer Mutter gemeinsame Sache, wenn es darum ging, ihn zu verleumden. Cheney (1976) schrieb, dass Edmunds ältere Schwester Susan »wahrscheinlich mit ihrer Mutter wetteiferte, wenn es darum ging, ihn zu strafen und zurückzuweisen« (S. 9). Einmal hatte Susan offenbar versucht, Edmund vor einen Zug zu stoßen, ein anderes Mal stieß sie ihn beim Schwimmen in den Teil des Schwimmbeckens, wo das Wasser ganz tief war, so dass er fast ertrank.

Verleumdungskampagnen werden am häufigsten gegen die Ex-Ehemänner und Ex-Partner der Borderline-»Hexe« organisiert. Scheidung, Trennung und das Ende einer Beziehung können einen veritablen Krieg entfesseln; aus diesem Grund ziehen sich Kämpfe um das Sorgerecht manchmal über Jahre hin. Die »Hexe« wird von vernichtender Wut verzehrt, sie sinnt auf Rache in welcher Form auch immer und wird versuchen, ihrem Ehemann finanziellen, emotionalen oder sogar körperlichen Schaden zuzufügen. Nachdem ihr Ehemann die Scheidung beantragt hatte, stieß eine Patientin hervor: »Ich möchte ihn genauso schwer verletzen, wie er mich verletzt hat. Ich möchte, dass er vernichtet wird.«

Sie schürt Streit und Konflikte in Gruppen.

Das Prinzip »Teile und herrsche« ist das Motto der Borderline-»Hexe«, die stets bestrebt ist, andere zu kontrollieren, indem sie Gruppen in gegnerische Parteien zu spalten versucht. Die einzelnen Mitglieder der Gruppe merken unter Umständen gar nicht, dass sie verschiedenen Versionen über den gleichen Sachverhalt aufgesessen sind, sie gehen aufeinander los, statt die Borderline-»Hexe« mit ihren Geschichten zu konfrontieren oder sie zunächst einmal in Frage zu stellen.

Christina Crawford (1978) berichtet, dass ihre Mutter versucht hatte, die Nonnen, die das Internat leiteten, in dem Christina untergebracht war, zu täuschen. Die Briefe, die sie von ihrer Mutter erhielt, waren so geschrieben, dass man den Eindruck gewinnen musste, ihre Beziehung sei warmherzig und liebevoll, denn ihre Mutter wusste, dass die Nonnen die Post lasen. Die tatsächlichen Kontakte mit ihrer Mutter waren dagegen voller Feindseligkeit. Später entdeckte Christina, dass ihre Mutter jede Woche in Internat angerufen hatte, in der Hoffnung, von den Nonnen etwas Schlechtes über Christina zu hören.

Die Begabung der »Hexe«, andere zu Verbündeten zu machen, spaltet Gruppen und dividiert die einzelnen Mitglieder auseinander. Werden Borderline-Patienten in eine Klinik eingewiesen, dann spalten sie ihre eigene

Persönlichkeit häufig in verschiedene Teile auf und projizieren diese auf die verschiedenen Mitglieder des Mitarbeiterstabs, was Konflikte unter den Mitarbeitern zur Folge hat. Adler (1985) stellte fest:

Mitarbeiter, auf die der Patient grausame, strafende Teile seiner Persönlichkeit überträgt, neigen häufig dazu, ihrerseits grausam, sadistisch und strafend auf den Patienten zu reagieren. Mitarbeiter, auf die liebevolle, idealisierte Teile des Patienten übertragen werden, neigen dazu, ihm mit beschützender elterlicher Liebe zu begegnen. Es liegt auf der Hand, dass es zwischen diesen beiden Gruppen von Mitarbeitern zu einem Zusammenstoß kommen muss. Diese Spaltungsmechanismen machen auch deutlich, weshalb die verschiedenen Mitarbeiter einer Station den gleichen Patienten auf sehr unterschiedliche Weise wahrnehmen können (S. 204).

Diese destruktive Dynamik kann verheerende Folgen haben. Bestimmte Familienmitglieder (einschließlich der Kinder) stehen jahrelang auf der Schwarzen Liste, sie werden von der Familie verstoßen, häufig ohne zu wissen, was ihnen eigentlich vorgeworfen wird. Nach der gerichtlichen Verhandlung über ihre geistige Zurechnungsfähigkeit weigerte sich Robert Lincolns Mutter vier Jahre lang, auch nur den geringsten Kontakt mit ihrem Sohn aufzunehmen.

Feindseligkeit maskiert die Angst.

Die Borderline-»Hexe« hat entsetzliche Angst davor, schwach und verletzlich zu sein, sie hat Angst davor, jemandem zu vertrauen, die Kontrolle zu verlieren, hilflos zu sein oder verletzt zu werden. Adler (1985) stellt fest, die »diffuse primitive Wut« der Borderline-Persönlichkeit sei eine »ungerichtete, generalisierte Abfuhr von Hass und Aggression« (S. 36f.). Er glaubt, dass die Trennungsangst der Borderline-Persönlichkeit in eine Panik vor Vernichtung mündet. In anderen Worten, wenn die Borderline-»Hexe« den Eindruck hat, dass ihre Kinder sich ihrer Kontrolle widersetzen (indem sie ihren eigenen Willen zum Ausdruck bringen), hat sie tiefe Überlebensängste. Ihre Geistesverfassung lässt sich so zusammenfassen: »Wer nicht für mich ist, der ist gegen mich.«

Die Feindseligkeit der Borderline-»Hexe« ist ein Versuch, andere, die eine gewisse Macht über sie haben, in Misskredit zu bringen. Wenn sie ihre Feinde als schwach, inkompetent oder unwürdig darstellt, vermindert sie die Bedrohung, die von ihnen ausgeht. Sie ist deshalb zufrieden, wenn andere sich klein, verletzlich und ohnmächtig fühlen. Die Kinder der Borderline-»Hexe« spüren, dass sie sich auf ihre Kosten Befriedigung (sadistisches Vergnügen) verschafft. Und die Borderline-»Hexe« fühlt sich *wirklich* besser, wenn sie andere herabgesetzt und gedemütigt hat.

Was nicht vergessen werden darf und von Menschen, die mit der Borderline-»Hexe« zutun haben, so häufig übersehen wird, ist die Intensität ihrer Angst, die der Motor für ihr feindseliges Verhalten ist. Es gelingt ihr so gut, ihre Angst auf andere zu projizieren, dass selbst erfahrene Kliniker *ihre* Angst manchmal nicht erkennen.

Sie ist aufdringlich, herrschsüchtig und verletzt die persönlichen Grenzen anderer.

Die Borderline-»Hexe« tut jedem Aspekt im Leben ihres Kindes Gewalt an. Es kann sein, dass sie ihre Kinder sexuell entwertet, und es kann sein, dass sie sie sexuell missbraucht. Häufig kommt es vor, dass sie sie unnötigen medizinischen Prozeduren unterwirft oder sie öffentlich demütigt. Sie respektiert die Grenzen anderer in keiner Weise, und sie nützt das Vertrauen ihres Kindes aus. Sie durchsucht seine persönlichen Sachen, stellt Fragen, die sie nichts angehen und verleugnet das Recht des Kindes auf eine Privatsphäre.

Die Borderline-»Hexe« hat eine fast unheimliche Fähigkeit wahrzunehmen, an welchen Stellen andere verwundbar sind. Sie beobachtet genau, wann andere Angst, Scham oder Schuldgefühle erkennen lassen, und lockt solche Gefühle absichtlich hervor, um ihre Kinder zu kontrollieren. Daher lernen die Kinder von Borderline-»Hexen« ihre Gefühle sowie alles, was sie ihnen wichtig ist und was sie lieben, zu verbergen, um überhaupt überleben zu können. Christina Crawford berichtete, sie habe das Gefühl gehabt, ihre Mutter sei fähig, in ihrer Seele zu lesen und ihre geheimen, verwundbaren Stellen zu entdecken.

Edmund Kemper sagte, seine Mutter sei in jeden Bereich seines Lebens eingedrungen. Sie fühlte sich berechtigt, jede seiner Entscheidungen, das kleinste Detail wie die großen Entscheidungen seines Lebens zu kontrollieren. Nachdem er seine Großeltern ermordet hatte, war Edmund in einem totalen Verwirrungszustand, er war desorientiert und unfähig, für sich selber zu denken. Wie vorauszusehen, wandte er sich an seine Mutter um Rat. Zu diesem Zeitpunkt war ihm der Zusammenhang zwischen seinem Hass auf die Mutter und die Motivation für den Mord an seinen Großeltern nicht bewusst.

Sie zerstört Gegenstände, die für andere wichtig und wertvoll sind, oder nimmt bewusst eine versagende Haltung ein.

Linehan (1993b) berichtet, dass Borderline-Patienten in ihrer Klinik Uhren zerbrachen, das Schwarze Brett zertrümmerten, die Post entwendeten, Gegenstände durch die Gegend warfen und Graffiti an die Wände malten. Die »Hexe« zerstört, was anderen wichtig ist oder was sie lieben. Borderline-

»Hexen« versagen ihren Kindern ganz bewusst das, was sie wollen oder brauchen, selbst eine notwendige medizinische Behandlung. Manchmal sucht eine solche Mutter keinen Arzt auf, wenn ihr Kind verletzt ist, ja, nicht einmal dann, wenn das Kind in Lebensgefahr ist.

Patienten haben berichtet, dass ihre Mutter ihnen ihr Lieblingsspielzeug kaputt gemacht oder es zur Strafe weggegeben hatte; einige Patienten hatten Haustiere, die plötzlich verschwunden waren. Die Mutter von Henry Lee Lucas schoss auf seinen geliebten kleinen Esel und tötete ihn, nachdem er ihr gesagt hatte, dass er ihn liebte. Eine Patientin weinte bei der Erinnerung, dass ihre Mutter nach einer Auseinandersetzung ihr Kaninchen frei gelassen hatte. Joan Crawford zerschnitt eines von Christinas Lieblingskleidern und zwang sie, es in diesem Zustand, in Fetzen herunterhängend, zu tragen. Christinas Mutter glaubte an den Nutzen der absurden Maxime, dass man ein Kind zur Freigebigkeit erziehen könne, wenn man ihm wegnehme was es liebt.

Andere Patienten berichteten, dass ihre Borderline-Mütter ihnen absichtlich genau das vorenthielten, was sie liebten oder gerne wollten. Eine Patientin erzählte, ihre Mutter habe ihr zum Abendessen Apfelsoße gegeben, während der Rest der Familie Spaghetti bekam, das Lieblingsessen der Patientin. Es liegt auf der Hand, dass die Kinder der Borderline-»Hexe« lernen, nicht preiszugeben, was sie lieben oder sich wünschen. Die Borderline-»Hexe« jedoch glaubt allen Ernstes, was sie tut, sei nur zum Besten des Kindes. Sie macht ganz einfach das, was sie selbst als Kind gelernt hat.

Sie ist davon überzeugt, dass sie böse ist.

Manche Borderline-Patienten haben das Gefühl, sie seien vom Teufel besessen. Die Borderline-»Hexe« hat nicht nur das Gefühl, sie sei besessen, sie sieht auch so aus, und sie handelt so. Sie hat ihre Kindheit überlebt, indem sie ständig kämpfte, und sie setzt den Kampf als Erwachsene fort. Die Kinder von Borderline-»Hexen« stehen ganz eindeutig in der Gefahr, selbst eine Borderline-Persönlichkeit zu entwickeln. Ihr Überleben hängt davon ab, dass es ihnen gelingt, sich unsichtbar zu machen, oder ihren nie endenden Kampf fortzusetzen. Sie leiden bis ans Ende ihres Lebens an akuten Angstzuständen und an einer mörderischen Wut.

Gunderson (1984) schreibt, dass »die latente Überzeugung von ihrer angeborenen Schlechtigkeit für manche Borderline-Patienten überwältigend werden kann« (S. 89). Kroll (1988) hat festgestellt, dass manche Borderline-Patienten das Gefühl haben, »besondere Rücksicht zu verdienen, und sich zugleich als so böse empfinden, dass sie es kaum verdienten, am Leben zu sein« (S. 65). Dieses Gefühl, böse zu sein, hat zur Folge, dass die »Hexe« erwartet, von anderen bestraft zu werden. Manche Borderline-»Hexen« unterwerfen sich rigiden religiösen Übungen, weil sie hoffen, auf diese Weise Erlösung zu finden. Daniel Paul (1987) schreibt: »Wenn eine Person bei dem Versuch, sich unsichtbar zu machen, ihren Willen und ihre Bedürfnisse negiert, hat sie das Gefühl, ein unheilvoller Aspekt ihres Selbst (…) erhebe Anspruch auf ihr [ganzes] Selbst. Diese unheilvolle Macht personifiziert sich in einem omnipräsenten Dämon: dem Teufel« (S. 151).

Die Aussage von David Smith (1995), dass »ohne Zweifel, etwas wahrhaft Böses in Susans Charakter war, etwas Unaussprechliches« (S. 229) bringt die furchtbare Wahrheit zum Ausdruck, wie Borderline-»Hexen« sich selbst erleben. Es ist offensichtlich, dass ihre Kinder die Präsenz dieser bösen Macht spüren. Das Kind der Borderline-»Hexe« spürt die unerträgliche Wahrheit über das, was im Herzen seiner Mutter vorgeht.

Sie hat Angst, in die Falle gelockt zu werden.

Die »Hexe« duldet es nicht, von anderen kontrolliert zu werden. Wird sie in eine Klinik eingewiesen oder erfährt sie auf andere Weise Zwang, dann reagiert sie meistens mit entfesselter, destruktiver Wut. Borderline-»Hexen« schlagen in solchen Situationen mit ungezügelter Wut um sich, um zu entkommen, oder sie finden einen anderen Weg, Kontrolle über die Situation zu erlangen, und inszenieren einen Konflikt. Kroll (1988) berichtet von einer derartigen Episode:

Eine siebenundzwanzigjährige geschiedene Frau brachte ihren dreijährigen Sohn ins Krankenhaus, der wegen einer Lungenentzündung eingewiesen worden war. Nach einer gründlichen Untersuchung gab es einen Anfangsverdacht auf Vernachlässigung und Kindesmissbrauch. Das Krankenhauspersonal wies die Forderung der Frau, ihren Sohn am nächsten Tag wieder nach Hause zu holen, deshalb zurück. Sie wurde sehr wütend, wobei sie das Krankenhauspersonal unflätig beschimpfte, und wurde schließlich gegen ihren Willen von der Kinderstation weggebracht. Einige Stunden später, am Abend, kehrte sie zurück und versuchte, ihren Sohn heimlich von der Station wegzuholen. Sie wurde dabei entdeckt, und es entbrannte ein Kampf; der Sicherheitsdienst des Krankenhauses wurde gerufen. Sie wurde schließlich in polizeilichen Gewahrsam genommen (…) nachdem sie einen Beamten in die Eier getreten hatte (…). Ich kam an (…) stellte mich vor und bot an, mit ihr über ihre schwierige Situation zu sprechen. Sie sagte, ich solle mich doch selber ficken (S. 47f.).

Es gelang der Patientin, Kroll dazu zu bringen, dass man sie freiließ und sie das Krankenhaus verlassen konnte, worauf sie unter Flüchen aus dem Krankenhaus rannte.

Es liegt eine tragische Ironie darin, dass der wütende Widerstand der »Hexe« gegen jede Form der Kontrolle die Anwendung von verstärkter Kontrolle, Zwangsmaßnahmen und Restriktionen geradezu herausfordert. Nachdem Diane Downs im Juli 1987 aus dem staatlichen Gefängnis von Oregon entflohen und daraufhin wieder eingefangen worden war, brachte man sie in ein Hochsicherheitsgefängnis in New Jersey. Aber häufig ist der Wille einer Borderline-»Hexe« stärker als jede Institution.

Die Behandlungsaussichten für eine »Hexe« sind gering.

Kernberg (1983) ist der Auffassung, dass Borderline-Patienten, die von sadistischen Betreuungspersonen aufgezogen wurden, die geringsten Chancen auf eine erfolgreiche Behandlung haben. Es ist eine Tatsache, dass Borderline-»Hexen« Therapeuten, Psychologen und andere Helfer verleumden. Ihr Mangel an Vertrauen zu anderen Menschen sowie die Neigung, Interaktionen falsch zu interpretieren und dahinter nichts als Aggression zu sehen, macht es fast unmöglich, ihnen zu helfen. Es gelingt ihnen so perfekt, andere zu provozieren, dass daraus leicht ein Kampf ums Überleben werden kann. Borderline-»Hexen« verletzen sich eher selbst, als dass sie sich von einem anderen Menschen helfen lassen würden.

Als Joan Crawford im Sterben lag, ließ sie es nicht zu, dass Freunde und Familienangehörige sie besuchten (Crawford 1997). Schon ein Jahr vor ihrem Tod hatte sie stark abgenommen und war nicht mehr in der Lage, allein ein Bad zu nehmen. Sie verweigerte dennoch jede medizinische Hilfe. Nur eine von ihr angestellte Frau war an ihrem Totenbett. Christina erfuhr später, wie sie gestorben war:

Als die Frau merkte, dass sie nichts mehr tun konnte, begann sie für Mutter zu beten. Zuerst waren ihre Gebete leise, aber als sie spürte, wie nahe das Ende tatsächlich war, wurden ihre Gebete hörbar. Sie betete laut, und Mutter hörte ihre Worte. Mutter hob den Kopf. Die letzten Worte aus ihrem Munde waren: »Verdammt noch mal … wagen Sie es nicht, Gott um Hilfe zu bitten!« Wenige Minuten später war sie tot (Crawford 1997, S. 387).

Die Borderline-»Hexe« wird die Kontrolle *niemals* aufgeben.

Das Motto der Borderline-»Hexe«: Das Leben ist Krieg

Ihre Kindheitserfahrungen haben der »Hexe« gezeigt, dass das Leben ein Kampf ums schiere Überleben ist. Sie bereitet ihre Kinder auf ein Leben vor, wie sie es kennen gelernt hat, auf ein Leben im Konzentrationslager, aufs Hassen, Kämpfen und Töten. Ihre Kinder lernen, die Gefahr nicht zu fürchten; ja, sie lernen, die Gefahr zu suchen. Sie genießen es, die Kontrolle über andere zu haben, sie spüren, wo andere verwundbar sind, und nützen es aus. Sie wachsen auf als gebrochene Menschen und sind unfähig zu lieben, unfähig zu vertrauen, unfähig zu fühlen. Die Kinder der »Hexe« sind Opfer eines Seelenmords und haben nur dann das Gefühl, am Leben zu sein, wenn sie leiden oder andere leiden machen.

Die Botschaften der »Hexe« an ihre Kinder:

- »Ich könnte dich umbringen.«
- »Das wird dir noch leid tun.«
- »So kommst du nicht davon.«
- »Du hast es verdient zu leiden.«
- »Ich wäre besser dran ohne dich.«
- »Du entkommst meiner Kontrolle nie.«
- »Als deine Mutter ist es mein Recht, dich zu kontrollieren.«
- »Das wirst du mir bezahlen.«

Das Kind einer »Hexe« wächst in einer hoffnungslosen Situation auf. Ihr Bedürfnis nach Kontrolle und Dominanz erfüllt das Kind mit Wut, Angst und Selbsthass. Ihre Worte sind häufig gemein, ihr Herz ist so kalt wie Stein. Eine meiner Patientinnen, Amy, überlebte den Terror ihrer Kindheit, indem sie einen unerschütterlichen Glauben an Gott entwickelte. Obgleich sie als Folge der Misshandlungen durch ihre Mutter bleibende Behinderungen davongetragen hatte, wurde sie eine liebevolle Ehefrau und Mutter und genoss in ihrem Beruf hohen Respekt. Ihr Glaube an Gott und ihr Glaube, dass sie von ihm geliebt war, rettete ihre Seele vor der zerstörerischen Macht ihrer Mutter. Unbegreiflich ist, was sie als Kind erduldet hatte, und unbegreiflich bleibt die Kraft ihres Geistes und ihrer Seele, die sie rettete.

Die Kinder der »Hexe« überleben ihre Kindheit, indem sie lernen, in Anwesenheit ihrer Mutter nicht zu fühlen, nicht zu weinen, nicht zu lachen oder zu lächeln, nicht einmal die Stirn zu runzeln. Wenn die Kinder von Borderline-»Hexen« das Erwachsenenalter erreichen, haben sie eine emotionale Hölle hinter sich. Ohne Intervention von außen ist die Gefahr groß, dass kleine Kinder eine solche Hölle nicht überleben.

7 Als-ob-Kinder

»O böses Kind ...«

Rapunzel[13]

»Jede Eintragung in meinem Kindheitstagebuch begann etwa so: ›Ich hatte viel Spaß heute. Ich bin glücklich.‹ Ich verbarg meine Gefühle vollständig, ohne zu merken, dass ich alles nur vorgab. Ich war brav, gehorsam, pflegeleicht und still und hoffte, die Liebe meiner Mutter zu gewinnen. Ich wurde alles, was sie wollte und brauchte, bloß nicht glücklich.«

Rachel war eine glänzende Wissenschaftlerin und arbeitete für eine große pharmazeutische Firma. Sie war attraktiv, kompetent und genoss hohen Respekt, und sie war verlässlich, pflichtbewusst, gewissenhaft und locker im Umgang. Sie war alles, bloß nicht glücklich.

Als einziges Kind geschiedener Eltern lebte Rachel bei ihrer Mutter und deren Eltern. Rachel beschrieb ihre Mutter als Borderline-Persönlichkeit vom Typ »verwahrlostes Kind« mit einer Neigung zur Promiskuität, eine Frau, die ihr wenig Aufmerksamkeit schenkte. Die Mutter mochte Rachel nicht und beschuldigte sie ständig, sie sei selbstsüchtig und böse. Egal, wie sehr sie sich auch bemühte, ein gutes Kind zu sein, es war ihr nicht möglich, die Zuneigung ihrer Mutter zu gewinnen. War ihre Mutter einmal zärtlich zu ihr, dann wappnete Rachel sich innerlich bereits darauf, dass die Stimmung wieder umschlagen würde. In den Tagebüchern, die Rachel als Erwachsene führte, tritt die schmerzliche Wahrheit zu Tage:

Ihre Worte versengen meine Seele wie Säure, bis sie zusammenschrumpelt und schwarz wird. Ich kann mich nur abwenden, aber dann wirft sie mir vor, ich sei zu empfindlich oder würde sie nur missverstehen. Wenn sie auf mich losgeht, fliege ich durch den Raum wie ein lebloses Objekt. Ich bin nicht mehr ihr Kind und sie ist nicht mehr meine Mutter. Ich bin ein nutzloser Gegenstand, den sie wegwerfen kann – wertloser Abfall.

Rachel hatte Angst, dass andere die »Wahrheit« über sie entdecken würden, dass sie tatsächlich nichts wert war. Zu sich selbst sagte sie: *»Ich bin keine von ihnen ... Ich muss härter arbeiten als alle andern.«* Der Ich-Strahl ihrer Seele war ein fragiles Gebilde; deshalb zerbröselte ihr Selbstgefühl allzu

13 Der Text von »Rapunzel« wird zitiert nach *Kinder- und Hausmärchen*, gesammelt durch die Brüder Grimm, 7. Aufl. 1857, erschienen im Esslinger Verlag, 1996.

leicht. Sie war getrieben, in allem, was sie tat, Höchstleistungen zu erbringen, stellte unrealistische Erwartungen an sich selbst und war unfähig, sich zu entspannen. Sie sah sich selbst mit den Augen ihrer Mutter – als einen Gegenstand, den man wegwerfen würde, wenn es ihr nicht gelang, sich nützlich zu machen.

Rachel hatte während ihrer ganzen Kindheit immer wieder denselben Albtraum. Sie spielt allein im Kellergeschoss, sie tanzt voller Ekstase zu ihrer Lieblingsmusik, als ein leises Knurren, das vom Fenster herkommt, ihre Aufmerksamkeit auf sich zieht. Die durchdringenden schwarzen Augen eines Wolfs halten ihren erstarrten Blick gefangen, an seinen Lefzen läuft der Speichel herunter. Erstarrt vor Angst, ist sie unfähig zu schreien und ringt nach Luft. Schließlich taucht ihre Mutter auf, und Rachel zeigt außer sich vor Angst auf den Wolf. Ihre Mutter schaut genau in dem Moment zum Fenster, als der Wolf verschwindet. »Was ist los mit dir?«, schimpft sie. »Da ist nichts!«

Rachel weiß, dass sie sich den Wolf nicht eingebildet hat, sie folgt ihrer Mutter und geht hinter ihr die Treppe hinauf, voller Angst, allein gelassen zu werden, und in dem Wissen, dass der Wolf zurückkommen würde, sobald sie allein ist. Als sie oben an der Treppe angelangt ist, schaut sie zurück. Tief am Boden zusammengekauert, starrt der Wolf sie drohend an, wobei er jede ihrer Bewegungen verfolgt. Sie allein sieht die tödliche Bedrohung. Ihre Mutter sah sie ganz offensichtlich nicht.

Rachels Traum erinnert in unheimlicher Weise an das Lied, das die siebenjährige Cheryl Downs hörte, kurz bevor ihre Mutter sie tötete: »Hungry Like the Wolf«. Kinder können das Grauen angesichts einer Mutter, die sie emotional zu verschlingen droht, nicht aushalten. Sie erfahren das Grauen unbewusst, in ihren Träumen. Rachel sah den Wolf in der Außenwelt. Die wirkliche Gefahr lauerte natürlich im Innern. Solange Kinder gefangen sind, solange sie abhängig und unfähig sind, ohne ihre Mutter zu überleben, verleugnen sie die Gefahr und schützen die Mutter. Rachels Albträume hörten während ihres ersten College-Jahres allmählich auf, da war sie 500 Meilen von zu Hause entfernt.

Einige Wochen, nachdem Rachel von ihrem Kindheitstraum erzählt hatte, fragte ich sie, ob sie es vermieden habe, Augenkontakt mit ihrer Mutter aufzunehmen. »Ja, ich glaube ja«, sagte sie, »es ist so eine Gewohnheit. Ich habe noch nie darüber nachgedacht … aber ich habe *wirklich* Angst, meiner Mutter in die Augen zu schauen.« Schließlich brachte Rachel ihre Angst vor ihrer Mutter mit dem Wolf am Fenster in Verbindung. Die Vermeidung von Augenkontakt ist eine instinktive Reaktion auf einen möglichen Angriff.

Rachel beschrieb ihre Mutter als jemand, der vorgibt, etwas zu sein, was er nicht ist, sie fühlte sich manipuliert, wenn ihre Mutter freundlich zu ihr war.

Gelegentlich behandelte ihre Mutter sie so, als ob sie »nur gut« sei, ein anderes Mal wieder wie »wertlosen Abfall«. Wenn ihre Mutter freundlich war, schöpfte Rachel Verdacht. »Ich kann nur sagen, dass der Klang ihrer Stimme mich manchmal ganz nervös macht ... so wie wenn einen jemand innerlich richtig in Rage bringt ... Sie ruft mich an und weint und spricht ganz sanft mit mir und sagt: ›Du weißt, dass ich dich liebe‹ ... bla bla bla. Ich schaudere und werde ganz kribbelig ... das war's dann. Es ist das gleiche wie mit einem misshandelnden Ehemann, dem es wirklich, wirklich leid tut, nachdem er seine Frau geschlagen hat. Wenn man sich darauf einlässt, ist es nur eine Frage der Zeit, bis man tot ist. Aber, mein Gott, sie ist doch *meine Mutter*!«

Rachel erkannte glasklar die Parallele zwischen einem misshandelnden Ehemann (einem Mann mit einer Borderline-Störung) und ihrer Mutter. Es ist typisch für Männer, die ihre Frauen zusammenschlagen, dass sie danach auf jede erdenkliche Weise beteuern, wie leid es ihnen tut. Auch wenn die Wahrscheinlichkeit, dass sie körperliche Gewalt anwenden, bei Borderline-Müttern geringer ist als bei männlichen Borderline-Persönlichkeiten – emotionaler Missbrauch und seelischer Mord sind genauso verheerend. Der Teufelskreis von Gewissensbissen, Wut und Schuldgefühlen bringt die Kinder von Borderline-Müttern an den Rand eines tödlichen Strudels.

Die Kinder von Borderline-Müttern lernen ihr wahres Selbst zu opfern, weil es für ihr Überleben unabdingbar ist, dass sie die emotionalen Bedürfnisse ihrer Mütter befriedigen. Masterson (1980) definiert das wahre Selbst als »ein Selbst, das ganz ist, sowohl gut als auch böse, und das in der Realität gegründet ist; es ist kreativ, spontan und es funktioniert auf dem Wege der Selbstbehauptung (...) auf autonome Weise« (S. 38f.). Autonomie, die Freiheit, die Führung für das eigene Leben zu übernehmen und das eigene Selbst zum Ausdruck zu bringen, ist etwas, das Kindern von Borderline-Müttern verschlossen bleibt. Weil die Borderline-Mutter Trennung als Verrat erlebt und Selbstbehauptung bestraft, entwickelt das Kind ein falsches Selbst. Das wahre Selbst wird lebendig begraben.

Rachel erwartete stets härteste Bestrafung auch für kleine Fehltritte. Als Kind pflegte ihre Mutter sie heftig auszuzanken, wenn sie auch nur das Geld für das Mittagessen in der Schule vergessen hatte. Rachel war eine Perfektionistin, die sich wertlos vorkam, sobald sie auch nur den kleinsten Fehler machte. Sie grübelte lange über jede Entscheidung nach, über jede Interaktion und kleinste Vorkommnisse. Alles musste perfekt sein. Es wundert nicht, dass sie nur selten Entspannung fand.

Wie Rachel fühlen auch andere Kinder von Borderline-Müttern sich niemals sicher genug, um einmal lockerzulassen, spontan zu sein oder zu spielen. Winnicott (1985) schrieb: »(...) mit anderen Worten halte ich *das Spiel* für *das Universale*; es ist Ausdruck von Gesundheit: denn Spielen ermöglicht Reifung und damit Gesundheit (…) Spielen ist etwas Natürliches« (S. 52). Die Kinder von Borderline-Müttern sind häufig fleißige Arbeiter, aber es fällt ihnen schwer, Spaß zu haben. Sie wissen nicht, wie sie sich entspannen oder sich in ihrer eigenen Haut gut fühlen können.

Die Suche nach Normalität

Webster definiert den Akt des Bemutterns als »für jemanden sorgen oder jemanden beschützen«. Diane Goldberg (In: Miller u.a. 1999) beschreibt ihre Erfahrung, bei einer emotional stabilen Mutter aufgewachsen zu sein, deren eigene Kindheit durch Deprivation beeinträchtigt gewesen war:

Als ich sechs Jahre alt wurde, war mein Geburtstagskuchen mit rosaroten Rosen von der Farbe eines Sonnenuntergangs und aus Mamas Garten üppig geschmückt. Aus dem mageren Pächterskind war eine Dame mit dicken Gartenhandschuhen aus Segeltuch geworden. Sie kochte gewaltige Mahlzeiten für uns. Sie füllte unsere Teller und verdarb uns nie die gute Stimmung mit Geschichten darüber, wie es für sie früher gewesen war, als sie ständig Hunger gehabt hatte. Das Bad, das sie uns bereitete, quoll über von duftendem Badeschaum, nie hat sie uns erzählt, wie sie und ihre Schwester bei einer Tankstelle Seife gestohlen hatten, um sich einmal sauber waschen zu können … Sie beschützte uns vor den wirklichen und den fantasierten Ungeheuern ihrer eigenen Vergangenheit (S. 45).

Bowlby (1986) stellte folgende Theorie auf: »Für die geistige Gesundheit wird es als wesentlich erachtet, dass der Säugling und das Kleinkind eine herzliche, innige und dauerhafte Beziehung zu seiner Mutter (oder dem ständigen Mutterersatz) erlebt, in der beide Glück und Befriedigung finden« (Vorwort, S. 11). Die Kinder von Borderline-Müttern dagegen haben eine ganz andere Erfahrung vom Bemuttertwerden. – Zum Glück geraten die meisten Kinder nicht in nervöse Anspannung wenn sie die Stimme ihrer Mutter hören.

Die Kinder von Borderline-Müttern entwickeln im Laufe ihrer Kindheit eine hohe Fähigkeit, emotionale Botschaften, die häufig eine verborgene Bedeutung enthalten, zu entziffern. Als Erwachsene sind sie dann häufig damit beschäftigt, die verborgenen Motive hinter den Handlungen anderer zu entdecken. Eine Betroffene sagte: »Als ich ein Kind war, waren die Dinge nicht so, wie sie hätten sein sollen. Heute werde ich jedes Mal misstrauisch, wenn etwas gut geht.« Solchen Menschen fällt es schwer, ihre Gedanken und Gefühle zu äußern, sie befürchten, die anderen könnten ihre Ehrlichkeit ausnützen. Nie sind sie sich ihrer eigenen Meinung sicher, und sie zweifeln stets daran, dass die anderen wirklich meinen, was sie sagen. In ihrer Kindheit war alles unsicher – das, wovon sie in der einen Minute überzeugt waren, konnte schon in der nächsten Minute wieder ganz anders sein. Sie suchen nach Bestätigung, nach Menschen, die ihre Wirklichkeit bekräftigen.

Daniel Goleman (1996) sieht die Aufgabe des emotionalen Gehirns darin, dass es seine Aufmerksamkeit auf alles richtet, was für das Überleben bedrohlich sein könnte: »In der Evolution dürfte es (…) um die grundlegende Entscheidung gegangen sein, worauf die Aufmerksamkeit zu richten sei, und (…) in Sekundenbruchteilen Entscheidungen zu treffen wie diese: Frisst es mich, oder fresse ich es?« (S. 366) Die Kinder einer Borderline-Mutter sind stets mit dem beschäftigt, was die Forscher »Gefahreneinschätzung« nennen – damit, herauszubekommen, in welchem Gemütszustand sich ihre Mutter gerade befindet. *Es ist ein unbewusster, nicht willentlich herbeigeführter Prozess*, wie das Atmen. Sie merken nicht, dass sie das tun. Eine dicke Mauer der Verleugnung schützt die Kinder davor, zu begreifen, was zu grauenvoll für sie wäre.

Spaltung

Das Alles-oder-Nichts-Denken der Borderline-Mutter führt dazu, dass ihre Wahrnehmung von ihren Kindern gespalten ist. Da Rachel ein Einzelkind war, nahm ihre Mutter sie das eine Mal als »nur gut«, das andere Mal als »nur böse« wahr. Brazelton (Brazelton und Cramer 1991) hebt hervor, dass alle Eltern unbewusst gute oder schlechte Eigenschaften auf ihre Kinder projizieren. Vom Zeitpunkt der Geburt an lösen bestimmte Eigenarten des Neugeborenen unbewusste Assoziationen an Menschen aus der Vergangenheit der Eltern aus. Brazelton schreibt dazu: »Wie die gute oder die böse Fee im Märchen sind diese Gespenster in der Lage, dem Kind gute Wünsche mit auf den Weg zu geben oder es mit einem bösen Zauber zu belegen« (S. 166). Brazelton stellt fest, dass das tatsächliche Selbst des Kindes die Mutter bzw. den Vater normalerweise von diesen Projektionen abbringt und die Gespenster aus der Vergangenheit in den Hintergrund verbannt. Die Projektionen einer Borderline-Mutter dagegen sind sehr intensiv und ihre Wahrnehmung des Kindes ist außerordentlich schwankend: Das eine Mal nimmt sie das Kind als »nur gut« wahr, das andere Mal als »nur böse«. Die Tochter einer Borderline-Mutter beschrieb das emotionale Klima ihrer Kindheit in einem Gedicht, das sie im Alter von elf Jahren geschrieben hatte:

WIND
Er dreht sich immerzu,
Keiner weiß wohin,
Manche erraten es,
Doch dann ändert er die Richtung.
So heftig und gemein
Und manchmal sanft und unbemerkt
Manchmal hält er sich ganz still,
Und manchmal gibt er alles
Kühlt die heißen Sommertage
Lässt den Winterregen gefrieren.[14]

Linehan (1993a) ist der Auffassung, dass man Borderline-Patienten nicht als komplett verschieden von anderen Menschen betrachten sollte: »Indem wir davon ausgehen, dass diese Menschen grundlegend anders seien als wir selbst, setzen wir sie herab. Und manchmal setzen wir sie herab, um sie als komplett anders betrachten zu können. Sobald wir jedoch begreifen, dass die Verhaltensprinzipien, die normales Verhalten bestimmen (unser eigenes eingeschlossen), die gleichen sind wie diejenigen, die das Verhalten des Borderline-Patienten beeinflussen, werden wir eher fähig sein, uns einzufühlen, und auf die Probleme, vor die sie uns stellen, mitfühlend reagieren« (S. 26).

Man sollte den Kindern von Borderline-Müttern allerdings nicht das Gefühl geben, ihre Erfahrungen seien normal. Borderline-Patienten *spüren*, dass sie anders sind, und sie haben ein Recht darauf, dass ihr Leiden anerkannt wird. Die Intensität ihrer Angst, Wut, Eifersucht und ihres unterdrückten Grolls ist *nicht normal.* Wer etwas anderes behauptet, verleugnet nicht nur ihre Erfahrung, sondern auch die ihrer Kinder. *Die Anerkennung ihres Leidens muss sich an der Realität orientieren.*

Eine Patientin, eine Borderline-Mutter und selbst Tochter einer Borderline-Mutter, fragte ihren Therapeuten, wie normale Menschen ihren Alltag organisieren. Ihre Mutter bot so wenig Beständigkeit, dass die Patientin es nie lernte, ihre Zeit zu strukturieren. Sie erinnerte sich, dass, als sie noch ein Kind war, ihre Freundinnen stets zur gleichen Zeit von ihren Müttern zum Abendessen gerufen wurden, während sie selbst nie wusste, ob sie überhaupt etwas zum Abendessen bekommen würde. Ein Essen vorzubereiten und auf den Tisch zu stellen, war eine Aufgabe, die ihre Mutter völlig überforderte. Jahrelang konnte die Patientin nicht verstehen, wie andere Leute Milch trinken konnten. Ihre Mutter hatte ihr häufig verdorbene Milch zum Trinken gegeben

14 Mit Erlaubnis der Patientin abgedruckt.

oder Milch, die sie zu lange bei Zimmertemperatur aufbewahrt hatte. Es ist eine aufregende Erfahrung, den Unterschied zwischen verdorbener Milch und einem Glas erfrischender, eiskalter Milch zu entdecken. Das Leben kann ein gutes Leben und die Zeit kann strukturiert sein und Ziele kann man erreichen, aber der Borderline-Mutter und ihren Kindern muss man helfen, den Unterschied zwischen dem, was normal und dem, was nicht normal ist, zu sehen.

Kinder wissen nur, was sie erfahren. Sie wissen unter Umständen gar nicht, dass andere Mütter ihre Kinder nicht wegen kleinster Verfehlungen unversehens mit Schlägen traktieren oder ständig in emotionalem Aufruhr, depressiv, ängstlich und überfordert sind. Kinder verfügen über keine andere Erfahrung als ihre eigene, und an ihr messen sie die Welt und sich selbst. Tragischerweise führt die Neigung der Borderline-Mutter, ihre Wahrnehmungen von ihren Kindern aufzuspalten, dazu, dass die Kinder selbst verzerrte Vorstellungen von sich haben. Kinder nehmen sich in der Art wahr, wie ihre Eltern sie wahrnehmen.

Ob ein Kind das designierte »nur gute« und ein anderes das designierte »nur böse« Kind ist, hängt von der Art der mütterlichen Projektionen ab. Jungen, die als »nur böses« Kind abgestempelt werden, haben häufig Mütter, die sexuellem Missbrauch durch einen Mann ausgesetzt waren. Es kommt oft vor, dass Mütter ihren Hass auf Männer unbewusst auf ihre Söhne projizieren. Borderline-Mütter, die mehr als eine Tochter haben, sehen in der erstgeborenen Tochter nicht selten eine Rivalin um die Liebe ihres Mannes. Oder bestimmte Eigenarten des Kindes erinnern die Mutter unbewusst an einen verhassten oder geliebten Teil ihres eigenen Selbst. Die Ursprünge solcher Projektionen liegen bei jeder Mutter wieder woanders. Ohne eine Therapie kommt man der Quelle der Projektion vielleicht niemals auf die Spur. Keine Mutter entscheidet sich bewusst dafür, ein Kind mehr zu lieben als ein anderes.

Das »nur gute« Kind

»Ich habe nie verstanden, warum meine Mutter so gemein zu meiner Schwester war. Sie pflegte zu meiner Schwester zu sagen, sie sei schon böse auf die Welt gekommen (...) ihre Kämpfe waren so schrecklich. Ich versteckte mich feig in einer Ecke und versuchte meine Schwester später, heimlich, zu trösten. Ich hatte so sehr das Gefühl, unverdient verschont worden zu sein, ich fühlte mich schuldig und niedergeschlagen, weil ich davongekommen war. Meine Schwester hatte nichts Böses oder Falsches getan. Sie verdiente es nicht, von meiner Mutter so behandelt zu werden. Und ich verdiente es nicht, besser behandelt zu werden. Ich war nicht gut! Ich hatte Angst.«

Nach dreijähriger Therapie ließ Joanna den Schleier des Geheimnisses und der Angst fallen, der ihre wahren Gefühle gegenüber ihrer Mutter verbarg. Wie eine Blume, die allmählich ihre Blüte entfaltet, öffnete sie sich in der Geborgenheit der therapeutischen Beziehung. Sie hatte vor kurzem eine entscheidende Erfahrung gemacht, die ihr zu einer neuen Perspektive verhalf. Sie erkannte, an welchem Punkt sie sich befand, und in welche Richtung sie gehen musste. »Ich räumte gerade die Bügelwäsche weg, als ich merkte, dass mein Herz schneller schlug als sonst. Ich setzte mich aufs Bett und sagte mir, dass ich etwas zu Mittag hätte essen sollen. Wenige Minuten später war mir schwindlig, ich fühlte mich schwach und ängstlich. Ich sagte zu mir selbst: Keine Panik, es ist nichts (...) es wird vorbei gehen. Ich fuhr fort, die Wäsche zusammenzulegen, aber meine ganze Aufmerksamkeit war auf das Klopfen meines Herzens gerichtet. Mein Kopf fühlte sich leicht an, wie abgetrennt von meinem Körper. Ich spürte ein Kribbeln in Armen und Fingern. Ich war erst 40 Jahre alt, zu jung für eine Herzattacke.«

Joanna rief den Notfalldienst an. Die herbeigerufenen Sanitäter fanden sie auf der Couch liegend und fühlten ihr den Puls. Sie prüften den Blutsauerstoff und stellten rasch fest, dass das Problem darin bestand, dass sie hyperventilierte. Ihre kurzen, flachen Atemzüge hatten ihr Blut mit Sauerstoff angereichert, was zu dem raschen Herzschlag führte, zu Schwindelgefühlen und dem Kribbeln in Händen und Armen. Erst in der Therapie entdeckte Joanna, wodurch diese Episode von Todesangst ausgelöst worden war.

Jemand hatte zum Scherz auf ihren Geburtstagskuchen einen kleinen Grabstein gesetzt; aber Joanna hatte keine Lust, das zu feiern, was man gemeinhin die mittleren Lebensjahre nennt. Aber warum löste ihr vierzigster Geburtstag solche Angst aus? Joanna kam allmählich auf den Gedanken, dass sie möglicherweise deshalb in Panik geraten war, weil sie merkte, dass sie niemals wirklich ihr eigenes Leben gelebt hatte. Die Zeit lief ihr davon. In den darauf folgenden Sitzungen kam allmählich ihre Wut und ihr unterdrückter Groll gegen ihre Mutter an die Oberfläche.

Joanna war eine »nur gute« Ehefrau und Mutter. Es kam nie vor, dass sie irgendetwas, was man von ihr verlangte, nicht machte, sie verteidigte niemals einen eigenen Standpunkt, und sie brachte niemals ihr wahres Selbst zum Ausdruck. Ja, gerade zum Zeitpunkt ihrer Panikattacke unterdrückte sie, während sie weiter die Wäsche zusammenlegte, pflichtgemäß ihre Angst. Und wie bei einer Flasche, die man heftig geschüttelt hat, der Korken herausspringt, explodierten Joannas wirkliche Gefühle.

Merkmale des »nur guten« Kindes

Es entwickelt keine Borderline-Störung.

Das »nur gute« Kind entwickelt keine Borderline-Störung, weil nur die idealisierten Teile der Mutter auf dieses Kind projiziert wurden. Es entwickeln sich jedoch andere schwere psychologische Konflikte, und zwar aufgrund des Bedürfnisses der Mutter, mit dem »nur guten« Kind zu verschmelzen. *Der vielleicht katastrophalste psychische Konflikt, den das »nur gute« Kind erlebt, ist das Problem, dass es nicht authentisch ist – es hat ein Gefühl, als ob diejenigen, die es als gut oder kompetent wahrnehmen, sich geirrt hätten.*

Das »nur gute« Kind ist das parentifizierte Kind – es hat gelernt, den Eltern gegenüber die Elternfunktion zu übernehmen. »Nur gute« Kinder sind typischer Weise folgsam und loyal und übernehmen nicht selten die Rolle eines kleinen Therapeuten in der Familie. Die Borderline-Mutter schreibt dem »nur guten« Kind eine besondere Macht zu, sie zu retten und emotional zu schützen. Deshalb vertraut sie dem »nur guten« Kind Geheimnisse an, es wird zum Ersatzpartner und entwickelt leicht ein Hochstaplersyndrom, was daher kommt, dass es wie ein Erwachsener behandelt wurde, während es selbst noch ein Kind war. Das Hochstaplersyndrom bringt es mit sich, dass die Betroffenen im Grunde ihres Herzens davon überzeugt sind, trotz aller äußeren Anzeichen ihrer Kompetenz unwürdig oder wertlos zu sein. Hervorragende Leistungen bringen den »nur guten« Kindern keine Befriedigung, weil sie ihren Erfolg eher dem Zufall oder glücklichen Umständen zuschreiben als ihrer eigenen Anstrengung.

Die Borderline-Mutter macht sich das »nur gute« Kind unbewusst zum Verbündeten. Sie lebt mit Hilfe dieses Kindes ein Ersatzleben und sucht Bestätigung durch die Leistungen des Kindes. Die Mutter erkennt das Bedürfnis des Kindes nach Loslösung nicht an und verschmilzt emotional mit dem »nur guten« Kind; in der Regel hat das zur Folge, dass das Kind das Gefühl hat, verschlungen zu werden. Und doch fürchten »nur gute« Kinder, ihre Mutter zu verraten, und sie verraten sich lieber selbst. Das »nur gute« Kind hat viel zu große Schuldgefühle und würde sich viel zu schlecht dabei fühlen, als dass es das Verlangen der Mutter nach Nähe zurückweisen könnte.

De Becker (1997) bezeichnet »erzwungene Zähmung« als eine der raffiniertesten Manipulationen, die auch betrügerische Artisten und Kriminelle anwenden: »Erzwungene Zähmung ist ein wirksamer Weg, zu früh Vertrauen herzustellen, denn es ist schwer, eine ›Wir-sitzen-doch-im-gleichen-Boot-Haltung‹ zurückzuweisen, ohne sich allzu grob vorzukommen« (S. 66).

Die Mutter erzwingt die Zähmung unbewusst, indem sie das »nur gute« Kind unbewusst mit Kommentaren an sich lockt wie »Du bist genau wie ich« oder »Niemand versteht mich so gut wie du« oder »Du bist die einzige, auf die ich mich verlassen kann« oder »Ohne dich hätte mein Leben keinen Sinn«.

Das Bedürfnis der Mutter, mit dem »nur guten« Kind zu verschmelzen, kann diesem zwar heftige Schuldgefühle machen, es aber dennoch vertreiben. Das »nur gute« Kind wird von der Mutter behandelt wie ein idealisierter Teil ihres eigenen Selbst. Sie sorgt sich deshalb um das »nur gute« Kind nach Maßgabe ihrer *eigenen* Bedürfnisse, nicht entsprechend den Bedürfnisse des Kindes. Wenn die Mutter friert, muss das Kind eine Jacke tragen, ganz egal, wie warm oder kalt es ihm ist. Kommt es der Aufforderung, die Jacke anzuziehen, nicht nach, fühlt die Mutter sich zurückgestoßen und zankt das Kind aus.

De Becker weist darauf hin, dass jeder, der eine Beziehung zu einer anderen Person herstellen möchte, sich darum bemühen sollte, dass diese Person sich wohl fühlt. Ein parentifiziertes Kind aber weiß intuitiv, dass seine Rolle unangemessen ist, und es nimmt mit Schrecken wahr, dass es für das Glück seiner Mutter verantwortlich ist. In diese unmögliche Lage, für das Leben seiner Mutter verantwortlich zu sein, sollte ein Kind nie kommen.

Es ist ängstlich, depressiv und voller Schuldgefühle.

»Nur gute« Kinder unterdrücken die Wahrnehmung ihrer wahren Gefühle und neigen daher zu Depression und Angst. Weil sie vor allem mit dem emotionalen Zustand anderer beschäftigt sind, fällt es ihnen schwer, Lust zu empfinden. Obgleich sie eine außerordentlich scharfe Wahrnehmung haben, fehlt es ihnen an Einsicht in ihr eigenes Seelenleben, und sie nehmen die subtilen Anzeichen von Depression bei sich selbst nicht wahr.

»Nur gute« Kinder leiden häufig dann an Schuldgefühlen, wenn sie eine Befriedigung erleben könnten, an einem nagenden Schmerz, der sie immer dann ergreift, wenn sie Ferien haben, wenn Festtage gefeiert werden oder sie eine Party besuchen. Sie haben das Gefühl, sie hätten kein Recht auf die idealisierte Wahrnehmung, die sie von Seiten ihrer Mutter erfahren, und hätten es nicht verdient, ein gutes Leben zu leben. Sie haben das Gefühl, sie hätten ohnehin schon zu viel bekommen und kein Recht darauf, noch mehr zu kriegen. Es kommt häufig vor, dass sie zwanghaft versuchen, anderen zu verschaffen, was sie selber brauchen würden.

Glickauf-Hughes und Mehlman (1998) berichten, dass Töchter von Borderline-Müttern, die selbst keine Borderline-Störung entwickelten, sich eine Menge Gedanken darüber machten, dass sie nicht in der Lage waren, ihre

Mütter zufrieden zu stellen. Das führt dazu, dass das »nur gute« Kind sich häufig emotional entleert fühlt, denn sein Verhalten ist zwanghaft davon bestimmt, Zustimmung zu erlangen. Abgesehen davon ist die Tendenz zu Depression, Angst und Schuldgefühlen bei allen »nur guten« Kindern weit verbreitet. Häufig sind sie von der Verantwortung, für andere sorgen zu müssen, überfordert und haben doch das Gefühl, sie selbst hätten kein Recht darauf, dass andere sich um sie kümmern. Es fällt ihnen schwer, ihre Gefühle und Bedürfnisse zu artikulieren, und wenn sie doch einmal Beachtung und Anerkennung finden, fühlen sie sich extrem unwohl.

Obgleich »nur gute« Kinder genauso dringend eine Therapie brauchen wie »nur böse« Kinder, bemühen sie sich im Allgemeinen nicht um eine Behandlung. Glickauf-Hughes und Mehlman (1998) haben festgestellt, dass es Töchtern von Borderline-Müttern, die selbst keine Borderline-Störung haben, schwer fällt, normale Gefühle von eher primitiven Gefühlen zu unterscheiden, und dass sie dazu neigen, Gefühle mit Handlungen zu verwechseln. Sie haben Angst, so zu werden wie ihre Mütter, und verbinden das Ausdrücken starker Gefühle mit dem Verhalten von Menschen, die an einer Borderline-Störung leiden. Häufig unterdrücken sie ihre Gefühle und erscheinen nach außen hin ruhig und unkompliziert. Ihre internalisierte Angst, ihre Schuldgefühle und ihre Depression bleiben daher oft unbemerkt und werden nicht behandelt.

Das »nur gute« Kind ist im Allgemeinen beruflich erfolgreich.

»Nur gute« Kinder sind als Erwachsene erfolgreich und angepasst, aber nicht unbedingt glücklich. Da sie ständig damit beschäftigt sind, das Richtige zu tun, wird das wahre, kreative Selbst erstickt. »Nur gute« Kinder ertragen chaotische Chefs, unangenehme Arbeitsbedingungen und unglückliche Ehen, denn für sie ist es wichtiger, den Erwartungen anderer zu entsprechen, als selbst glücklich zu sein. Mögen sie auch Erfolg, Ruhm oder Reichtum erlangen, Vergnügen oder Freude am Leben haben sie nur selten.

»Nur gute« Kinder verhalten sich auch in erwachsenen Beziehungen gemäß ihrer Rolle als parentifiziertes Kind und neigen zu gewissenhaftem, übermäßig leistungsbetontem Verhalten. Sie erfüllen ihre Aufgaben mit äußerster Hingabe und sind stets in starkem Maß mit emotionalen Dingen beschäftigt, weil sie Angst haben, andere zu enttäuschen. Sie können einfach nicht »Nein« sagen. Schon kleine Fehler können zur Folge haben, dass ihre Selbstachtung katastrophal absinkt, und ihre internalisierte Angst hindert sie daran, das, was sie erreicht haben, zu genießen. Die emotionale Energie des

»nur guten« Kindes fließt in hohem Maße in das Bemühen, Fehler zu vermeiden – Fehler, die ja die Grundlagen ihres Selbst erschüttern könnten.

Zwar ist das Verhalten von »nur guten« Kindern nicht direkt von suizidalen Wünschen geleitet, doch wenn ihr Selbst angegriffen ist, weil sie vielleicht einen kleinen Fehler gemacht haben, denken sie schon einmal bei sich: »Ich wünschte ich wäre tot.« *Erfolg kann bei »nur guten« Kindern eine Panikattacke auslösen.* Je erfolgreicher sie sind, um so ängstlicher werden sie. »Nur gute« Kinder erleben wenig innere Zufriedenheit oder Seelenfrieden, besonders wenn sie glauben, ein »nur böses« Kind sei geopfert worden.

Botschaften an das »nur gute« Kind:

- »Du bist die Einzige, die mich glücklich machen kann.«
- »Ohne dich wäre mein Leben sinnlos.«
- »Verlass mich nie.«
- »Du bist etwas ganz Besonderes.«
- »Du bist für mein Glück verantwortlich.«
- »Du bist für mein Leben verantwortlich.«

Während »nur böse« Kinder Angst haben vor Zurückweisung, haben »nur gute« Kinder Angst vor dem Erfolg. Weil dem »nur guten« Kind die Misshandlungen, die das »nur böse« Kind erlitten hat, erspart geblieben sind, löst ein Erfolg bei ihm weniger Stolz und Freude als Scham und Schuldgefühle aus. »Nur gute« Kinder, die Zeugen von Misshandlungen des »nur bösen« Geschwisters geworden sind, kämpfen oft genug mit einer Art Überlebensschuld. Eine Tagebucheintragung von Joanna macht die Tiefe ihres Schmerzes deutlich:

Diesen Monat habe ich im Time-Magazin einen Artikel gelesen, der mir richtige Übelkeit bereitete. Der Artikel trug die Überschrift »Kriegswunden« und enthielt das Bild eines dreizehnjährigen Mädchens, dessen Arme von einer Rebellenbande in Sierra Leone abgehackt worden waren. Ihre Familie weinte um sie und hilft ihr, mit einer behelfsmäßigen Prothese essen zu lernen. Sie wurde mit den Worten zitiert: »Ich hatte keine Ahnung, warum sie mir das angetan haben.« Ich wollte diesem kleinen Mädchen schreiben und ihr sagen, was für ein Glück es für sie ist, dass sie ihre Seele noch hat und eine Familie, die sie liebt.

Sie erinnerte mich an meine Schwester. Nur dass meine Schwester nicht so viel Glück gehabt hat. Auch sie wurde verstümmelt in einem Krieg, der hinter geschlossenen Türen tobte, in einem Vorortviertel in Amerika. Ich hatte keine Ahnung, warum meine Mutter ständig auf ihr herum hackte, bis nur noch Bruchstücke von ihr übrig waren. Meine Mutter zerstörte gerade den Teil des Kindes, der nie wieder ersetzt werden kann. Und auch nach vierzig Jahren noch kämpft meine Schwester ums Überleben. Es gibt keine Prothese für die menschliche Seele.

Niemand begreift es, weil ihre Arme keine abgehackten Stümpfe sind. Niemand möchte etwas erfahren über diese Art von Krieg. Niemand scheint zu realisieren, wie viele Kinder hier und heute verstümmelt werden, in Kriegen, die hinter verschlossenen Türen toben, überall in Amerika. Und niemand weiß, wie man Menschen helfen könnte, deren Seele nur noch ein abgehackter Stumpf ist.

Kriegsveteranen wissen, dass Menschen, die sich schuldig fühlen, weil sie selbst überlebt haben, oft glauben, sie hätten kein Recht zu leben. »Nur gute« Kinder haben Schuldgefühle, weil ihnen die Misshandlungen erspart blieben, die das »nur böse« Geschwister erlitten hat, und ihre Schuldgefühle sind oft so groß, dass sie zwanghaft für andere sorgen müssen oder geradezu getrieben sind, die Opfer von Unterdrückung, Krankheit, Ungerechtigkeit oder Misshandlung zu retten. Ihnen ist nicht bewusst, dass sie selbst schweren Schaden erlitten haben, indem sie Zeugen der Zerstörung eines Geschwisters geworden sind. Auch wenn »nur gute« Kinder keine Borderline-Störung entwickeln – ihre Herzen sind von winzigen Granatsplittern durchbohrt. Sie fühlen sich traurig und schuldbeladen, ohne zu wissen, warum.

Erst ganz allmählich, im Laufe der Zeit, wandte Joanna sich ihrer eigenen Opferrolle zu. Sie entdeckte sehr viel Wut, die sie in sich begraben hatte – Wut darüber, dass sie so viel für ihre Mutter geopfert hatte, und auch eine tiefe Traurigkeit weil sie nicht fähig gewesen war, ihre Schwester zu retten. Sie hatte nun ihre Zeit im Dienste ihrer Mutter abgedient. Der Krieg war vorbei.

Wäre es möglich, die Seele eines »nur guten« Kindes zu röntgen – man würde vielleicht eine Seele aus Porzellan finden, mit winzigen Rissen. Auch wenn es nach außen hin unverletzt erscheint, ein Kind mit einer angebrochenen Seele lebt mit dem inneren Gefühl der Zerbrechlichkeit. Das innere Selbst liegt im Krieg mit dem äußeren Selbst. »Nur gute« Kinder leiden still, sie sind unfähig, die Quelle ihres Schmerzes zu benennen, ein Schmerz, der zu tief und zu alt ist, als dass er benannt werden könnte. Aber auch wenn eine gebrochene Seele nicht ganz wiederhergestellt werden kann, ist das »nur gute« Kind doch in der Lage, sie vor weiteren Verletzungen zu schützen. Abwehrmechanismen wie Verleugnung, Unterdrückung und Sublimierung bewahren das »nur gute« Kind davor, dass ihm der Schmerz allzu heftig bewusst wird. Zwar brauchen »nur gute« Kinder eine Therapie nicht weniger dringend als »nur böse« Kinder, sie bemühen sich in der Regel jedoch nicht darum. Doch eine analytisch orientierte Therapie ist der Schlüssel zur Beendigung des inneren Krieges, dem sie ausgeliefert sind, und öffnet ihnen die Tür dazu, Freude am Leben zu empfinden.

Das »nur böse« Kind

»Manchmal bin ich wirklich völlig verwirrt. Ich weiß nicht, woran das liegt. Was soll man tun, wenn es 2 Uhr in der Nacht ist, und man sitzt draußen auf dem Balkon und raucht eine Zigarette und wünscht sich nichts sehnlicher, als die sanften Gemüter ganz Amerikas mit all dem Dreck und der Schwärze, die in einem sind, zu vergiften? Als ihnen ihre Fernseher wegzunehmen und sie durch Gedanken an Brudermord und Selbstzweifel und Ängste zu ersetzen. Manchmal möchte ich ein verachteter und gefürchteter Gott sein ... sitzend auf dem Gipfel des hässlichsten Berges ... in grünen Kleidern. Ich möchte auf diese Farce hinabschauen ... auf diese kapitalistische, krampfhafte Orgie, von oben hinabschauen und lachen, lachen, lachen. Ich wollte nie da unten sein, mittendrin, und so ... und so sehr darin verwickelt sein.«

Katrina hasste ihr Leben, und sie hasste sich selbst. Sie wusste nicht, weshalb sie mitten in der Nacht plötzlich spürte, wie ihr das Blut in Hände und Finger schoss – die physiologische Reaktion auf Wut, eine Reaktion, die man braucht, um eine Waffe in die Hand zu nehmen, einen Schlag auszuführen und ein Leben auszulöschen. Sie glaubte, sie sei immun geworden gegen die bösartigen verbalen Attacken ihrer Mutter. Dass sie bei einer Mutter lebte, die erbarmungslos auf ihr herumhackte, erfüllte Katrina mit einer Wut, die sie nur in der Dunkelheit der Nacht erleben konnte und nur, wenn sie allein war. In den Träumen, von denen sie berichtete, ging es entweder um Selbstmord oder um Mord.

Ständige psychologische Herabsetzung kann nicht nur für ein Kind, sondern auch für Erwachsene tödliche Konsequenzen haben. Nach den Auseinandersetzungen mit ihrer Mutter zog Katrina sich in ihr Zimmer zurück. Dort schlitzte sie sich mit dem Rasiermesser das Fleisch auf und schrieb ihre Gefühle nieder. Katrinas Tagebuch war buchstäblich mit ihrem eigenen Blut getränkt.

Merkmale des »nur bösen« Kindes

Es entwickelt eine Borderline-Störung.

Es ist nur eine Frage der Zeit, bis die »nur böse« Tochter einer Borderline-Mutter selbst eine Borderline-Mutter ist. Die negativen Projektionen der

Borderline-Mutter haben dafür gesorgt, dass die Selbstvorstellung des »nur bösen« Kindes auf Selbsthass gegründet ist. Kinder, die von ihrer Mutter als böse wahrgenommen werden, haben zwei Möglichkeiten: 1. Sie glauben, dass sie böse sind, oder 2. sie versuchen ein Leben lang, gut zu sein. Die Wahrnehmung der Mutter ist unveränderlich: *»Nur böse« Kinder können niemals gewinnen, wie sehr sie sich auch anstrengen mögen.*

Ohne therapeutische Intervention entwickeln »nur böse« Kinder unweigerlich eine Borderline-Störung. Es ist typisch für sie, das sie schon in jungen Jahren Drogen und Alkohol konsumieren. Auch ihre Schulleistungen sind ein Spiegel ihrer negativen Selbstsicht und ihrer Hoffnungslosigkeit. Da »nur böse« Kinder ihre Störung schamlos ausagieren, in Form von antisozialem Verhalten, von Stehlen, Drogenmissbrauch und Promiskuität, und oft von zuhause weglaufen, wird die Überzeugung der Mutter, dass sie »nur böse« seien, noch bestärkt. Masterson (1980) schreibt, dass die Eltern »sagen werden, ihr heranwachsender Sohn sei durch schlechten Umgang in seine Situation hineingezogen, nicht durch Konflikte in der Familie hineingetrieben worden« (S. 45). Die Borderline-Mutter verleugnet die Rolle, die sie selbst in Hinblick auf das Verhalten ihres Kindes spielt, mit aller Kraft. *Sie sieht diese Rolle tatsächlich nicht.*

Das »nur böse« Kind ist unempfindlich gegen Schmerz.

»Nur böse« Kinder entwickeln oft eine Schmerzunempfindlichkeit, einen Mangel an Reaktionen auf Schmerzen jeder Art. Einer Studie zufolge (Money 1992) zeigten 75 Prozent der misshandelten Kinder selbstzerstörerische Tendenzen wie Trichotillomanie (zwanghaftes Ausreißen der Haare), Nägelbeißen oder eine Neigung zu fallen und zu stürzen, sie schlagen mit dem Kopf gegen die Wand und essen unverdauliche Dinge, sie schlucken feste Gegenstände oder Pillen und andere Arten von Medikamenten. – Kinder, die man in eine neue Umgebung brachte, wo sie nicht mehr misshandelt wurden, gaben dieses Verhalten auf und kehrten zu einer normalen Schmerzreaktion zurück.

Das »nur böse« Kind scheint auf Bestrafungen mit Gleichgültigkeit zu reagieren und treibt damit die Wut der Mutter noch an. Schmerzunempfindlichkeit ist die Folge der Freisetzung eines Opiats im Gehirn mit der Bezeichnung Metencephalin, das Euphorie auslöst und eine anästhetische Wirkung hat (Money 1992). Der Effekt erinnert an den schläfrigen Ausdruck in den Augen hilfloser kleiner Katzen, die man am Nackenfell packt. Es sind noch einige Forschungsanstrengungen nötig, um herauszubekommen, ob das selbstzerstörerische Verhalten misshandelter Kinder vielleicht tatsächlich den Zweck hat, einen anästhetischen Effekt hervorzubringen, der das Gehirn betäubt und insofern eine Anpassungsleistung an eine Umgebung sein könnte, in der Missbrauch und Misshandlung an der Tagesordnung sind.

Das »nur böse« Kind hat das Gefühl, verdammt zu sein.

Katrina sagte von sich selbst, sie sei so etwas wie ein Krebsgeschwür in ihrer Familie. Masterson (1988) berichtet, einige Kinder von Borderline-Müttern hätten das Gefühl, »sie könnten ihre Mutter im Grunde nur zufrieden stellen, wenn sie sich selbst umbrächten« (S. 108). »Nur böse« Kinder fühlen sich stigmatisiert, fürs ganze Leben verdammt, wie ein Pesthauch auf dem Angesicht der Erde. Das tiefe Gefühl der Hoffnungslosigkeit, von dem sie durchdrungen sind, zeigt sich in ihren künstlerischen Hervorbringungen, in ihrem Schreiben und in ihrem Verhalten. Therapeuten wie Lachkar (1992) vermuten, dass die schwarzen Löcher, die in den von Borderline-Patienten gemalten Bildern regelmäßig auftauchen, den emotionalen Abgrund der Leere und Einsamkeit repräsentieren. Einige erwachsene Borderline-Patienten berichteten, sie hätten jedes Mal, wenn sie ein bisschen Hoffnung geschöpft hätten, wie etwa am Beginn einer neuen Beziehung, das Bild eines schwarzen Sterns vor Augen gehabt. Diese Patienten sagten, der schwarze Stern repräsentiere die Vergeblichkeit ihres Hoffens.

Botschaften an das »nur böse« Kind:

- »Du zerstörst alles.«
- »Ohne dich wäre ich besser dran.«
- »Du bist schuld an meinem Unglück.«
- »Du machst mich krank.«
- »Du bist krank.«
- »Ich könnte dich umbringen.«
- »Du bist eine Schande für diese Familie.«

Der Aspekt im Leben »nur böser« Kinder, der bei aller sonstigen Tragik einem wirklich das Herz brechen könnte, ist ihr unablässiges Bemühen, ihre Mutter zufrieden zu stellen. Bowlby (1986) legt dar, dass sich Kinder selbst dann, wenn die Bindungsfigur Angst hervorruft, an die bedrohliche oder feindselige Figur anklammern, sie laufen nicht davon. »Nur böse« Kinder bleiben an ihre Mütter gebunden und geben sich selbst auf. Leider geben sie damit auch die Hoffnung auf, jemals zu spüren, dass sie geliebt werden.

Das verlorene Kind

»Er wäre niemals zu einem Therapeuten gegangen. Er fand einfach, sein Leben sei das nicht wert. Bob war der Typ, der jedermanns Kumpel war. Der Typ, der sich noch das letzte Hemd vom Leibe zog. Das war sein Problem. Als wir Teenager waren, wurde ich oft richtig böse mit ihm. Er sah so gut aus, aber er gab sich nie mit irgendetwas Mühe. Das einzige, wozu er Lust hatte, war, mit seinen Kumpels herumzuhängen und Basketball zu spielen. Er hatte sich schon längst aufgegeben, bevor er an einer Überdosis starb.«

Mary kam kurz nach dem Tod ihres Bruders zur Therapie. Ihre Trauer trug einen Anflug von Zorn darüber, dass sein Leben so einfach abgeschnitten war, ein Leben, das er nie gelebt hatte. Das verlorene Kind ist wie eine leere Muschel, die an die Küste geschleudert oder auf die See hinaus getragen wird – egal was geschieht, sie ist für immer verloren.

Wer die gemischten Botschaften einer Borderline-Mutter überleben will, braucht die Fähigkeit, auf den Wellen ständigen emotionalen Aufruhrs zu reiten. Verlorene Kinder überleben, indem sie sich treiben lassen, indem sie sich in ihr Schicksal ergeben, dass sie keine Kontrolle haben können. Verlorene Kinder wissen nicht, wer sie sind, und sie weigern sich, von Autoritätsfiguren kontrolliert zu werden. Es fällt ihnen schwer, dauerhaft einen Job auszuüben, Verpflichtungen einzuhalten oder Verantwortung zu übernehmen. Häufig betäuben sie sich mit Drogen oder Alkohol und halten sich so ihre Gefühle vom Leib. Wie Peter Pan fühlen sie sich mutterlos und werden nie erwachsen.

Verlorene Kinder haben eine starke Abwehr gegen Bindungen. Sie finden, dass weder persönlicher Besitz noch Beziehungen zum Überleben notwendig sind. Verlorene Kinder sind oft freundlich, umgänglich und liebenswert, aber es fällt ihnen schwer, verlässlich, berechenbar oder zuverlässig zu sein. Sie meiden jede Form von Verpflichtung.

Hinter der Fassade der Umgänglichkeit verbirgt sich Zynismus gegenüber dem Leben, das solchen Menschen leer und bedeutungslos erscheint. Verlorene Kinder mögen sorglos erscheinen, aber sie sind nicht glücklich. Sie leben am Rande der Gesellschaft und haben ihre eigenen Regeln. Es passiert leicht, dass sie auf der Straße enden, in der Obdachlosigkeit. Ihre Angehörigen haben sie vielleicht jahrelang nicht mehr gesehen, sie sagen: »Ich weiß nicht, wo er ist. Ich habe ihn aus den Augen verloren.« Verlorene Kinder haben nicht das Gefühl, dass sie selbst wertvoll sind oder ihr Leben irgendeinen Sinn hat, und sie schlittern in Beziehungen hinein und heraus, fast ohne es zu merken.

Die Kinder von Borderline-Müttern können nicht zu gesunden, autonomen Erwachsenen heranwachsen, sofern sie nicht einen Weg finden, die Erfahrungen, die sie in der Kindheit gemacht haben, zu verstehen. Es ist schwierig, frühe Erfahrungen in Worten zu beschreiben, weil Erinnerungen »im Mandelkern als nackte, *wortlose* Blaupausen für das Gefühlsleben gespeichert sind« (Goleman 1996, S. 42, Hervorhebung durch die Autorin). Wie Kinder, die taub und blind geboren werden, haben auch Kinder von Borderline-Müttern keine Möglichkeit, ihr emotionales Leben zu organisieren. Sie realisieren nicht, dass sie anders sind, dass andere Kinder in eine Welt voll Klang und Licht hineingeboren werden. Der Mangel an Beständigkeit in ihrer emotionalen Welt bringt ein Gefühl der Bedeutungslosigkeit hervor, als ob das ganze Leben sinnlos und absurd wäre.

Eine Therapie hilft den Kindern von Borderline-Müttern, ihre Gefühle zu organisieren und auszudrücken, und sie kann ihnen helfen, ihrer Existenz eine Bedeutung zu geben. Der Therapeut kommt sich vielleicht vor wie Anne Sullivan Macy, die Lehrerin von Helen Keller (1902), die ihr geduldig beibrachte, wie sie sich mit Hilfe der Zeichensprache mit anderen Menschen verständigen konnte, wobei sie Helen allerdings zuerst die Bedeutung von Wörtern beibringen musste. Bevor sie die Bedeutung des Wortes »Wasser« zu verstehen lernte, hatte Helen Keller keine Worte, um ihre Erfahrung von der Welt zu beschreiben. Sie selbst erklärte das so: »Ich war ohne Kompass oder Senkblei und hatte keinerlei Möglichkeit festzustellen, wie nahe der Hafen war. Licht! Gib mir Licht! war der wortlose Schrei meiner Seele.« Kinder von Borderline-Müttern suchen nach Licht in ihrer Dunkelheit. Der Philanthrop Dr. Samuel Gridley aus Boston (In: Lash 1980) hielt einmal ein Plädoyer für die Unterstützung einer tauben und blinden Frau. Er argumentierte so:

Können wir nichts tun, um diese menschliche Seele aus ihrem Grab herauszuholen? Es ist spät, aber vielleicht nicht zu spät. Die gesamte Nachbarschaft würde herbeieilen, um diese Frau zu retten, wenn sie durch das Einstürzen einer Kohlengrube lebendig begraben wäre… Die Wahrscheinlichkeit, sie zu retten, wäre sehr klein; aber auch wenn diese Wahrscheinlichkeit noch kleiner wäre, würden sie verzweifelt versuchen, sie auszugraben; und ist das Leben der Seele von geringerer Bedeutung als das Leben des Körpers? (S. 19f.)

Mastersons (1980) Worte in Bezug auf die Behandlung von Jugendlichen mit einer Borderline-Störung und ihrer Mütter erinnern an Dr. Howes Argumentation: »Die Therapie ist mühsam, zeitraubend und voll von (…) Hindernissen, aber sie ist alles andere als ein unmögliches Unterfangen. Wird sie korrekt durchgeführt, dann ist die Anstrengung mehr als gerechtfertigt, stellt sie doch eine lebensrettende Maßnahme dar, mit deren Hilfe die Deprivierten und Verlassenen in ihrem Kampf unterstützt werden, und schließlich auch eine Art Leuchtfeuer, das sie leiten kann« (S. 265f.). Das Gefühl, lebendig begraben zu sein, ist typisch für Borderline-Mütter und ihre Kinder. Ohne Hilfe von außen können sie nicht gerettet werden.

Allerdings könnte der Vater etwas bewirken. Sigmund Freud (1929) schrieb einmal: »Ein ähnlich starkes Bedürfnis aus der Kindheit wie das nach dem Vaterschutz wüsste ich nicht anzugeben« (S. 204). Die Charakterstruktur des Vaters kann die pathologische Dynamik zwischen Mutter und Kind entweder verfestigen oder ein gesundes Gegengewicht bilden, was davon abhängig ist, in welchem Maß er selbst in seiner Kindheit eine gesunde Form der Liebe erfahren hat.

8 Märchen-Väter

»›Nein, Frau‹, sagte der Mann, ›das tue ich nicht; wie sollt ich's übers Herz bringen, meine Kinder im Wald allein zu lassen ...?‹«

Hänsel und Gretel

Im September 1999 ließen eine Mutter und ein Vater in Little Rock, Arkansas, ihre beiden Kinder allein in der Wildnis zurück, wo sie starben. Als die Knochen ihres 18 Monate alten Sohnes gefunden wurden, sagte der Vater der Polizei, sie hätten die Kinder in der Nähe eines Teichs zurück gelassen, wo dann nach dem Leichnam des anderen Kindes gesucht wurde, einem Zweieinhalbjährigen. Der Staatsanwalt Fletcher Long Jr. sagte über das Motiv der Eltern: »Sie wollten ihre Kinder los werden« (Kissel 1999, S. A14).

Als-ob-Mütter und Märchen-Väter sind unglaublich real. John Money (1992), der Forschungen über Kindesmissbrauch getrieben hat, stellt fest: »Kollusive Teilhabe des einen Elternteils am Missbrauch und der Vernachlässigung eines Kindes durch den andern Elternteil ist die Manifestation gemeinsamer Irrationalität, die auch unter der französischen psychiatrischen Bezeichnung, Folie à deux bekannt ist. Ein Teil in einer Paarbeziehung leidet an einer fixierten irrationalen Überzeugung oder einer Wahnvorstellung, die sich der Partner assimiliert« (S. 141).

Eltern, die als Kinder selbst menschlich herabgewürdigt wurden, fehlt es häufig an Empathie für ihre eigenen Kinder. Sie verstärken wechselseitig ihr pathologisches Verhalten und verlagern ihren unterdrückten Selbsthass auf ihre Kinder. Die meisten Borderline-Mütter und ihre Männer ermorden ihre Kinder nicht. Das Maß, in dem sie ihre Kinder opfern, hängt von den unbewussten Konflikten bei *beiden* Elternteilen ab.

Väter wie Mütter inszenieren die unbewusste Dynamik, die ihre Wurzeln in ihren verdrängten Kindheitserfahrungen hat, immer wieder neu. Die Rolle des Vaters in dem Drama, das sich zwischen der Borderline-Mutter und ihrem Kind abspielt, ist von entscheidender Bedeutung, wenn es um die Frage geht, wie sich dieses Drama schließlich auf das Kind auswirkt.

John Lachkar (1992), der Autor des Buches *The Narcissistic/Borderline Couple*, beschreibt, dass Borderline-Frauen häufig Männer mit einer narzisstischen Persönlichkeitsstörung heiraten. Narzisstische Männer brauchen das Gefühl, von anderen als etwas Besonderes wahrgenommen zu werden, und suchen deshalb Bewunderung. Diese Männer können ausbeuterisch, aber auch völlig mit sich selbst beschäftigt sein, charmant und charismatisch, kontrollierend und doch auch wieder nachgiebig und weich. Haben sie das Gefühl, nicht genügend geschätzt oder begehrt zu werden, dann ziehen sie sich leicht zurück. Sie können sich nicht zugestehen, dass sie andere brauchen, und deshalb haben ihre Freunde und Bekannten häufig das Gefühl, ihnen nichts zu bedeuten. Es kommt dementsprechend zu Konflikten zwischen Borderline-Ehefrauen, die dazu neigen, sich herabgesetzt zu fühlen, und narzisstischen Ehemännern, die andere tatsächlich in ihrem Wert herabsetzen.

Es ist indessen nicht gerechtfertigt oder korrekt anzunehmen, dass alle Borderline-Frauen narzisstische Männer heiraten. Auch wenn Mary Todd Lincoln ihren Ehemann gerne mit Shakespeares König Richard II. gleichsetzte (In: Baker 1987), gibt es doch keinerlei Hinweise, dass Abraham Lincoln eine narzisstische Persönlichkeit gewesen wäre. Baker (1987) vermutete, dass Mary Todds Ehrgeiz, im Weißen Haus zu wohnen, sie zu Lincoln hinzog, denn »er war eine potenzielle Majestät« (S. 93). Und gleichermaßen gilt, dass nicht alle Männer, die eine Borderline-Frau heiraten, narzisstisch sind.

Man muss Verallgemeinerungen als das sehen, was sie sind: unspezifische, nicht individualisierte Muster, mit deren Hilfe sich Erfahrungen bis zu einem gewissen Grad einordnen lassen. Konkret gesehen, besteht der gemeinsame Nenner zwischen den verschiedenen Typen von Männern, die eine Borderline-Frau heiraten, in der Tendenz, die pathologische Dynamik zwischen der Mutter und dem Kind zu verstärken. Masterson (1980) stellte bei seiner Arbeit mit Borderline-Müttern und ihren Kindern fest, dass »[diese] Väter zum größten Teil passive Männer [sind], die von ihren Frauen dominiert werden, aber große Distanz zu ihnen halten. Sie verzichten auf ihre väterlichen Rechte im Austausch für die völlige Freiheit, sich in ihre Arbeit zu vergraben« (S. 47). Masterson glaubt, dass viele Borderline-Frauen eher Männer heiraten, die für sie sorgen, als Männer, die ihnen als gleichwertige Partner gegenüberstehen.

Wenn man die Erfahrung des Kindes verstehen will, ist es wichtig, die Beziehung des Vaters zu der Borderline-Mutter zu verstehen. Die Borderline-Mutter vom Typ »verwahrlostes Kind« neigt dazu, einen »Froschkönig« zu heiraten, jemanden, den sie retten kann und der, wie sie hofft, sie erretten wird. Die zögernde Frau dieses Typs denkt an ihrem Hochzeitstag möglicherweise: »O, vielleicht ändert er sich ja.« Die Borderline-Frau vom Typ »verwahrlostes Kind« identifiziert sich mit der Hilflosigkeit des »Froschs« und fantasiert, dass sie ihm geben kann, was sie selber braucht. Leider werden ihre Träume nur selten wahr, weil es dem »Frosch« gefällt, ein Frosch zu sein.

Die »Einsiedlerin« sucht einen »Jägersmann«, einen Partner, der Mitleid mit ihr hat, und sie beschützt. Sie beneidet den »Jäger« um seinen Mut und ist verzweifelt auf seine beruhigende Gegenwart angewiesen. Die Borderline-»Königin« sucht einen »König«, einen Mann, der aufgrund seiner herausragenden Stellung, seines Reichtums oder seiner Macht die Aufmerksamkeit auf sich zieht. Deshalb wird die »Königin« mit größerer Wahrscheinlichkeit als das »verwahrloste Kind«, die »Einsiedlerin« oder die »Hexe« einen Narzissten heiraten – eben einen »König«. Die »Hexe« sucht einen »Fischer«, einen Mann, den sie dominieren und kontrollieren kann. Sie wählt einen unterwürfigen Partner, der ihren Mut bewundert und seinen Willen ihrem Befehl unterordnet.

Der »Froschkönig«, der »Jäger«, der »König« und der »Fischer« repräsentieren Verallgemeinerungen, die lediglich dazu dienen, Tendenzen festzustellen, sie sind nicht dazu geeignet, Individuen zu verstehen. Nirgends sind zwei Individuen zu finden, die genau die gleichen Erfahrungen gemacht haben; es gibt deshalb unendlich viele Möglichkeiten, wie ihre Bedürfnisse befriedigt und zum Ausdruck gebracht werden können.

Der Froschkönig

> »Als er aber herabfiel, da war er kein Frosch, sondern ein Königssohn mit schönen, freundlichen Augen …«
>
> *Der Froschkönig*

»Mein Vater war in so vieler Hinsicht eine Enttäuschung. Seine Persönlichkeit war so weich wie Milchtoast. Ich habe keine Ahnung, was meine Mutter an ihm fand. Ich erinnere mich, dass ich sie einmal gefragt habe, warum sie bei ihm blieb. Sie sagte: ›Er ist nicht der, als der er erscheint … du kennst ihn nicht, wie ich ihn kenne …‹ Sie wartete ständig darauf, dass er sich in irgendetwas verwandeln würde. Das war noch vor dem Zeitpunkt, als sie herausfand, dass er spielte und eine Affäre hatte. Als er wegen einer anderen Frau von meiner Mutter wegging, hinterließ er ihr Schulden.«

Danielle war die älteste von drei Geschwistern. Sie war das »nur gute« Kind, eine Rolle, die ihr einerseits widerstrebte und die sie zugleich liebte. Danielle war emotional reifer als ihre beiden Eltern und hatte nie die Möglichkeit gehabt, ein Kind zu sein. Ihre Mutter war 18 Jahre alt gewesen, als Danielle geboren wurde, und schien mehr eine Schwester zu sein als eine Mutter.

Das »verwahrloste Kind« ist auf der Suche nach einem »Froschkönig«, einem Underdog, mit dem Frauen dieses Typs sich identifizieren und der, wie sie hoffen, sich in einen Märchenprinzen verwandeln wird. Sie haben die

Fantasie, dass der Prinz sie aus ihrem Elend erretten wird, doch der »Frosch« wird sie unweigerlich enttäuschen. Weil Väter vom Typ »Froschkönig« unfähig sind, ihnen einen verlässlichen emotionalen Halt zu bieten, sind ihre Kinder emotional meist vernachlässigt.

Es gibt ein breites Spektrum an Vätern dieses Typs. Manche von ihnen sind zurückgezogen und depressiv, andere sind gewalttätig und misshandeln ihre Kinder. Underdogs oder »Frösche« werden in erster Linie über Eigenschaften definiert, die bei anderen Mitleid hervorrufen, ob sie nun körperlich unattraktiv oder einfach nur unbeliebt sind. Das »verwahrloste Kind« empfindet Mitleid mit dem »Frosch« und fühlt sich von seiner Verwundbarkeit angezogen. Weil Frauen vom Typ »verwahrlostes Kind« hoffen, ihm das geben zu können, was sie selber brauchen, fühlen sie sich am Ende oft ausgenutzt. Wenn aus dem »Frosch« schließlich doch kein »Prinz« geworden ist, muss das »verwahrloste Kind« mit seiner Enttäuschung fertig werden, es wird aber gute Gefühle sich selbst gegenüber haben. Solche Frauen beschuldigen ihren Partner dann, dass er sie bloß ausgenutzt und das, was sie für ihn getan hat, nicht wirklich gewürdigt habe. Danielles Vater misshandelte seine Kinder nicht und er war nicht gewalttätig. Er engagierte sich emotional ganz einfach nicht in seiner Familie. Danielle beschrieb ihn so, dass man den Eindruck bekam, er gehöre einfach zum Inventar, als ein Objekt ohne Empfindungsvermögen. Andere Väter vom Typ »Froschkönig« sind vielleicht Alkoholiker, oder sie sind drogenabhängig, schlagen ihre Frauen oder missbrauchen ihre Kinder. Und trotzdem war Danielles Mutter, als die Eltern sich scheiden ließen – wieder einmal – das Opfer.

Merkmale des »Froschkönigs«

> »Als er aber herabfiel, da war er kein Frosch, sondern ein Königssohn mit schönen freundlichen Augen. Der war nun nach ihres Vaters Willen ihr lieber Geselle und Gemahl. Da erzählte er ihr, er wäre von einer bösen Hexe verwünscht worden, und niemand hätte ihn aus dem Brunnen erlösen können als sie allein, und morgen wollten sie zusammen in sein Reich gehen.«
>
> *Der Froschkönig*

Er wird als Underdog wahrgenommen.

Das deutsche Volksmärchen *Der Froschkönig* beginnt so: »In den alten Zeiten, wo das Wünschen noch geholfen hat, lebte ein König ...« Der »Froschkönig«

und das »verwahrloste Kind« teilen ein Fantasieleben, in dem das Wünschen noch hilft. Der »Froschkönig« fühlt sich aufgrund des gemeinsamen Wunsches, erlöst zu werden, von Frauen mit dem Syndrom des »verwahrlosten Kindes« angezogen. In der realen Welt wissen die Leute, dass »ein Partner dem andern nicht alles geben kann, dass er nicht der Retter sein kann, der Erlöser von Verfolgungsangst oder derjenige, der für alle Verluste und jeden Mangel entschädigt« (Lachkar 1992, S. 170). Im wirklichen Leben muss der Einzelne mehr tun als wünschen: er muss handeln.

Danielles Vater erschaffte sich seine eigene geheime Fantasiewelt, indem er spielte. In dieser Welt fühlte er sich mächtig, ja unbesiegbar. Der Traum vom ganz großen Gewinn hielt ihn davon ab, sich der Realität zu stellen, wo unbezahlte Rechnungen und die Telefonanrufe von Gläubigern seine Selbstachtung bedrohten. Eine verbitterte Ehefrau und undankbare Kinder verschlimmerten seine Depression und trieben ihn noch weiter ins Reich der Fantasie. Die Wirklichkeit holte ihn an dem Tage ein, als Danielles Mutter die Wahrheit über seine Spielsucht entdeckte. Danielles Vater verließ die Mutter kurze Zeit danach und fand eine andere Frau, die seine Schulden bezahlte. Der »Frosch« hatte sich überhaupt nicht geändert.

Das »verwahrloste Kind« heiratet den »Froschkönig« niemals aus Liebe. Solche Frauen verwechseln Liebe mit Mitleid und können vor allem nicht zwischen seinen Bedürfnissen und den ihrigen unterscheiden. Sie identifizieren sich mit seiner Hilflosigkeit und übersehen dabei die negativen Aspekte seines Verhaltens. Aber die niedrige Selbstachtung des »Froschkönigs« fordert schließlich ihren Tribut. Kleine Kinder müssen zu ihren Eltern aufschauen können; und leider haben Kinder wenig Respekt vor »Fröschen«. Der Vater vom Typ »Froschkönig« ist häufig so wenig in das emotionale Leben der Familie involviert, dass man ihn kaum wahrnimmt und nicht vermisst, wenn er sich schließlich davonmacht.

Der »Froschkönig« ist emotional sehr eingeschränkt; häufig betäubt er seine Gefühle mit Drogen oder Alkohol.

Der »Froschkönig« fühlt sich manchmal, als ob er unter dem Zauberbann einer Hexe stehe, die ihn in etwas anderes zu verwandeln sucht. Viele »Froschkönige« wurden als Kinder emotional oder körperlich missbraucht. Eine niedrige Selbstachtung, Unzulänglichkeitsgefühle, chronische Depression und Suchtverhalten sind typisch für »Froschkönige«. Ihre Neigung, schmerzliche Gefühle mit Drogen oder Alkohol zu betäuben, kann das Haupthindernis für das Entstehen von wirklicher Nähe in der Beziehung zu ihren Frauen und Kindern sein.

Danielle vermied es, sich in irgendeiner Beziehung auf ihren Vater zu verlassen. Wenn er sie von der Schule abholen sollte, war er so unzuverlässig, dass sie lieber alleine nach Hause ging, als auf ihn zu warten. Sie lud niemals Freunde nach Hause ein, weil sie sich für seine Trunkenheit und seine abgestumpfte Lethargie schämte. Als ihre Eltern sich endlich scheiden ließen, war Danielle erleichtert.

Der Vater vom Typ »Froschkönig« erinnert sich oft nicht an seine frühe Kindheit. Schmerzliche Umstände werden verdrängt, und der frühe Alkohol- oder Drogenkonsum solcher Männer überdeckt Gefühle, die Erinnerungen auslösen könnten. Danielle erinnerte sich nur an ein einziges Mal, als ihr Vater seine Kindheit erwähnte, und zwar in Form eines kurzen Kommentars bei Tisch. Als ihr Bruder sagte, er möge das Essen nicht, das auf dem Tisch stand, murmelte ihr Vater leise vor sich hin: »Ich habe das einmal gesagt, da hat mein Vater mich fast umgebracht.«

Der »Froschkönig« leidet häufig an einer Borderline-Störung.

Der »Froschkönig« teilt die Überzeugung des »verwahrlosten Kindes«, dass das Leben zu schwer ist. Wenn dieses Gefühl der Hilflosigkeit und die Überzeugung, stets Opfer zu sein, von einem Paar geteilt wird, dann bedeutet das eine schlechte Prognose für die Ehe mit tragischen Konsequenzen für die Familie. Eine Patientin, die Tochter einer Borderline-Mutter vom Typ »verwahrlostes Kind«, verkündete in der Gruppentherapie, sie habe die Drohungen ihrer Mutter, sich das Leben zu nehmen, so satt, dass sie wünschte, ihre Mutter brächte sich wirklich um. Ihre Mutter war mit einem »Froschkönig« verheiratet, der ein Jahr zuvor Selbstmord begangen hatte. Die Eltern hatten vor seinem Tod einen Pakt geschlossen, dass sie sich beide das Leben nehmen würden, aber die Mutter schwankte noch, ob sie das Versprechen halten sollte. Ihre heranwachsende Tochter hatte das Gefühl, sie wäre mit einer toten Mutter besser dran als mit einer chronisch suizidalen.

Leidet der »Froschkönig« selbst an einer Borderline-Störung, dann neigt er häufig dazu, Frau und Kinder zu misshandeln oder suizidalen Impulsen nachzugeben. Das breite Spektrum von Symptomen und Symptombündeln bei Borderline-Patienten macht es schwierig, allen möglichen Kombinationen von Borderline-Ehefrauen und Borderline-Ehemännern nachzugehen. Ihr Leben ist in jedem Fall von Chaos und emotionalem Aufruhr gekennzeichnet; und das Ausmaß, in dem die Kinder dadurch gefährdet sind, hängt vom Funktionsgrad beider Eltern ab.

Leider sind Männer mit einer Borderline-Störung in der Regel treulose Ehemänner. Sie wehren ihre Angst vor dem Verlassenwerden ab, indem sie eine Beziehung nach der andern eingehen, um zu vermeiden, dass sie selbst verlassen werden oder allein sein müssen. Ihre schwache Triebkontrolle treibt sie immer wieder zu selbstzerstörerischem Verhalten, zu extremer Untreue, Drogen- oder Alkoholmissbrauch, Spielsucht, Fresssucht, Mord und Selbstmord.

Steve Downs, der Vater der drei Kinder, die von seiner Ex-Ehefrau, Diane Downs, erschossen wurden, hat möglicherweise an einer Borderline-Störung gelitten. Einer Quelle zufolge (Rule 1988) war er alkoholsüchtig, hatte zahlreiche Affären und zog es vor, mit seinen Kumpanen zu zechen, statt sich um seine kleinen Kinder zu kümmern. Berichten zufolge hatte er seine älteste Tochter, Christie, bereits als Säugling allein zu Hause gelassen. Selbst nachdem seine Ex-Frau auf das Kind geschossen hatte und ein Gerichtsurteil ergangen war, das untersagte, dass es mit der Mutter allein war, ließ er es mit Diane allein.

Im Allgemeinen teilen Kinder die Ansicht der Mutter über ihren Vater nicht; sie sehen lediglich den »Frosch«. Der »Froschkönig« kann genauso wenig wie das »verwahrloste Kind« die emotionalen Bedürfnisse seiner Kinder verstehen, weil seine eigenen emotionalen Bedürfnisse als Kind so wenig befriedigt wurden. Als ob es sich um eine Sprache handelte, die sie nie gelernt haben, wissen Väter vom Typ »Froschkönig« überhaupt nicht, wie sie emotional mit anderen kommunizieren sollen. Ihre Kinder können nur Wut, Angst und Alleinsein empfinden.

Der Jäger

> »›Ach, lieber Jäger, lass mir mein Leben; ich will in den Wald laufen und nimmermehr wieder heimkommen.‹ Und weil es so schön war, hatte der Jäger Mitleid …«
>
> *Schneewittchen*

»Mein Vater war ein sanfter, rechtlich denkender Mann. Er hätte sich nie von meiner Mutter scheiden lassen, das war buchstäblich gegen seine Religion. Sie tat ihm wirklich leid. Er brachte sie wieder zur Räson, wenn sie herumtobte. Er fasste sie sanft am Arm und sagte: »Beruhige dich, Jeanne.« Dann ging er hinaus in die Garage. Sie versuchte, ihn in einen Streit hineinzuziehen, aber er hob noch nicht einmal die Stimme. Er verhielt sich so, als ob er sie gar nicht hören würde. Leider schien er zu glauben, wenn er es ertragen konnte, müssten auch wir dazu in der Lage sein. Aber für Kinder ist das anders. Wir hatten keinen Ort, wo wir hingehen konnten.«

Emily war 28, als sie zur Therapie kam. Ihre Mutter war während Emilys Kindheit mehrere Male wegen einer Depression stationär behandelt worden, und Emily musste in dieser Zeit für ihren Bruder und ihre Schwestern sorgen, während ihr Vater bei der Arbeit war. Lebhaft und energisch, wie Emily war, räumte sie ein, dass sie überhaupt nicht wusste, was es bedeutet, von anderen abhängig zu sein bzw. sich auf andere zu verlassen. Während ihrer ganzen Kindheit hatte ihre Mutter, die eine »Einsiedlerin« war, sich auf *sie* verlassen.

Die Ängste, die dem Syndrom der »Einsiedlerin« zugrunde liegen, führen dazu, dass sie sich zu einem Partner hingezogen fühlt, der ihr Sicherheit und Geborgenheit bieten kann. Die »Einsiedlerin« idealisiert den »Jäger«. Es gehört zu ihrer Persönlichkeit, die nach dem Idealen strebt, dass sie Sehnsucht hat nach einem Partner mit Prinzipien, nach einem Mann, der beständig ist und treu. Wolf (1988) definiert diese Persönlichkeit so: »Persönlichkeiten mit dem Hunger nach dem Idealen können sich nur dann als wertvoll empfinden, wenn sie Selbstobjekte finden, zu denen sie aufschauen und von denen sie sich akzeptiert fühlen können« (S. 73). Die »Einsiedlerin« heiratet mit großer Wahrscheinlichkeit einen »Jäger«, einen Mann, der sie vor Gefahren schützt und ihr die Sicherheit bietet, die sie so dringend nötig braucht. Die Kinder der »Einsiedlerin« und des »Jägers« aber fühlen sich unter Umständen von beiden Eltern betrogen, besonders wenn die »Einsiedlerin« sie misshandelt und der »Jäger« nicht eingreift.

Emilys Vater hatte zwei Jobs, um seine Familie ernähren zu können. Er war so etwas wie ein Märtyrer und beklagte sich nie. Als Emily klein war, betete sie ihren Vater geradezu an. Sie versuchte ihm nachzueifern, wo sie nur konnte, sein Arbeitsethos, sein selbstaufopferndes Verhalten und sein Mitgefühl waren Vorbild für sie. Als sie heranwuchs, erlebte sie jedoch eine allmähliche Desillusionierung, sie fragte sich, warum ihr Vater sie und ihre Geschwister nicht vor den Misshandlungen durch ihre Mutter beschützte.

In dem Märchen von Schneewittchen schonte der Jäger Schneewittchens Leben, weil sein Gewissen es ihm nicht erlaubte, sie zu töten. »Dass er sie nicht töten musste, bedeutete, dass eine große Last von seinem Gemüt fiel …« (Manheim 1977, S. 185). Der »Jäger«, der eine Borderline-»Einsiedlerin« heiratet, wird von seinem Gewissen geleitet, das ihm vorschreibt, die Prinzipien der Treue und der Loyalität nicht zu verletzen. Er unterdrückt und verleugnet seine eigenen Gefühle, weshalb ihm auch sein eigenes Glück nicht wichtig ist. Der »Jäger« erfüllt die Pflicht, die sein Gewissen ihm aufgibt, und er bemisst seinen Selbstwert danach, ob sein Verhalten mit seinen Prinzipien übereinstimmt.

Der »Jäger« ist demütig, auch dann, wenn er beruflich Erfolg hat. Ihm geht es nicht um Bewunderung und Ruhm. Er schenkt anderen Vertrauen, bleibt gerne anonym und im Hintergrund, und deshalb ist das Bedürfnis der »Einsiedlerin«, sich zurückzuziehen, nichts Fremdes für ihn. Die Wurzeln seiner Persönlichkeit liegen in einem Gefühl der Schuld. Der »Jäger« hat sich als Kind schuldig und wertlos gefühlt, er ist deshalb dankbar, wenn er geliebt wird. Er hat Angst davor, anderen eine Last zu sein, weil er als Kind das Gefühl hatte, eine Last zu sein.

Merkmale des »Jägers«

Er ist gutherzig, loyal, prinzipienfest und umgänglich, und er arbeitet hart.

Der »Jäger« fühlt sich von dem Schutzbedürfnis der »Einsiedlerin« angezogen. Sein Mitgefühl für andere hängt häufig damit zusammen, dass er selbst, als er klein war, von einer mitfühlenden Betreuungsperson gerettet wurde. Emilys Vater war ein weichherziger Mann, der Mitleid mit ihrer Mutter hatte. Im Alter von sechs Jahren war er von einem Onkel und einer Tante aus dem Waisenhaus gerettet worden, und er wusste sehr gut, wie es ist, wenn man allein ist und voller Angst. Gerade so wie das Wickeln ein unruhiges Baby beruhigt, umgibt der »Jäger« die »Einsiedlerin« mit einer emotionalen Hülle, die sie von der Welt abschirmt.

Der »Jäger« kompensiert Gefühle der Unzulänglichkeit durch harte Arbeit, herausragende Leistung, hohes Engagement und Verlässlichkeit. Seine große Ruhe bietet einen Ausgleich für die nervöse Flatterhaftigkeit der »Einsiedlerin«. Der »Jäger« hat zwar eine rigide Abwehr gegen seine eigene Verletzlichkeit aufgebaut, aber er identifiziert sich mit dem Schutzbedürfnis der »Einsiedlerin« und kann sich gut in sie einfühlen.

Der »Jäger« reguliert sein Gefühlsleben mit Hilfe von Verleugnung und Vermeidung.

Die Passivität des »Jägers« ist eine Folge seiner Abwehrstrategie, die in Vermeidung und Verleugnung besteht. Er erlebt weder Zorn noch Wut, er distanziert sich vielmehr von Frau und Kindern, sobald er mit einem Konflikt konfrontiert ist. Die Verleugnung dient ihm dazu, seine Selbstachtung aufrechtzuerhalten, denn als Vater ist er in seiner Loyalität nicht selten zwischen seiner Frau und seinen Kindern hin- und hergerissen. Emily fühlte sich freilich emotional schwer im Stich gelassen, wenn ihr Vater in Konfliktsituationen eine Bemerkung machte wie: »Deine Mutter ist nicht krank, das ist schon alles in Ordnung.«

Der »Jäger« schützt sich durch emotionale Distanz und manchmal durch körperliche Abwesenheit davor, die Angst der »Einsiedlerin« zu internalisieren. Emilys Vater verbrachte viel Zeit außer Haus und opferte seine Freizeit für die verschiedensten Einrichtungen, häufig als Ehrenamtlicher. War er zu Hause, dann zog er sich in seine Werkstatt in einer vom Haus abgesonderten Garage zurück, wo er bis spät in die Nacht arbeitete. Emily hatte Verständnis dafür, dass er einen Ort brauchte, wo er sich vor den emotionalen Ausbrüchen ihrer Mutter abschirmen konnte.

Der »Jäger« bezieht seine Selbstachtung aus der Pflichterfüllung, dem Dienst an anderen und seinem Ehrbegriff.

Das Selbstgefühl des »Jägers« wird durch strenge Verhaltenscodes beherrscht, zum Beispiel durch sein strenges Arbeitsethos, seine Ehrlichkeit und Loyalität oder ein religiöses Dogma. Am sichersten fühlt er sich, wenn die Erwartungen, die an ihn gestellt werden, klar definiert sind, und wenn seine Rolle als Ehemann nicht mit seiner Vaterrolle in Konflikt gerät. Die anderen bewundern ihn wegen seiner herausragenden Leistungen, seines Engagements und seiner Integrität. Die paranoiden Ängste der »Einsiedlerin« vor dem Verlassenwerden sind in Bezug auf ihn in der Regel unbegründet, denn der »Jäger« wird seine Frau aller Wahrscheinlichkeit nach nicht verlassen.

Emilys Vater gehörte zu den Kirchenältesten in seiner Gemeinde und genoss dort hohen Respekt. Obwohl verschiedene Organisationen ihn gerne zu ihrem Präsidenten nominiert hätten, fand er jedes Mal, es stehe ihm nicht zu, die Macht, das Ansehen und die Bewunderung, die mit einer solchen Position verbunden sind, zu akzeptieren. Je mehr man ihn rühmte, um so mehr arbeitete er, und Emily erlebte es nur selten, dass er sich eine Pause gönnte. Weil der »Jäger« bei den anderen so hohes Ansehen genießt, trauen seine Kinder seinem Urteil häufig mehr als ihrem eigenen.

»Jäger« ermuntern ihre Kinder insgeheim, die Misshandlungen durch die »Einsiedlerin« zu tolerieren. Man tut seine Pflicht, man bleibt auf seinem Platz und macht keinen Ärger, das sind die Botschaften, die der »Jäger« seinen Kindern vermittelt, die für sie allerdings gefährlich werden können. Er bestätigt die Wahrnehmungen der Kinder nicht und verharmlost auf diese Weise ihren Schmerz. Verleugnung und Vermeidung, die strenge Einhaltung bestimmter Verhaltensregeln und die stille Weigerung, die Gefühle der Kinder anzuerkennen, das sind die Strategien, die es dem »Jäger« erlauben, seine Bindung an die Borderline-»Einsiedlerin« auf Kosten der Kinder aufrechtzuerhalten.

Der »König«

»Der König legte ihr beruhigend die Hand auf den Arm und sagte zaghaft: ›Bedenkt doch, liebe Frau – ein bloßes Kind!‹«

Alice im Wunderland

»Als ich klein war, lag ich nachts immer wach und weinte nach meinem Vater. Die einzige Zeit, in der ich mich sicher fühlte, war die Zeit, wenn er da war, und das kam nicht oft vor. Er war oft wochenlang an einem Stück weg. Ich kann mich ganz genau daran erinnern, wie ich das erste Mal realisierte, dass andere Väter jeden Abend nach Hause kamen.«

Katies Vater brachte ihr großzügige Geschenke mit, wenn er von seinen häufigen Geschäftsreisen zurückkehrte. Obwohl sie sich nach seiner Zuwendung verzehrte, spürte Katie, dass die Mutter eifersüchtig war. Ihre Mutter geriet leicht in Wut, wenn Katie und ihr Vater Zärtlichkeiten austauschten. Einmal als sie von der Schule nach Hause kam, musste sie entdecken, dass ihre Lieblingspuppe kaputt war. Zwar beharrte ihre Mutter darauf, die Puppe sei aus Versehen kaputt gegangen, aber Katie glaubte ihr nicht. Sie erinnerte sich an den verstörenden Ausdruck auf dem Gesicht ihrer Mutter an dem Tag, als ihr Vater ihr die Puppe geschenkt hatte.

Katies Vater blühte auf, wenn man ihm Anerkennung zollte und ihm schmeichelte. Das getäfelte Arbeitszimmer in seinem prächtigen Haus war reich mit Glaskästen bestückt, in denen die verschiedenen Orden, die er verliehen bekommen hatte, zur Schau gestellt waren. Er schien alle zu beherrschen außer Katies Mutter. Sein unterwürfiges Verhalten gegenüber seiner Frau verwirrte Katie, die ja hoffte, er würde sie vor den Misshandlungen ihrer Mutter in Schutz nehmen.

Masterson (1980) macht folgende Beobachtung: »Es ist aufschlussreich, festzustellen, wie häufig der Vater in diesen Fällen von zu Hause weg ist, ohne dass sich die Mutter darüber beklagt. Abgesehen von der Tatsache, dass er so häufig von zu Hause abwesend ist, verstärkt auch die spezifische Dynamik seiner Beziehung zu Mutter und Kindern in der Zeit, in der er zu Hause anwesend ist, die ausschließende Mutter-Kind-Beziehung« (S. 23).

Aufgrund ihrer inneren Leere und ihrer unersättlichen Gier nach Bewunderung besteht bei der Borderline-»Königin« eine hohe Wahrscheinlichkeit, dass sie einen narzisstischen »König« heiratet. Ihre nach Spiegelung verlangende Persönlichkeit bringt sie dazu, nach einem prominenten Partner suchen, den andere beneiden und bewundern. Das Kind des »Königs« und der »Königin« freilich fühlt sich häufig von beiden Eltern emotional im Stich gelassen. Der »König« ist der Prototyp einer narzisstischen Persönlichkeit.[15]

Lachkar (1992) stellt folgende Vermutung auf: »Die Borderline-Persönlichkeit verhält sich häufig destruktiv, um Chaos und Unruhe zu stiften und andere zu bestrafen, während die narzisstische Persönlichkeit destruktiv handelt, weil sie so sehr mit ihrem eigenen Selbst beschäftigt ist« (S. 82). Die Beziehung zwischen dem »König« und der »Königin« ist unbeständig und oberflächlich, und ihre Kinder verlieren sich häufig in Alkohol- oder Drogenmissbrauch, um dem Konflikt zu Hause zu entfliehen. Lässt ein solches Paar sich scheiden, dann ziehen sich die Kämpfe über das Sorgerecht oft über Jahre hin. Lachkar stellt fest:

In Fällen, in denen das Sorgerecht vor Gericht verhandelt wird, verweigern narzisstische Persönlichkeiten häufig ihre Zustimmung, weil sie überzogene Fantasien davon haben, was ihnen alles zusteht, während die Borderline-Persönlichkeit sich weigert, Unterhaltszahlungen zu leisten, und oft auch bei der Aufteilung des Besitzes und der Regelung des Besuchsrechts nicht fair verhandelt, und zwar deshalb, weil sie sich an ihrem Partner rächen oder ihm eine Lektion erteilen will. Das falsche Selbst ist die Ursache dafür, dass die Borderline-Persönlichkeit (sie verspricht stets die ganze Welt) andere täuscht, indem sie vorgibt, die perfekte Mutter [bzw. der perfekte Vater], das Opfer bzw. der, dem Unrecht widerfahren ist, zu sein (S. 79).

Beide, sowohl die Borderline-»Königin« als auch der narzisstische »König« betrachten sich selbst als unschuldige Opfer. Die eigentlichen Opfer aber sind natürlich die Kinder.

Die Fantasie spielt eine wichtige Rolle im emotionalen Leben des »Königs«. Lachkar (1992) stellt die Vermutung auf, dass der Narziss sich »eine illusionäre Welt von Anspruchsfantasien (…) und großartigen Erwartungen« erschafft (S. 120). Gleichfalls mit Hilfe der Fantasie schafft sich der Narziss inmitten von Enttäuschungen oder Konflikten ein idealisiertes Bild von der »Königin«. Das Alles-oder-nichts-Denken der Borderline-»Königin« führt hingegen dazu, dass sie vollkommen desillusioniert, vernichtet und verzweifelt ist, wenn sie mit einer Enttäuschung konfrontiert wird. Der »König«, der unter heftigen Schuldgefühlen leidet, verstärkt danach seine Anstrengungen, die Forderungen der »Königin« zu erfüllen nur noch mehr.

15 Eine vollständigere Beschreibung der narzisstischen Persönlichkeitsstörung findet sich in *The Diagnostic and Statistical Manual of Mental Disorders*, 4. Aufl. *(DSM-IV)*, veröffentlicht von der American Psychiatric Association.

Katie wunderte sich nicht nur über die unvernünftigen Forderungen ihrer Mutter, sondern auch über die Willfährigkeit ihres Vaters. Einmal hatte ihr Vater eine Zweitwohnung gekauft und diese dann wieder verkauft, nur weil ihre Mutter sich zunächst in diese Wohnung verliebt hatte und ihrer dann überdrüssig geworden war. Er schien es zu genießen, dass er die Macht hatte, den verschiedenen Launen seiner Frau nachzugeben; Katie indessen erlebte die Beziehung ihrer Eltern als oberflächlich und unecht. Der »König« und die »Königin« erschaffen sich gemeinsam die Illusion, dass sie glücklich sind. Der »König« herrscht über das Königreich und die »Königin« über die Familie, aber die Kinder leiden bei dem undurchsichtigen Handel.

Merkmale des »Königs«

Er glaubt, er habe das Recht auf eine Sonderbehandlung.

Der König hat ein starkes Gefühl seiner eigenen Bedeutung und glaubt, er habe das Recht auf eine Sonderbehandlung. Er stellt seine Fähigkeiten in glänzendem Licht dar und erzählt unter Umständen himmelschreiende Lügen, um seine Überlegenheit zu demonstrieren. Er ist extrem neidisch auf Leute, die in seinen Augen erfolgreicher oder attraktiver sind als er. Katie erinnerte sich an viele peinliche Situationen in Restaurants oder auf Flughäfen, in denen ihr Vater auftrumpfte, wenn zum Beispiel der Service nicht seinen Vorstellungen entsprach. Er konnte rücksichtslos, fordernd und einschüchternd sein. War die Bedienung zu langsam, dann verlangte er einen Preisabschlag. Er beschwerte sich bei den Chefs, verlangte nicht selten eine Rückerstattung der Kosten und drohte aus nichtigem Anlass mit einem Gerichtsverfahren, in solchen Fällen schwadronierte er: »Ich führe ein Zehn-Millionen-Dollar-Unternehmen, wenn ich meine Firma so führen würde wie sie, wären wir schon längst bankrott!« In solchen Situationen war Katies Mutter durchaus einer Meinung mit ihrem Mann und pflichtete ihm bei, dass sie schlecht bedient oder nicht angemessen behandelt worden seien.

Die Großartigkeit des »Königs« ist ein Kompensationsversuch für seine Angst vor Abhängigkeit. Der »König« möchte unbedingt als derjenige gesehen werden, der allen alles gibt; allzu oft hat das zur Folge, dass er überreagiert, indem er zu viel gibt, zu viel erwartet und angesichts eines Misserfolgs anderen die Schuld zuschiebt. Wenn andere seine Wohltaten nicht genügend würdigen, fühlt er sich klein und unbedeutend, er zieht sich dann entweder zurück oder er explodiert vor Wut. Indem er zu viel gibt, schützt er sich vor dem Gefühl, abgelehnt zu werden, gibt aber zugleich dem andern das Gefühl, nicht gebraucht zu werden.

Er verlangt ständige Aufmerksamkeit und Bewunderung.

Trotz seines großspurigen Auftretens ist die Selbstachtung des »Königs« brüchig. Deshalb braucht er ständige Aufmerksamkeit und Bewunderung, denn nur so hat er das Gefühl, geachtet und geliebt zu werden. Ständig beschäftigt ihn der Gedanke, ob er genügend Erfolg hat, und er versucht stets, immer noch höhere Ziele zu erreichen. Auch Katies Vater war unablässig mit seinem Aussehen und seinem Besitz beschäftigt und interessierte sich vor allem dafür, wie gut seine Firma an der Wall Street bewertet wurde. Auch wenn er zu Hause oft über seine Arbeit schimpfte, hinderte ihn das nicht daran, bei Außenstehenden mit dem Erfolg seiner Firma anzugeben, so oft er Gelegenheit dazu hatte.

Lachkar (1992) vermutet, dass der »König« um so unsicherer wird, je mehr Bestätigung er bekommt. Bestätigung von außen verschafft ihm nur vorübergehende Entlastung von dem Mangel an echtem Selbstwertgefühl, das von innen kommt. Katies Vater studierte täglich, manchmal stündlich die Notierungen an der Wall Street, um auf diese Weise seinen Selbstwert immer wieder neu einzuschätzen. Seine Selbstachtung war in erster Linie vom Börsenwert seiner Firma abhängig. Ein Fallen am Aktienmarkt trieb ihn in die Verzweiflung. Die »Königin« hilft dem »König«, seine Großartigkeit wieder zu gewinnen, wenn äußere Umstände ihre gemeinsame Sicherheit gefährden. Als die Firma von Katies Vater einmal in Schwierigkeiten geriet, unterstützte die Mutter ihn mit den Worten: »Wir werden es ihnen schon zeigen!«

Wenn er sich verletzt fühlt, zieht er sich zurück.

Erfährt der »König« eine Enttäuschung oder fühlt er sich durch eine Kritik verletzt, dann neigt er dazu, sich zurückzuziehen. Anders als die »Königin«, die auf Kritik mit einem Gegenangriff reagiert, ist beim »König« beides möglich – es kann sein, dass er sich zurückzieht, es kann aber auch sein, dass er mit Wut reagiert. Es kommt häufig vor, dass der »König« ganz ruhig erklärt: »Eine derartige Behandlung habe ich nicht verdient!« oder »Ich brauche weder dich *noch* brauche ich diese Beziehung!« Sein trotziger Rückzug, den er mit der Miene der Überlegenheit antritt, gibt der »Königin« das Gefühl, im Stich gelassen und herabgesetzt zu werden, was wiederum dazu führt, dass sie auf Rache sinnt. Der Gedanke: »Ich werde es ihm schon zeigen«, kann zu einer Reihe von bösartigen Rachefeldzügen führen.

Wie nicht schwer vorauszusagen, eskaliert der Konflikt, sobald der »König« sich zurückzieht. Katie erinnerte sich an viele Auseinandersetzungen zwischen ihren Eltern, bei denen ihr Vater sich in seinem Schlafzimmer einschloss. Ihre Mutter rannte hinter ihm her und schrie: »Wage es bloß nicht, mich einfach so stehen zu lassen!« Die »Königin« kann es nicht ertragen, ignoriert zu werden und versucht auf jede erdenkliche Weise, ihren Mann zu einer Reaktion zu provozieren.

Der »König« zieht sich meist auch zurück, wenn sich ein Konflikt zwischen Mutter und Kind anbahnt, in diesem Fall fühlt das Kind sich im Stich gelassen. Lachkar legt dar, dass der narzisstische Rückzug des Vaters »tiefe Gefühle der Unzulänglichkeit und Verwirrung hervorrufen kann, besonders bei Kindern« (S. 83). Katie fürchtete sich, ihrem Vater ehrlich zu sagen, wie sie sich fühlte. Er war so oft abwesend, dass sie ganz einfach das Risiko des Liebesentzugs von seiner Seite nicht eingehen konnte. Kinder spüren intuitiv, dass es den »König« verletzt und seine Selbstachtung herabsetzt, wenn Probleme offen ausgesprochen werden.

Der narzisstische »König« und die Borderline-»Königin« sind unersättlich in ihrem Bedürfnis, gespiegelt zu werden und einander gegenseitig, wenn auch nicht gleichbleibend zuverlässig zu idealisieren. Kinder können sich in diesem Spiegelreich, das ihre Eltern aufgebaut haben, um ihre eigene Selbstachtung zu erhöhen, leicht verirren. Leider fühlen sich die Kinder desto kleiner und unbedeutender, je größer das Königreich wird.

Der Fischer

»... meine Frau, die Ilsebill
will nicht so, wie ich wohl will.«

Der Fischer und seine Frau[16]

»Mein Vater wurde von meiner Mutter vollkommen kontrolliert. Wir hatten alle schreckliche Angst vor ihr, und er war der einzige, der etwas dagegen hätte tun können. Ich habe keinen Respekt für ihn. Er ließ uns allein mit einer verrückten Frau. Ich wohnte praktisch bei meinem Freund ein paar Häuser weiter unten in unserer Straße. Eines Nachts kam meine Mutter, nachdem sie getrunken hatte, zum Haus meines Freundes gerannt und verlangte, ich solle

16 Der Text von »Der Fischer und seine Frau« wird zitiert nach *Märchen der Brüder Grimm*. Salzburg-München, 1989 (Verlag Neugebauer Press).

nach Hause kommen. Ich stand oben an der Treppe, als die Eltern meines Freundes die Haustüre öffneten. Sie sagten zu meiner Mutter, ich sei nicht da. Sie beschützten mich … etwas, was mein Vater nie gemacht hatte, niemals.«

Beckys Mutter, die eine Borderline-»Hexe« war, heiratete einen »Fischer«. In dem Grimmschen Märchen *Der Fischer und seine Frau* ist die Frau des Fischers nie zufrieden mit dem, was sie hat, sie verlangt von ihrem Mann, dass er immer aufs Neue zum Meer zurückkehrt, um vom Butt, der ein Zauberer ist, immer mehr Macht zu erbitten. Zuerst will sie eine kleine Hütte. Nachdem der Butt dem Fischer und seiner Frau ein kleines Haus verschafft hat, verlangt die Frau ein Schloss, danach ein Königreich, und schließlich möchte sie Gott werden. Ihr zögernder Ehemann fühlt sich nicht in der Lage, sich ihr zu widersetzen und gibt ihren Forderungen nach, als sie anfängt, gewalttätig zu werden. Die unersättliche Gier der Borderline-»Hexe« nach Macht und Kontrolle wird in diesem klassischen Märchen auf den Punkt gebracht:

Da schaute sie ihn so recht zornig an, dass ihn ein Schauder überlief.
»Gleich geh hin. Ich will werden wie der liebe Gott.«
»Ach Frau«, sagte der Mann und fiel vor ihr auf die Knie, »das kann der Butt nicht. Kaiser und Papst kann er machen. Ich bitte dich, geh in dich und bleib Papst.«
Da kam sie in die Bosheit. Die Haare flogen ihr so wild um den Kopf, da riss sie sich das Leibchen auf und gab ihm eines mit dem Fuß und schrie: »Ich halt' das nicht aus und halt' das nicht länger aus, willst du hingehen?«
Da zog er sich die Hosen an und lief weg wie unsinnig.

Wie der Fischer und seine Frau streiten die Borderline-»Hexe« und ihr Mann ständig miteinander, sie verhalten sich nicht wie Liebende, sondern viel eher wie Feinde. Kaplan (1981) stellt fest: »Streitende ermessen die Heftigkeit des Hasses, indem sie wie ein einziger Mensch wüten. Sie begegnen sich voller Bitterkeit. Sie sehen aneinander vorbei und durcheinander hindurch. Ihre Augen sprühen vor Wut, sie schreien gleichzeitig und versuchen, mit ihren Schmähungen die Verunglimpfungen des anderen zu übertönen« (S. 93).

Das Familienleben in Beckys Familie war von Misshandlungen und emotionalem Aufruhr gekennzeichnet. Sie überlebte ihre Kindheit, indem sie sich Ersatzeltern suchte, weil weder Mutter noch Vater den Kindern Zärtlichkeit, Trost oder Geborgenheit geben konnten. Hätte sie nicht bei einer andern Familie Asyl gefunden, wäre sie vielleicht selbst zu einer »Hexe« geworden. Sie hatte nie verstanden, warum ihr Vater mit ihrer Mutter verheiratet blieb.

Männer, die »Hexen« heiraten, sind meist ohne Mutter aufgewachsen oder sie hatten überaus sadistische, kontrollierende Mütter. Sie sind selbst nicht auf gesunde Weise bemuttert worden, so dass sie keinen Maßstab haben, nach dem sie das ungeheuerliche Verhalten ihrer Frau beurteilen könnten. Sofern sie mit rigider Strenge aufgezogen wurden, glaubten sie, das alles sei nur zu ihrem Besten gewesen und hätte ihnen nicht geschadet. Diese Männer sehen nicht, wie ihre Kinder Schaden nehmen, weil sie nicht erkennen, wie sehr sie selbst als Kinder verletzt worden sind. Der »Fischer« glaubt, die Mutter wisse schon, was das Richtige sei.

Die Angst des »Fischers« vor seiner Frau hindert ihn daran, seine Kinder vor ihrer Rachsucht und ihren Misshandlungen zu schützen. Er ordnet seinen Willen dem ihren unter und fungiert als Ausweitung ihrer Person. Männer, die mit »Hexen« verheiratet sind, sind Teil einer Folie à deux (im buchstäblichen Sinne einer doppelten Verrücktheit), wodurch die verzerrten Wahrnehmungen der »Hexe« in Bezug auf ihre Kinder noch verstärkt werden.

Becky, eine intelligente und erfolgreiche junge Frau, litt an einer Borderline-Störung. Sie wollte keine Kinder, weil sie schreckliche Angst hatte, so zu sein wie ihre Mutter. Ihr Vater war in ihren Augen überhaupt kein Mann, und er hatte sie als Kind geopfert, indem er sie der totalen Zerstörung durch ihre Mutter preisgegeben hatte. Nachdem sie das College abgeschlossen hatte, nahm Becky nie mehr Kontakt zu ihren Eltern auf.

Kein Mann, der von einer liebevollen Mutter aufgezogen worden ist, würde eine »Hexe« heiraten. Männer, die das tun, werden dazu manchmal durch die Umstände verleitet, zum Beispiel durch körperliche Behinderung, in den meisten Fällen jedoch ist es ihre psychologische Blindheit, die sie dazu verführt, eine »Hexe« zu heiraten. Sie wissen gar nicht, was gesunde Liebe ist. Die »Hexe« bietet dem »Fischer« eine Fassade der Stärke, und sie besitzt ein Selbstgefühl, das ihm fehlt. Er verwechselt die Aggressionen der »Hexe« mit Mut und erkennt nicht, in welche Gefahr er sich bringt, er erkennt auch nicht die viel größere Gefahr, die seinen Kindern droht.

Merkmale des »Fischers«

> »Da ging der Mann hin und war ganz betrübt, dass seine Frau König werden wollte. ›Das ist nicht recht und ist nicht recht‹, dachte der Mann. Er wollte nicht hingehen, ging aber doch hin.«
>
> *Der Fischer und seine Frau*

Er ordnet seinen Willen dem der »Hexe« unter.

Die »Hexe« sucht einen Partner, den sie kontrollieren kann. Sie fühlt sich zu passiven, unterwürfigen, verletzlichen oder schwachen Individuen hingezogen. Sie macht Menschen, die Kraft und Stärke besitzen, schlecht, weil sie Angst davor hat, kontrolliert zu werden. Deshalb wählt sie einen unterwürfigen Ehemann, den sie kontrollieren kann, weil er Angst hat. Der »Fischer«, der eine »Hexe« eingefangen hat, sieht sich unversehens selbst in einem Netz der Angst gefangen.

Der »Fischer« ist zu unsicher, als dass er sich wehren könnte, weder für sich selbst noch für die Kinder. Beckys Vater war zynisch und verbittert, aber er wagte seine Gefühle nie direkt auszudrücken. Statt dessen murmelte er als Reaktion auf den unbarmherzigen Spott seiner Frau sarkastische Kommentare vor sich hin. Beckys Mutter behandelte ihren Vater wie einen Bediensteten, sie erteilte ihm mit lauter Stimme Befehle, diktierte ihm, was er zu tun hatte, und demütigte ihn öffentlich. Der »Fischer« bringt seine Ressentiments häufig durch ein passiv-aggressives Verhalten zum Ausdruck, wie ein unfolgsames Kind, das widerwillig herumtrödelt, weil es keine Lust hat, einer Aufforderung von Mutter oder Vater nachzukommen.

Weil der »Fischer« in Kollusion mit der »Hexe« verstrickt ist, teilt er ihre verzerrten Wahrnehmungen, er gießt so unbewusst Öl ins Feuer und verstärkt ihre Wut gegen das »nur böse« Kind wie auch die Begünstigung des »nur guten« Kindes noch. Manchmal macht er mit seiner Frau gemeinsame Sache, wenn diese das »nur böse« Kind verspottet, bestraft oder demütigt, er macht sich jedoch schnell aus dem Staube, wenn ein Konflikt zwischen Mutter und Kind eskaliert.

Er hat eine geringe oder keine Selbstachtung; er betrachtet sich selbst als einen Versager.

Die niedrige Selbstachtung des »Fischers« ist eine Ursache dafür, dass er unfähig ist, sich selbst zu behaupten und seine Kinder zu beschützen. Er betrachtet sich als machtlos und unwürdig, und die »Hexe« erscheint ihm viel wichtiger und bedeutender als er selbst. Häufig beneidet er sie um ihre Fähigkeit, ihre Wut zum Ausdruck zu bringen und andere Menschen einzuschüchtern, und aus ihrer sadistischen Kontrolle der anderen bezieht er eine Art Befriedigung aus zweiter Hand.

Auch wenn der »Fischer« ständig Angst hat vor seiner Frau, fürchtet er sich doch auch davor, ohne sie zu leben. Die »Hexe« kommt den emotionalen Bedürfnissen des »Fischers« entgegen, der sich ohne sie verloren fühlen würde. Er überlässt ihr die Verantwortung und hält an seiner Sicht von sich selbst als unschuldiges, leidendes Opfers fest. Er ist der blinde Komplize ihrer Boshaftigkeit, und zugleich nährt er seine Selbstachtung aus seiner Rolle als guter Kerl und gehorsamer Ehemann.

Becky erzählte, dass sie als Kind oft grob zu ihrem Vater gewesen sei. In ihren Augen war er ein Mensch, der keine Selbstachtung hatte, und deshalb hatte auch sie keine Achtung vor ihm. Aus ihrer Sicht gab es nichts an ihm zu bewundern, sie bezeichnete ihn als einen Jammerlappen und Versager. Sie und ihr Vater störten sich aneinander, sie setzten einander gegenseitig herab, waren sich aber in einem Punkt einig: Beide hatten Angst vor der »Hexe«.

Er schützt seine Kinder nicht vor Misshandlungen.

Masterson (1980) stellt fest, dass der Ehemann einer Borderline-Frau »an jeder der schweren Formen von Charakterpathologie oder sogar Schiziophrenie leiden kann. Das wesentliche Merkmal ist, dass er für das Kind nicht verfügbar ist (…) als jemand, der die Kräfte der Individuation unterstützt und dem Kind bei der Bewältigung der Realität hilft« (S. 22). Der Vater nannte Becky eine »Nervensäge« und warf ihr vor, sie fordere die Wut ihrer Mutter heraus. Während eines besonders heftigen Streits schlug die Mutter Becky ins Gesicht. Als Becky die Hand hob, um sich zu schützen, nahm ihre Mutter an, sie wolle zurückschlagen, und packte sie an der Kehle. Als die Gewalttätigkeiten eskalierten, rief der Vater die Polizei an, um *Becky* festnehmen zu lassen. Weil es dem »Fischer« selbst an Individuation mangelt, ist ihm der pathologische Zustand seiner Frau genauso wenig bewusst wie seine eigene Problematik.

Sie wissen nicht, was sie tun

Vor langer Zeit waren der »Froschkönig«, der »Jäger«, der »König« und der »Fischer« einmal Kinder, die in ihrem Schmerz alleingelassen wurden. Niemand kam, um sie zu erretten, niemand erlöste sie von ihrer Trauer, niemand, der ihre Leere ausgefüllt oder ihre Ängste gelindert hätte. Alice Miller (1981), die Autorin des Buches *Du sollst nicht merken*, schreibt:

Diese Integration kann vom Kind allein nicht geleistet werden. Es bleibt ihm nichts anderes übrig, als diese Erinnerung aus dem Gedächtnis zu verdrängen, weil die Schmerzen der Angst, der Isolierung, der betrogenen Liebeserwartung, der Hilflosigkeit, der Scham- und Schuldgefühle nicht auszuhalten sind. Die rätselhafte Sprachlosigkeit des Erwachsenen und der Widerspruch zwischen seinem Tun und seinen bei Tageslicht verkündeten moralischen Prinzipien und Verboten erzeugt im Kind zusätzlich eine unerträgliche Verwirrung, die es mit Hilfe der Verdrängung loswerden muss (S. 402).

Ein Vater, der angesichts der pathologischen Dynamik zwischen der Borderline-Mutter und seinen Kindern nicht interveniert, versagt deshalb, weil er die Erinnerung daran, wie er selbst als Kind verletzt wurde, verdrängt hat. Dem glitschigen »Froschkönig« geht es in erster Linie um sein eigenes Überleben, deshalb lässt er seine Kinder emotional im Stich. Der demütige »Jäger« leugnet und ignoriert das irrationale Verhalten der »Einsiedlerin«, damit er die Verpflichtung, die er mit der Ehe eingegangen ist, nicht brechen muss. Der hochmütige »König« zieht sich hinter die Mauern seines Königreichs zurück und lässt seine Kinder in den Händen der launenhaften »Königin« zurück. Der »Fischer« hat sich im Netz der »Hexe« verfangen und ist so hilflos wie ein Kind. Ohne Therapie können diese Väter niemals begreifen, wie sehr sie selbst verletzt wurden, ihre Wunden können niemals heilen und sie können ihre Kinder nicht schützen. Solche Märchen-Väter überlassen ihre Kinder einem gefährlichen Balanceakt am Rande der Realität. Nur jene Väter, die in der Lage sind, die Wahrnehmungen und Gefühle ihrer Kinder zu bestätigen und als wirklich anzuerkennen, nur Väter, die glauben, was die Kinder ihnen erzählen, könnten sie davor bewahren, eine Borderline-Störung zu entwickeln.

9 Das »verwahrloste Kind« lieben, ohne es retten zu wollen

»Abends, wenn es sich müde gearbeitet hatte, kam es in kein Bett, sondern musste sich neben den Herd in die Asche legen.«

Aschenputtel

»Meine Mutter verbrachte viele Tage im Bett, wenn sie depressiv war. Ich hatte Angst, sie alleine zu lassen. Manchmal ging ich nicht in die Schule, nur um sicherzugehen, dass sie sich nicht umbringen würde. Sie pflegte stolz zu erzählen, dass ich als Baby jedes Mal aufhörte zu schreien, wenn sie weinte. Offensichtlich lernte ich, meine eigenen Gefühle zu unterdrücken noch bevor *ich sprechen konnte. Erst vor kurzem ist mir aufgegangen, wie viel ich für sie geopfert habe.«*

Michelle war 40 Jahre alt, sie war Marketingleiterin und hatte einen Dreizehn-Stunden-Tag. Depressive Gedanken und Gefühle untergründigen Grolls führten sie in die Therapie. Ihre Mutter lebte in einer Sozialwohnung, sie verfügte nur über ein geringes Einkommen, das sie vom Sozialamt bezog. Michelle stellte schlicht und unumwunden fest: »Ich habe mein ganzes Leben lang für meine Mutter gesorgt … aber jetzt habe ich ein Gefühl, als sei ich dabei, unterzugehen.«

Michelle spürte, dass sie jemanden brauchte, der ihr half, eine bessere Beziehung zu ihrer Mutter aufzubauen. Als »nur gutes« Kind empfand sie eine ungeheuer große Verantwortung für das Wohlergehen ihrer Mutter und fühlte sich doch zugleich von deren Hilflosigkeit erdrückt. Sie suchte nach einem Rezept, wie sie sich ihrer Mutter gegenüber abgrenzen konnte, um Freude an ihrem eigenen Leben empfinden zu können.

Wie viele Menschen, deren Mütter Borderline-Persönlichkeiten vom Typ »verwahrlostes Kind« waren, hatte Michelle Angst, von einem Therapeuten abhängig zu werden. Sie wollte so etwas wie ein Handbuch mit Handlungsanweisungen, das sie allein zu Hause lesen konnte, denn es erschien ihr sicherer, sich auf sich selbst zu verlassen, als Hilfe anzunehmen. Als Kind hatte Michelle festgestellt, dass Abhängigkeit einen hohen Preis hat; sie brachte deshalb immer wieder ihre Sorge über die Kosten der Therapie zum Ausdruck. Patienten wie Michelle machen gute Fortschritte, bleiben aber häufig nicht in einer länger dauernden Therapie. Sie haben gelernt, ohne andere auszukommen, und setzen Abhängigkeit mit Schwäche gleich. Sie erscheinen stark und sind heftig auf ihre Unabhängigkeit bedacht, eine Abwehr, die sie davor schützt, verwundbar zu werden. Charlotte du Ponts älteste Tochter, Anna, hatte offensichtlich viel Ähnlichkeit mit Michelle: Sie war stark, entschlossen und unglaublich autonom. Als Erwachsene sind die Kinder von Borderline-Müttern vom Typ »verwahrlostes Kind« typischerweise davon überzeugt, dass niemand ihre Bedürfnisse befriedigen kann, und sie lassen nicht zu, dass irgendjemand es versucht.

Kinder, die solche Mütter gehabt haben, empfinden mehr wie Erwachsene, nicht wie Kinder, und sie verhalten sich auch so. Anna du Pont hatte während der Zeit, in der ihre Mutter an chronischen Depressionen litt, die Rolle einer Ersatzmutter übernommen, und sie war entschlossen, dass sie und ihre Geschwister nach dem Tod der Eltern beisammen bleiben würden. Kurz nach der Beerdigung ihres Vaters kamen die Mitglieder der ausgedehnten Familie zusammen, um zu beraten, was mit den verwaisten Kindern geschehen sollte; währenddessen hielten die Kinder insgeheim ihre eigene Versammlung ab und bestätigten einander darin, dass sie sich nicht auseinander reißen lassen würden. Die fünfzehnjährige Marguerite und der dreizehnjährige Alfred waren sich mit Anna darin einig, dass sie sich notfalls auch körperlich zur Wehr setzen würden, sollte man sie zwingen, sich zu trennen. Bei der Ankunft eines Onkels, der den Kindern ankündigen sollte, dass man sie auf vier Familien in der ausgedehnten Verwandtschaft verteilen wollte, begrüßte ihn Alfred mit einem Gewehr in der Hand, Anna war mit einem Tomahawk bewaffnet und Marguerite schwenkte ein Nudelholz. Zwei jüngere Brüder fuchtelten mit Pfeil und Bogen und einer Feuersteinpistole herum. Der Onkel musste nicht weiter davon überzeugt werden, dass es das Beste war, Anna ihre Geschwister allein, in ihrem angestammten Zuhause, aufziehen zu lassen. Die Kinder einer Borderline-Mutter vom Typ »verwahrlostes Kind« gewöhnen sich an das Gefühl, mutterlos zu sein, und lernen – freilich zu früh –, sich ganz allein durchs Leben zu schlagen.

Linehan (1993a) beklagt, dass »das krisenorientierte Leben einer Borderline-Persönlichkeit es besonders schwierig, ja, fast unmöglich macht, einem zuvor festgelegten verhaltensorientierten Behandlungsplan zu folgen« (S. 87). Verständlicherweise sind die Kinder solcher Mütter oft enttäuscht von Psychologen, Psychotherapeuten und Psychiatern. Falls ihre Mutter im Verlauf ihrer Kindheit tatsächlich psychiatrische Hilfe in Anspruch genommen hat, fragen sie sich, warum das nichts genützt hat. Borderline-Patienten vom Typ »verwahrlostes Kind« sind extrem schwierig zu behandeln.

Ihre Behandlung bedeutet auch für hoch qualifizierte und spezialisierte Fachleute eine große Herausforderung. Und man sollte auf keinen Fall erwarten, dass die Kinder solcher Mütter in der Lage wären, mit ihrem Verhalten fertigzuwerden. Michelle rettete ihre Mutter ständig aus irgendwelchen

Krisen, sie bezahlte die Rechnungen für Strom, Gas und Wasser, damit Wasser, Strom und Gas nicht abgestellt wurden, sie brachte ihren Wagen zur Reparatur und fuhr mit ihrer Mutter in die Notfallambulanz, wenn diese sich unter dem Einfluss von Alkohol oder Drogen verletzt hatte. Nach allem, was sie für ihre Mutter getan hatte, musste Michelle schließlich erkennen, dass nichts ihrer Mutter wirklich geholfen hatte. Michelle war erwachsen geworden, ihre Mutter nicht. Sie litt nach wie vor unter Depressionen, Bulimie, Alkoholsucht und Migräne. Michelle kam zur Behandlung, weil sie an ihre Grenzen gelangt war: *Sie* musste sich ändern.

Das Chaos im Leben einer solchen Mutter kann ihre Kinder sowohl finanziell als auch emotional an den Rand des Ruins bringen. Sie werden nie die Kontrolle über ihr Leben erlangen, wenn es ihnen nicht gelingt, eine Struktur aufzubauen. *Eine Borderline-Mutter vom Typ »verwahrlostes Kind« zu lieben, bedeutet nicht, dass man ständig für sie sorgen muss. Eine solche Mutter zu lieben, bedeutet, dass sie einem wichtig sein muss.* Es wird den Kindern einer solchen Mutter niemals gelingen, den ständigen emotionalen Aufruhr, der ihr Leben kennzeichnet, zu verhindern. Eine solche Mutter zu lieben heißt, ihr die Verantwortung für ihr Leben – und für ihren Tod – zurückzugeben. Erst dann können die Kinder die Freiheit ihres eigenen Lebens erfahren.

Kleine Kinder haben gar keine andere Wahl, als ihre eigenen Gefühle zu unterdrücken, um die Eltern, von denen ihr Überleben abhängt, zu beschützen. Auch als Erwachsene leben sie oft viele Jahre lang mit unterdrückten Schuldgefühlen und mit Angst und Wut, obwohl sie ihre Gefühle jetzt gar nicht mehr unterdrücken oder verdrängen müssen. Solange diese Gefühle nicht zu Konflikten führen, zu körperlicher Krankheit oder großem seelischen Leidensdruck, setzen die Betroffenen sich meist nicht bewusst mit ihnen auseinander. Wie Menschen, die unter chronischen körperlichen Schmerzen leiden, haben auch diejenigen, die mit einem ständigen seelischen Schmerz leben müssen, das Gefühl, ihr Schmerz sei etwas ganz Natürliches, denn er ist etwas, das schon immer da gewesen ist. Sie erinnern sich nicht, dass sie sich je anders gefühlt haben.

Das Unmögliche fertig bringen

Erst wenn sie erwachsen sind, besitzen die Kinder die Macht und die Freiheit, ohne die sie keine realitätsorientierte Beziehung zu ihrer Mutter herstellen können. Unbewusste, konditionierte Reaktionen loszulassen, erfordert jedoch Achtsamkeit, Übung und Geduld. Kinder von Borderline-Müttern vom Typ »verwahrlostes Kind«, die im Erwachsenenleben kompetent und erfolgreich sind, sind oft völlig überrascht, wie leicht ihre Mutter ihr Selbstvertrauen erschüttern kann. Nachdem eine solche Mutter zu einer meiner Patientinnen gesagt hatte, ihre ständigen Krankheiten als Kind hätten ihr, der Mutter, »schreckliche Angst« gemacht, erklärte meine Patientin: »Meine Mutter ist der einzige Mensch auf der Welt, vor dem ich mich schuldig fühle, wenn ich krank bin – und im Grunde auch, weil ich lebe.«

Macht und Erfolg ihres erwachsenen Kindes können für solche Mütter eine unbewusste Bedrohung darstellen. Auch wenn sie anderen vielleicht voller Stolz von den Erfolgen ihres Kindes berichten, sind sie doch unfähig, ihrer Tochter oder ihrem Sohn direkt ihre Anerkennung auszusprechen. Statt dessen setzen sie die erfolgreiche Tochter, den erfolgreichen Sohn herab, sie entwerten ihre Kinder und geben ihnen so das Gefühl, sie hätten etwas falsch gemacht. Weil das so ist, sind die Kinder nicht fähig, ihre Erfolge zu genießen. Jeder Erfolg löst Angst bei ihnen aus.

Eine Borderline-Mutter vom Typ »verwahrlostes Kind« identifiziert sich unbewusst mit dem »nur bösen« Kind, das ihre Auffassung teilt, das Leben sei zu schwer. Das »nur böse« Kind internalisiert die abgespaltenen negativen Projektionen der Mutter, und häufig schmieden die Mutter und das »nur böse« Kind eine Allianz gegen das »nur gute« Kind. Die Wahrnehmungen der Mutter von ihren Kindern sind jedoch beständig im Fluss, häufig macht sie das eine Kind beim andern schlecht und schließt ständig neue Bündnisse, die sich je nach Zeit und Umständen wieder ändern. Am Ende sind die Kinder emotional völlig entleert und müssen sich abwechselnd von der Mutter oder voneinander distanzieren.

»Immer ist irgendetwas.« Für die chronischen Krisen ist nicht das Kind verantwortlich

Die ständigen Krisen einer Borderline-Mutter vom Typ »verwahrlostes Kind«, ihr ängstliches Bitten, ihre plötzlich auftretenden Krankheiten, ihre häufigen Unfälle und finanziellen Bedrängnisse machen den erwachsenen Kindern Angst. Das »nur gute« Kind fühlt sich gezwungen, die Mutter aus ihren verschiedenen Notlagen zu befreien, während das »nur böse« Kind sich eher distanziert verhält. Wenig konstruktive, aber weit verbreitete Reaktionen auf die unvorhersehbaren Krisen der Mutter sind Rückzug, Sarkasmus, Spott oder herabsetzende Kommentare – die Kinder lassen die Mutter im Stich. Hilfreicher für beide Seiten sind konstruktive, unterstützende Reaktionen, mit denen die Kinder die Mutter auf ihre eigenen Fähigkeiten und Möglichkeiten verweisen können, zum Beispiel: »Ich weiß, dir wird eine

Lösung einfallen«, oder »Es tut mir leid, dass ich dir nicht helfen kann, aber ich weiß, du wirst selbst damit fertig«. Erwachsene Kinder einer Mutter vom Typ »verwahrlostes Kind« müssen ihre Gefühle und Bedürfnisse direkt und unmissverständlich zum Ausdruck bringen, weil sie indirekte oder vage Botschaften leicht missversteht. Ein Verhalten, das signalisiert, dass die Kinder die Mutter retten wollen, führt lediglich dazu, dass die krankhafte emotionale Abhängigkeit des »verwahrlosten Kindes« bestehen bleibt, denn solches Verhalten bestätigt seine Sicht von sich selbst – und das ist die eines hilflosen Kindes.

Die erwachsenen Kinder müssen die Verantwortung für die Art und Weise, wie sie ihre Bedürfnisse und Gefühle zum Ausdruck bringen, selbst übernehmen. Was im einen Fall funktioniert, kann in einem andern Fall völlig falsch sein. Eines jedoch ist sicher: Auch wenn Mütter vom Typ des »verwahrlosten Kindes« in ihrem Verhalten unberechenbar sind, können ihre erwachsenen Kinder in vorhersehbarer, berechenbarer Weise darauf reagieren. Die Mutter ist *nicht* hilflos. Egal, in welcher Krise sie sich befindet, die erwachsenen Kinder müssen ihr die Botschaft vermitteln, *dass sie sich selbst helfen kann und muss.*

Michelles Mutter beklagte sich immer wieder über ihre finanzielle Lage, sie klagte über ihre mangelnde Gesundheit und ihre Einsamkeit. Michelle lernte im Laufe der Zeit, sie zu konkret zu fragen, was sie wirklich brauchte, sie reagierte auf das Jammern und Klagen der Mutter, indem sie abzuklären versuchte, was diese von ihr erwartete. Sie sagte zum Beispiel: »Mutter, möchtest du, dass *ich* dir Geld leihe?« oder »Möchtest du, dass *ich* dir Gesellschaft leiste?« oder »Mutter, möchtest du, dass ich mir einen Tag frei nehme und dich zum Arzt begleite?« oder »Möchtest du, dass ich meine Freizeit mir dir verbringe, statt mit meinem Mann?« Eine Mutter vom Typ »verwahrlostes Kind« kann nicht angemessen auf die Bedürfnisse ihrer Kinder reagieren. Sie hat niemals eine gesunde Form der Mutterliebe erlebt, und ihre Kinder müssen ihr sagen, was ihre eigenen Bedürfnisse sind, auch dann, wenn die Mutter nicht in der Lage ist, darauf einzugehen. Der beste Weg, bei der Mutter die gewünschte Reaktion hervorzurufen, besteht darin, konkret und direkt zu sein. *Die erwachsenen Kinder von Borderline-Müttern vom Typ »verwahrlostes Kind« müssen konsequent offen und direkt mit ihrer Mutter umgehen.*

»Es ist nie so schlimm, wie sie es darstellt.« Fragen Sie genauer nach, bevor Sie reagieren

Mütter vom Typ »verwahrlostes Kind« übertreiben, sie verzerren oder beschönigen Dinge, um bei anderen Mitgefühl zu erregen. Bevor die Kinder aufgrund von Mitgefühl oder Mitleid reagieren, müssen sie daher die Möglichkeit einbeziehen, dass die Mutter die Situation verzerrt dargestellt hat. Sie sollten ihr nicht vorwerfen, dass sie lügt, sondern genauer nachfragen und dann einzuschätzen versuchen, wie ernst die Situation tatsächlich ist. Sie sollten die Gefühle der Mutter ernst nehmen, aber ihre Sicht der Dinge in Frage stellen. *Die Kinder sollten die Mutter stets auf Ungereimtheiten oder Widersprüche hinweisen.* So lernte Michelle zum Beispiel, Folgendes zu sagen: »Du bist wirklich entsetzt. Aber letzte Woche hast du mir erzählt, die Autoreparatur koste 250 Dollar. Jetzt sagst du, sie koste 500 Dollar.« Weil das »verwahrloste Kind« meist nicht in der Lage ist, seine Bedürfnisse auszudrücken, müssen die erwachsenen Kinder sehr direkt vorgehen, um zu klären, welche Erwartungen sie haben. Michelles Mutter musste sich Geld leihen, hatte aber das Gefühl, sie müsse ihre Bitte rechtfertigen, indem sie sich eine Geschichte in Bezug auf die Kosten der Autoreparatur zurechtmachte. Michelle sagte ganz einfach: »Frag mich doch einfach, Mutter, wenn du etwas brauchst. Ich mag es nicht, wenn du um den heißen Brei herum redest.«

»Ihre Erinnerung ist selektiv.« Vertrauen Sie Ihrem Gedächtnis

Mütter vom Typ »verwahrlostes Kind« haben wie alle Borderline-Persönlichkeiten Schwierigkeiten, sich an frühere emotionale Zustände zu erinnern. Sie erinnern sich in der Regel nicht an emotional traumatische Erfahrungen und verleugnen Wutausbrüche oder Panikattacken. Die Kinder stellen daher häufig ihre eigenen Wahrnehmungen in Frage, nämlich immer dann, wenn die Mutter ihre Erfahrungen für nichtig erklärt.

Die Kinder müssen in solchen Fällen ihrer eigenen Erfahrung vertrauen, sie sollten nicht mit der Mutter darüber streiten, wer von ihnen nun das bessere Gedächtnis hat. Kinder jeden Alters finden es extrem verunsichernd, wenn die Mutter ihre emotionalen Erfahrungen nicht bestätigt. Aber häufig besitzen sie erst im Erwachsenenalter genügend Sicherheit, um ihre Gefühle zum Ausdruck bringen zu können. Michelle sagte zu ihrer Mutter: »Es beunruhigt mich wirklich, dass du dich nicht mehr an das Weihnachtsfest 1975 erinnern kannst. Es ist eine meiner schmerzlichsten Erinnerungen an meine Kindheit. Für mich ist es ganz wichtig, zu wissen, dass du mir glaubst, auch wenn du dich nicht in der gleichen Weise an das alles erinnerst wie ich.« Kinder von Borderline-Müttern müssen im Erwachsenenalter einen Weg finden, wie sie ihre Gefühle sicher zum Ausdruck bringen können. Für alle Kinder, gleich welchen Alters, ist es überlebensnotwendig, dass sie ihrem Selbsterhaltungstrieb trauen.

»Sie gibt mir das Gefühl, schuldig zu sein.« Trennen Sie berechtigte von projizierten Schuldgefühlen; machen Sie sich die Schwächen Ihrer Mutter nicht zunutze

Die Mutter vom Typ »verwahrlostes Kind« ist allzu nachgiebig und weich und lässt es häufig zu, dass ihre Kinder sich ihre Schwäche zunutze machen. Sie besteht vielleicht darauf, den Kindern ihren letzten Dollar zu geben, beklagt sich dann aber, dass sie ihr nichts übrig gelassen haben. Sie fordert nicht, dass irgendwelche Regeln eingehalten werden, beklagt sich aber, dass sie ihre Kinder nicht unter Kontrolle hat. Mütter vom Typ »verwahrlostes Kind« bieten sich geradezu an, ausgenützt zu werden. Diejenigen, die sie ausnützen, empfinden dann allerdings zu Recht Schuldgefühle.

»Nur böse« Kinder machen sich ihre Hilflosigkeit gern zunutze, sie werden egozentrisch und ausbeuterisch. »Nur gute« Kinder leiden dagegen oft unter projizierten Schuldgefühlen und internalisieren das Gefühl der Mutter, wertlos oder unwürdig zu sein. Obwohl das »nur gute« Kind die Mutter nicht ausnützt, rauben ihm Schuldgefühle, Angst, Frustration und Sorge alle Lebensfreude. Die Mutter vom Typ »verwahrlostes Kind« ruft bei den Kindern Ängste hervor, weil sie nie wissen, ob sie sich auf sie verlassen können oder nicht.

Wut kann Schuldgefühle hervorbringen, weil Wut immer von destruktiven Fantasien begleitet ist. Michelle brauchte sehr viel Unterstützung, um ihre Wut auf die Mutter durchzuarbeiten. Als Michelle noch die High School besuchte, vergaß ihre Mutter häufig, sie abzuholen, so dass sie stundenlang allein in dem verlassenen Gebäude warten musste. Kam die Mutter dann schließlich an, wurde sie von Michelle natürlich mit Vorwürfen empfangen: »Was *bist* du bloß für eine Mutter?« Kein Kind sollte sich schuldig fühlen müssen, weil es eine verlässliche Mutter braucht.

Im Erwachsenenalter müssen die Kinder solcher Mütter sich vor Enttäuschungen schützen, ohne sich dabei schuldig zu fühlen. Sie haben ein Recht, zu erwarten, dass sie sich auf ihre Mutter verlassen können. Als Michelle erwachsen war, ließ sie es nur selten dazu kommen, dass sie sich in irgendeiner

Sache von ihrer Mutter abhängig machte. Sie musste sich vollkommen von ihrer Mutter distanzieren, stellte aber gelegentlich fest, dass ihre Mutter doch manchmal hilfreich sein konnte. Michelle lernte es, ihre Mutter nur dann um Hilfe zu bitten, wenn sie gar keine andere Wahl hatte.

»Sie vergisst mich einfach.« Erklären Sie ihr, dass emotionale Bestätigung für Sie wichtig ist

Wenn sie erwachsen sind, ärgern sich die Kinder manchmal darüber, dass die Mutter Pläne in der letzten Minute verwirft oder Verabredungen nicht einhält, weil sie irgendeiner anderen Unternehmung den Vorzug gibt, und ganz offenbar die Gesellschaft anderer dem Zusammensein mit ihren Kindern vorzieht. Einmal sagte Michelles Mutter ein gemeinsames Ferienwochenende mit Michelle ab, weil sie festgestellt hatte, dass am selben Wochenende ein Jugendfreund von ihr in ihre Heimatstadt kam. Michelle beklagte sich darüber, dass sie nur selten die ungeteilte Aufmerksamkeit ihrer Mutter bekam, da diese in erster Linie mit ihren Männerbeziehungen beschäftigt schien.

Die erwachsenen Kinder solcher Mütter kommen häufig zu dem Schluss, ihre Mutter sei gar keine richtige Mutter, weil sie Verpflichtungen nicht wirklich übernimmt und ganz allgemein unzuverlässig ist. In ihrer Kindheit haben sie vielleicht geglaubt, eine wirkliche Mutter sei gleichgültig, unzuverlässig oder falsch. Aber die Wahrheit ist, dass eine Mutter vom Typ »verwahrlostes Kind« sich nicht als wirklich empfindet. Da sie selbst ständig danach strebt, Bestätigung von anderen zu erhalten, erkennt sie nicht, dass sie ihren Kindern die Bestätigung entzieht.

Als Michelles Mutter das gemeinsame Wochenende abgesagt hatte, brachte Michelle ihr Gefühl zum Ausdruck, dass sie verletzt war, sie fügte auch hinzu, dass sie sich herabgesetzt fühlte. Sie vermied drastische Drohungen wie: »Dich lade ich nie mehr zu einem gemeinsamen Wochenendausflug ein«, sagte jedoch, sie werde statt der Mutter eine Freundin einladen, mitzukommen. Ihre Mutter war ganz überrascht, dass Michelle sich verletzt fühlte, sie warf ihr vor, sie sei ja bloß eifersüchtig auf ihren Freund. Statt darauf mit Feindseligkeit zu reagieren, wiederholte Michelle, dass sie verletzt sei und sagte: »Ich möchte nur, dass du verstehst, wie ich mich fühle.« Erwachsene können lernen, ihr Bedürfnis nach emotionaler Bestätigung zum Ausdruck zu bringen, ganz egal, ob sie diese schließlich bekommen oder nicht. *Mütter vom Typ »verwahrlostes Kind« merken nicht, dass sie ihre eigenen Kinder vergessen.*

»Es kann wirklich Spaß machen, mit ihr zusammen zu sein, und sie kann eine echte Nervensäge sein.« Genießen Sie die guten Zeiten, und sagen Sie es Ihrer Mutter, wenn Sie ihr Verhalten als unangemessen empfinden

Die Mutter vom Typ »verwahrlostes Kind« hat viele gewinnende Eigenschaften. Die gute Mutter, die fröhliche oder lustige Mutter, die liebevolle Mutter und die interessante Mutter – das alles sind Facetten der Persönlichkeit des »verwahrlosten Kindes«, Anteile, die ihre erwachsenen Kinder an ihr schätzen und lieben. Und gerade diese gewinnenden Teile ihrer Persönlichkeit machen es für die Kinder schwierig, ihre Wut und ihren Groll unterzubringen. Die erwachsenen Kinder können sich an die guten Seiten der Mutter halten und sich von den unerfreulichen, unangenehmen oder gefährlichen Seiten distanzieren. Sich zu distanzieren bedeutet jedoch nicht, sie zu ignorieren. Unpassendes oder unangenehmes Verhalten sollte nie ignoriert werden.

Will man eine gesunde Beziehung zu einer Borderline-Persönlichkeit vom Typ »verwahrlostes Kind« aufrechterhalten, dann ist es entscheidend wichtig, dass man sie darauf hinweist, wenn ihr Verhalten nicht akzeptabel ist. Was das eine Kind wütend macht, wird von einem anderen vielleicht toleriert. Was von dem einen Kind als gefährlich empfunden wird, ist für ein anderes vielleicht überhaupt nicht bedrohlich. Die erwachsenen Kinder solcher Mütter müssen klar darauf hinweisen, wenn bestimmte Verhaltensweisen der Mutter die Schwelle ihrer individuellen Toleranz, ihre eigenen, persönlichen Grenzen überschreiten.

Michelle konnte es nicht ausstehen, wenn ihre Mutter über ihre körperlichen Gebrechen klagte. Sie wies ihre Mutter darauf hin, dass diese Verhaltensweise für sie nicht akzeptabel war, indem sie konstatierte: »Wenn du das Thema nicht wechselst, Mutter, lege ich den Hörer auf. Du weißt, dass ich es nicht ausstehen kann, wenn du ständig über deinen Gesundheitszustand klagst.« Würde Michelle ihre Mutter nicht mit dem für sie unerträglichen Verhalten konfrontieren, dann hätte diese auch keine Gelegenheit, ihre Bedürfnissen zu respektieren.

»Nie geht etwas gut bei ihr aus.« Verstärken Sie nicht ihre negative Sicht von sich selbst

Erwachsene Kinder haben das volle Recht, positivere Interaktionen mit ihren Müttern anzustreben. Die depressive Sicht des »verwahrlosten Kindes« von sich selbst wirft den Schatten einer negativen Betrachtungsweise auch auf die

Wahrnehmungen der Kinder. Man kann Kinder sehr leicht dazu bringen, dass sie glauben, das Leben sei zu schwer, die Dinge nähmen stets ein schlechtes Ende, und es sei leichter, aufzugeben, als weiterzumachen. Erwachsene Kinder sind nicht dazu da, ihre Mütter aufzuheitern, ihre Selbstachtung aufzubauen oder zu verhindern, dass sie sich das Leben nehmen. Sie müssen sich im eigenen Interesse von negativen Wahrnehmungen distanzieren und nach und nach eine positive Sicht von sich selbst, ihrer Mutter und dem Leben im Allgemeinen entwickeln.

Michelles Mutter hatte die Gewohnheit, sie regelmäßig über die neuesten Hiobsbotschaften zu informieren. Jedes Mal, wenn Michelle anrief, drehte sich das Gespräch um die Probleme der Mutter. Als Michelle schließlich bewusst wurde, wie sehr sie sich immer vor diesen Telefonanrufen gefürchtet hatte, verlangte sie, dass eine neue Regel eingeführt wurde: Für jede schlechte Nachricht wollte sie auch eine gute Nachricht hören. Manchmal lachte ihre Mutter nur, und dadurch wurde das Gespräch für beide leichter.

»Es ist sicherer, sich nicht von ihr abhängig zu machen.« Lassen Sie sich von Ihrem eigenen Urteil leiten

Erwachsene Kinder müssen erkennen lernen, wie das impulsive Verhalten des »verwahrlosten Kindes« ihr eigenes Wohlbefinden gefährdet. In erster Linie sind sie für sich selbst verantwortlich. Sicherheit steht immer an erster Stelle. Paradoxerweise können Versuche, dem »verwahrlosten Kind« zu helfen, katastrophale Reaktionen auslösen. Eine Mutter vom Typ »verwahrlostes Kind« kann mitten in einer psychotischen Episode paranoid werden und sich von ihren eigenen Kindern bedroht fühlen. In diesem Fall ist die Hilfe eines Fachmanns erforderlich, der das Vertrauen der Familie genießt, damit die richtigen Medikamente und sonstige Interventionen gewährleistet sind. Aber häufig verschließt sich die Mutter jeder Form der Intervention.

Sind Borderline-Patienten vom Typ »verwahrlostes Kind« mit Zurückweisung konfrontiert oder werden sie verlassen, dann ist die Wahrscheinlichkeit hoch, dass sie psychotisch werden. Als Erwachsene erkennen die Kinder die Verknüpfung zwischen dem Gefühl der Mutter, verlassen worden zu sein, und ihrem verzweifelten, impulsiven Verhalten. Was sie häufig nicht begreifen, ist die Tatsache, dass sie solche Episoden nicht verhindern können.

Brazelton (Brazelton und Cramer 1991) legt dar, dass Säuglinge und Kinder immer dann Hilflosigkeit erleben, wenn die Mutter sich aufgrund ihrer eigenen Depression in sich selbst zurückzieht. Eine Borderline-Patientin vom Typ »verwahrlostes Kind« vermittelt die emotionale Botschaft, dass das Leben zu schwer ist, durch ihre Projektionen von Hilflosigkeit. Ihre erwachsenen

Kinder sind aber nur insofern hilflos, als sie die Krisen im Leben *ihrer Mutter* nicht verhindern können.

Michelle entdeckte genau dies – das einzige in ihrem Leben, das zu schwer war, war der Versuch, ihrer Mutter zu helfen. Solange sie sich von ihrer Mutter nicht gelöst hatte, konnte sie ihr eigenes Leben nicht leben. Ein Traum, den sie immer wieder träumte, spiegelt den wesentlichen Kern ihres inneren Kampfes. Ein Schiff mit ihrer Familie an Bord kentert. Sie wird in die aufgewühlte See geworfen und versucht voller Verzweiflung, an die Wasseroberfläche zu gelangen. Atemlos und nach Luft ringend, gerät Michelle vollends in Panik, als eine Hand sie am Fuß packt und erneut unter die Wasseroberfläche zieht. Sie unterdrückt den Impuls, die Hand von ihrem Fuß wegzustoßen, da sie erkennt, dass es ihre Mutter ist, die sie festhält.

Michelle, die es müde war, von ihrer Mutter hinabgezogen zu werden, war nahe daran, zu ertrinken. Viele Kinder von Borderline-Müttern erzählen ähnliche Träume und haben ähnliche Gefühle. Diese Menschen sollten den Rat des Amerikanischen Roten Kreuzes für Lebensretter (1968) beherzigen:

Es ist bekannt, dass eine Person nur begrenzte Zeit im Wasser bleiben kann, ohne aufgrund von Erschöpfung und Kälte selbst zum Opfer zu werden (…). Die Liste sinnloser Opfer, die im Lauf der Geschichte des Schwimmens erbracht wurden, ist lang, und das Heldentum, das dabei zur Schau gestellt wurde, hat zu nichts geführt (…). Neulinge und selbst gute Schwimmer müssen häufig feststellen, dass ihre Fähigkeit, jemanden zu retten, in keinem Verhältnis steht zu ihrer guten Absicht und sie entweder unter großen Schwierigkeiten aufgeben oder mit dem Ertrinkenden zusammen untergehen müssen (S. 24, Hervorhebung durch die Autorin).

Unsere Grenzen haben wir dann erreicht, wenn wir denken: »Ich kann es nicht mehr ertragen. Ich habe ein Recht zu leben.« Die Tatsache, dass sie das Verhalten ihrer Mutter nicht länger ertragen konnte, bedeutete für Michelle den Wendepunkt, an dem sie beschloss, *ihr* Verhalten zu ändern.

»Sie treibt mich zum Wahnsinn.« An erster Stelle steht Ihr Seelenfrieden

Die Konflikte, die Michelle mit ihrer Mutter erlebte, gefährdeten ernsthaft ihre seelische Gesundheit. Sie litt an chronischer Depression, Angstzuständen und wiederkehrenden Schüben von Kolitis. Auch wenn Mütter vom Typ »verwahrlostes Kind« das Recht haben, ihr Schicksal selbst zu bestimmen – auch ihre Kinder haben ein Recht zu überleben. Die Mahnung des Roten

Kreuzes lässt sich nicht nur auf das physische, sondern auch auf das emotionale Überleben beziehen: »Die drei hauptsächlichen Ursachen für das Ertrinken sind und sind es immer schon gewesen: das Nichterkennen von gefährlichen Umständen ... [die] Unfähigkeit, aus gefährlichen Situationen wieder herauszukommen, und die mangelnde Kenntnis sicherer Wege, ertrinkenden Personen Hilfe zu leisten oder sie zu retten« (S. III).

Die Borderline-Mutter mit dem Syndrom des »verwahrlosten Kindes« und ihre Kinder sind in einen sehr realen Überlebenskampf verwickelt. Die Kinder können emotional nicht überleben, es sei denn, sie erkennen die Gefahr, die ihnen droht, wenn es ihnen *nicht gelingt*, sich von ihrer Mutter zu lösen. Drei Schritte sind notwendig, um eine Borderline-Mutter dieses Typs lieben zu können, ohne sie retten zu wollen: 1. dafür sorgen, dass kein Zweifel an der Getrenntheit zwischen Mutter und Kind besteht, 2. eine Struktur herstellen, 3. die Konsequenzen klären.

Schritt 1: Lassen Sie keinen Zweifel daran, dass Sie ein von Ihrer Mutter getrenntes Leben führen: »Ich bin ...«

Die von der Borderline-Mutter internalisierten Gefühle der Wertlosigkeit und Hoffnungslosigkeit können eine Gefahr für ihre Kinder darstellen. Erwachsene Kinder müssen in der Lage sein, Situationen, die ihnen schaden, zu erkennen. Die Impulsivität und das mangelnde Urteilsvermögen der Mütter kann sich in den verschiedensten Verhaltensweisen zeigen, zum Beispiel in Spielleidenschaft, einem Hang zur Geldverschwendung oder daran, dass sie unter Alkohol- oder Drogeneinfluss Auto fahren, ihre Gesundheit vernachlässigen oder mit ihren Finanzen nicht zurechtkommen. Ihr selbstzerstörerisches Verhalten kann auch das finanzielle, emotionale und physische Wohlergehen der Kinder gefährden. Auch wenn die erwachsenen Kinder nicht mehr von der Mutter abhängig sind, kann ihre über viele Jahre hinweg eingeübte Neigung, ihre eigenen Bedürfnisse den Bedürfnissen der Mutter zu opfern, noch viele weitere Jahre fortbestehen.

Die Mutter reagiert mit heftigen Angstgefühlen, wenn sie von ihrer primären Bezugsperson getrennt ist, sie demonstriert anklammerndes Verhalten, Suchverhalten oder Wut. Geben die Kinder der Angst nach, dass sie sich selbst verstümmeln, einen Selbstmordversuch machen, einen Unfall verursachen oder sich anderweitig verletzen könnte, dann wird das destruktive Verhalten der Mutter noch verstärkt. Die erwachsenen Kinder einer Mutter vom Typ »verwahrlostes Kind« müssen sich in Acht nehmen, dass sie emotional nicht von Angst und Schuldgefühlen kontrolliert werden. Sie müssen ihre Mutter nicht verlassen. Ja, je besser es ihnen gelingt, sich nicht kontrollieren zu lassen, um so wesentlicher kann ihre Beziehung zu ihr werden. *Eine gesunde Beziehung aufzubauen, ist eine freie Entscheidung, keine Falle.*

Winnicott (1958) legt dar, dass die Worte »Ich bin ...« ein wesentliches »Wachstumsstadium des Individuums« bedeuten. »Durch diese Worte bekommt das Individuum nicht nur Form, sondern auch Leben (...). Das Individuum kann das ›ich bin‹-Stadium nur erreichen, *weil es eine Umwelt gibt, die beschützend ist«* (S. 41, Hervorhebung durch die Autorin). Im Erwachsenenalter ist es leichter, Getrenntheit herzustellen, denn jetzt haben die Betroffenen die Unterstützung durch einen Partner, einen Ehemann, Freund oder Therapeuten. Aber niemand sollte die Intensität der Angst unterschätzen, die Kinder von Borderline-Müttern auch noch im Erwachsenenalter durchmachen, wenn sie versuchen, sich als von der Mutter getrennte Individuen zu begreifen.

Michelle litt jedes Mal, wenn sie auf ihre eigenen Bedürfnisse Rücksicht nahm, an Schuldgefühlen und Trennungsangst. Als ob sie ein Neugeborenes allein zu Hause gelassen hätte, war sie nicht fähig, sich zu entspannen, wenn sie nicht bei ihrer Mutter war. Immer wenn sie in Urlaub fuhr, hatte Michelle Panikattacken, sie fühlte sich schuldig und machte sich beständig Sorgen um ihre Mutter. Von Kindheit an war jedes positive Ereignis in ihrem Leben von der Sorge um ihre Mutter beeinträchtigt und vergiftet. Kam sie während ihrer Zeit an der High School von einer Verabredung zurück, musste sie es oft erleben, dass ihre Mutter bewusstlos am Boden lag. Nie konnte sie sicher sein, dass zu Hause alles in Ordnung war, wenn sie ihre Mutter allein ließ.

Solange Michelle und ihre Mutter schlechte Nachrichten austauschten, schien ihre Beziehung gut zu funktionieren. Erzählte sie ihrer Mutter jedoch von positiven Erfahrungen, dann rief sie Ressentiments bei ihr hervor. Solange das Leben schwer für sie war, konnte sie die Verbindung zu ihrer Mutter aufrechterhalten. Aber Michelles Erfolg und ihre zunehmende Fähigkeit, das Leben zu genießen, bedeuteten eine Bedrohung für die Mutter und wurden von ihr mit Verlassenwerden gleichgesetzt. Michelle sagte: »Ich fühle mich schuldig, wenn ich in Urlaub gehe, eine Party besuche, Freunde einlade. Ich habe das Gefühl, ich tue etwas Unrechtes, sobald ich etwas mache, was mir Freude bereitet.« Schließlich war sie in der Lage, ihrer Mutter offen und direkt zu sagen: »*Ich bin* das Kind, Mutter. Es ist ganz wichtig für mich, dass du glücklich bist, wenn es *mir* gut geht.«

Michelle entwickelte in Hinblick auf ihren nächsten Urlaub einen Plan und erklärte ihrer Mutter, was sie von ihr erwartete: »Ich habe Angst, dich allein zu lassen. Jedes Mal, wenn ich in Urlaub gehe, passiert etwas Schlimmes. Das letzte Mal, als ich dich allein gelassen habe, hast du einen Autounfall gehabt, und ich habe mich schuldig gefühlt, weil ich nicht da war. Wenn du einen

Unfalls hast oder krank wirst, solange ich weg bin, bitte ruf statt meiner eine Freundin oder sonst jemanden an. Wenn ich fort bin, kann ich dir sowieso nicht helfen. Ich werde dir in Zukunft meine Telefonnummer nicht mehr da lassen, wenn ich unterwegs bin.«

Michelles Mutter war über diesen Vorschlag bestürzt und fühlte sich verletzt. Sie leugnete, dass hier ein Muster erkennbar war, dass sie immer dann Unfälle hatte oder krank wurde, wenn Michelle nicht da war. Sie sagte sehr aufgebracht: »So! Ich hatte ja keine Ahnung, dass ich ein solches Problem für dich bin! Du brauchst dir *nie mehr* Sorgen um mich zu machen! Ich werde dir *keine* Scherereien mehr machen!« Die Mutter rief sie in den folgenden drei Wochen nicht mehr an und rief auch nicht zurück, wenn Michelle sie auf dem Anrufbeantworter darum gebeten hatte. Obwohl Michelle damit rechnen musste, dass ihrer Mutter etwas zustoßen könnte, und obwohl sie mit ihren Schuldgefühlen zu kämpfen hatte, wusste sie doch, dass sie nichts Unrechtes getan hatte. Sie begriff jetzt, warum sie es als Kind nie gewagt hatte, ihre eigenen Bedürfnisse zum Ausdruck zu bringen. Sie blieb standhaft, ruhig, aber unerschütterlich, und gab ihrer Mutter keine Telefonnummer, über die sie während ihres Urlaubs erreichbar war.

Eine gesunde Mutter möchte, dass ihr Kind glücklich ist. Eine Mutter vom Typ des »verwahrlosten Kindes« begreift nicht, wie unglücklich sie ihre eigenen Kinder macht. Diese dürfen nicht erwarten, dass die Mutter über den Versuch, die Beziehung neu zu strukturieren, glücklich ist. Aber die Gefahr, dass sie Grund hat zu der schlimmsten Angst des »verwahrlosten Kindes« – der Angst vor dem Verlassenwerden –, diese Gefahr wird geringer, wenn ihre erwachsenen Kinder die Beziehung so strukturieren, dass *ihre* Bedürfnisse im Mittelpunkt stehen.

Mitleid verhindert die Trennung

Mitleid zu haben mit einer Mutter vom Typ des »verwahrlostes Kind« ist die schlimmste Reaktion auf ihr selbstschädigendes Verhalten. Anzuerkennen, dass jemand Schmerzen hat, oder die Gefühle einer anderen Person zu verstehen und mitzufühlen, hat nichts mit Mitleid zu tun. Mitleid rechtfertigt Gefühle der Hilflosigkeit. Was das »verwahrloste Kind« aber am meisten braucht, ist die Fähigkeit zum Hoffen. Mitleid vermittelt einem andern auf subtile Weise das Gefühl, missachtet und aus einer überlegenen Position betrachtet zu werden, es enthält daher eine Element der Herablassung. Rudolf Dreikurs (Dreikurs und Soltz 1964) stellte fest: »Leid zu fühlen für *das*, was geschah, ist Mitgefühl. Leid zu fühlen für *dich*, dem es geschah, ist Mitleid« (S. 247).

Enttäuschungen und Widrigkeiten gehören zum Leben eines jeden Menschen. Die Fähigkeit, Leid zu ertragen und trotz aller Widrigkeiten an einer positiven Lebenssicht festzuhalten, ist ein wesentliches Element seelischer Gesundheit. Mitgefühl und Ermutigung sind eine viel gesündere Reaktion auf die Hilflosigkeitsappelle der Borderline-Mutter, als Mitleid oder der Versuch, sie zu retten. Mitgefühl kann sich in einem Satz wie dem folgenden ausdrücken: »Das muss dir wirklich weh tun. Es tut mir Leid, dass das passiert ist. Was kann ich tun, um dir zu helfen, dass du diese besondere Situation durchstehst?« Mitgefühl vermittelt Vertrauen in die Fähigkeit der betroffenen Person, mit der Situation fertigzuwerden. Mitleid drückt sich in Sätzen aus wie: »Du tust mir Leid, du Arme.« Mitleid enthält immer ein Element er Herabwürdigung, denn es impliziert, die betroffene Person sei schwach, so als ob man sagen würde: »Ich bin ja so viel besser dran als du, ich sollte von meinem Sockel herabsteigen und dir helfen.«

Michelles arbeitsloser, alkoholabhängiger jüngerer Bruder nützte die Mutter aus. Er lieh sich ihr Auto aus, ohne das Benzin zu bezahlen, und er holte bei seiner Mutter Geld, ohne es je zurück zu zahlen. Michelle ärgerte sich über die passive Haltung ihrer Mutter gegenüber dem Bruder, sie vermutete, dass er die Hälfte der wöchentlichen Zuwendungen erhielt, die Michelle ihrer Mutter zukommen ließ. Michelle hatte kein Mitleid mit ihrer Mutter, sie sagte: »Ich bin nicht bereit, dir Geld zu geben, damit du es an John weitergibst. Ich möchte, dass du mir die Rechnungen für deine Ausgaben zeigst, damit wir gemeinsam ein Budget erstellen können. Ich muss genau wissen, wie viel du brauchst. Ich kann dir kein Bargeld mehr geben, wenn du mir nicht die Rechnungen der letzten Woche gibst.«

Michelles Mutter reagierte schnippisch: »Zunächst einmal muss gesagt werden, dass ich dich nie um dein Geld gebeten habe!« Michelle antwortete ruhig: »Ich helfe dir gerne, Mutter, aber wenn du meine Hilfe nicht willst, ist das deine Entscheidung.« Nach dieser Debatte weigerte sich Michelles Mutter zwei Monate lang, mit ihr zu sprechen. Michelle wusste tief in ihrem Innern, das sie nicht unfair zu ihrer Mutter gewesen war, und war nicht bereit, sich schuldig zu fühlen. Sie wusste, dass ihre Mutter am Ende wieder mit ihr sprechen und so tun würde, als ob nichts geschehen wäre. Aber die Verantwortung für ihre Entscheidung, Michelles finanzielle Unterstützung nicht mehr anzunehmen, lag ausschließlich bei ihr. Ganz allmählich brachte Michelle ihrer Mutter bei, dass sie meinte, was sie sagte, und sich nicht durch Mitleid oder Schuldgefühle manipulieren ließ.

Schritt 2: Stellen sie eine Struktur her: »Ich werde …«

Wie bei einem Bauwerk bestimmt Struktur die Stärke, Widerstandskraft, Stabilität und Dauer von Beziehungen. Weil es der Borderline-Mutter an innerer Struktur fehlt, ist sie unfähig, stabile Beziehungen aufrechtzuerhalten, das gilt selbst für die Beziehungen zu ihren eigenen Kindern. Der lockere, permissive Erziehungsstil von Müttern mit dem Syndrom des »verwahrlosten Kindes« führt dazu, dass ihren Kindern die Erfahrung von Stabilität fehlt; als Erwachsene brauchen sie oft Hilfe, wenn es darum geht, anderen Grenzen zu setzen, Folgen abzusehen und ihren eigenen Bereich zu wahren. Beziehungen, denen es an Struktur fehlt, lösen sich schließlich auf. Struktur gibt Sicherheit und Geborgenheit.

Michelles Mutter rief sie oft mitten in der Nacht an, wenn sie getrunken hatte, um ihre Tochter mit ihren Grübeleien und wirren Reden aufzustören, am nächsten Tag hatte sie keinerlei Erinnerung an das Gespräch. Die Telefonanrufe mitten in der Nacht machten Michelle wütend, sie war am nächsten Tag völlig erschöpft, und außerdem bestärkten sie das selbstzerstörerische Verhalten ihrer Mutter. Michelle stellte eine Struktur in der Beziehung zu ihrer Mutter her, indem sie sagte: »Mutter, ich bin nachts zu müde, um mit dir zu telefonieren, und ich möchte nicht mit dir sprechen, wenn du getrunken hast. Wenn du mich nach 10.00 Uhr abends anrufst, werde ich das Telefon in Zukunft *nicht* mehr abnehmen. Wenn du mich in betrunkenem Zustand anrufst, *werde ich einfach auflegen*. Gespräche, an die du dich hinterher nicht mehr erinnerst, haben überhaupt keinen Sinn.«

Der wichtigste Teil ihres Plans war nicht das, was Michelle zu ihrer Mutter sagte, sondern ihre Fähigkeit, konsequent nach ihren Vorstellungen zu handeln. Wie jeder Mensch reagiert auch die Borderline-Mutter positiv auf Beständigkeit, Kontinuität der Erfahrung und eine klare Vorstellung davon, was zu erwarten ist. Michelle nahm das Telefon nach 10.00 Uhr abends nicht mehr ab. Sie richtete einen Caller ID-Service ein, der es ihr erlaubte, Anrufe abzufangen und zu filtern, und sie weigerte sich, mit ihrer Mutter zu sprechen, wenn diese betrunken war. Nach weniger als sechs Wochen gab ihre Mutter es auf, sie mitten in der Nacht anzurufen, und sie rief auch nicht mehr an, wenn sie betrunken war.

Michelle strukturierte die Beziehung zu ihrer Mutter so, dass ihre eigenen Bedürfnisse im Zentrum standen, und sie ließ sich nicht davon irremachen, dass ihre Mutter zunächst feindselig reagierte. Michelle gab nicht nach, und sie versicherte ihrer Mutter, dass sie sie trotz allem liebte und sie ihr wichtig war. Das Ziel ist nicht, der Mutter etwas wegzunehmen, sie zu frustrieren oder zu bestrafen, das Ziel ist vielmehr, *allmählich zu einem gegenseitigen Verständnis zu gelangen.*

Aussagen, die mit »Ich werde« beginnen, bringen Absichten zum Ausdruck sowie die Fähigkeit, sich selbst zu leiten, also die Fähigkeit zur Autonomie; außerdem verstärken sie Aussagen, die mit »Ich bin« beginnen und die Tatsache bestätigen, dass Mutter und Tochter voneinander getrennt sind. Diese Aussagen müssen in der Realität verankert sein, ansonsten geht ihre Glaubwürdigkeit und Bedeutung verloren. Wer das eine sagt und das andere tut, konstituiert einen Widerspruch, und unterminiert das Vertrauen. Aussagen, die mit »Ich werde« beginnen, dürfen niemals als Drohungen gebraucht werden, sie sollten vielmehr die logischen, natürlichen Konsequenzen unangemessenen Verhaltens benennen.

Ziehen Sie eine Grenze, um Struktur zu schaffen

Das unkontrollierbare Leben einer Mutter vom Typ des »verwahrlosten Kindes« kann ihre erwachsenen Kinder verschlingen, sofern es ihnen nicht gelingt, eine Struktur herzustellen und Grenzen zu setzen. Kinder, die eine gesündere Beziehung zu ihrer Borderline-Mutter entwickeln wollen, müssen eine geistige Landkarte zeichnen, die Mutter und Kinder an die sichere Küste der Autonomie geleitet. Eine gesunde Beziehung zu einer Mutter vom Typ des »verwahrlosten Kindes« zu strukturieren, heißt Grenzen setzen.

Erwachsene Kinder müssen die Grenzlinie definieren, die sie von ihrer Mutter trennt. Die Linie der eigenen Grenzen zu überschreiten, führt zu Verschmelzung, mit der Folge, dass die pathologische Abhängigkeit der Borderline-Mutter erneut bestätigt wird. Je mehr eine solche Mutter sich von ihren Kindern abhängig macht, desto geringer ist die Wahrscheinlichkeit, dass sie lernen wird, sich selbst zu helfen. Der Sohn oder die Tochter sollten nicht gezwungen sein, ins Wasser zu springen, um ihre ertrinkende Mutter zu retten. Das »verwahrloste Kind« muss lernen zu schwimmen.

Das Amerikanische Rote Kreuz (1968) beschreibt den Fall eines älteren Herrn, der das Leben eines Ertrinkenden rettete. Der ältere Mann rettete das Leben des Schwimmers nicht, indem er ins Wasser sprang, er rettete ihn, indem er ihm von einem nahe gelegenen Landungssteg seinen Stock so entgegenhielt, dass der Ertrinkende ihn zu fassen bekam. Dieser hielt sich an dem Stock fest, während sein Retter ihn ans Ufer zog.

Lehnt eine Borderline-Mutter es ab, die angebotene Hilfe anzunehmen, dann ist der Sohn oder die Tochter nicht verantwortlich. Die Mutter muss die Chance bekommen, ihre eigene Kraft zu erfahren und Vertrauen in ihre Fähigkeiten zu gewinnen, und es ist wichtig für sie, dass sie nur gerade so viel Unterstützung erfährt, dass sie sich selbst helfen kann. *Im entscheidenden Moment* eine Hand auszustrecken, ist alles, was nötig ist, um ein Leben zu retten.

Schritt 3: Klären Sie die Konsequenzen: »Ich werde … nicht«

Borderline-Persönlichkeiten vom Typ des »verwahrlosten Kindes« sind extrem empfindlich gegen Ablehnung und Kritik und erwarten stets, dass sie bestraft werden. Die Prinzipien der logischen und natürlichen Folgen enthalten kein moralisches Urteil und sind deshalb nützlich für den Umgang mit Menschen dieses Typs. Dreikurs (Dreikurs und Soltz 1984) hat ein Konzept der Kindererziehung entwickelt, das unter dem Begriff »logische und natürliche Folgen« bekannt geworden ist. Mit seinem innovativen Konzept führte er gesunde, die Selbstachtung fördernde Methoden ein für Eltern, die den negativen Effekt eines strafenden, das Kind beschämenden, autoritären Erziehungsstils erkannt hatten. Seine Konzepte haben bei modernen Eltern breite Akzeptanz gefunden, und sie können für jede Art von Beziehung adaptiert werden.

Die Kinder einer Borderline-Mutter vom Typ des »verwahrlosten Kindes« spüren die Verzweiflung ihrer Mutter, und sie haben manchmal selbst ein Gefühl der Hoffnungslosigkeit. Versuche, ihr zu helfen, schlagen oft fehl, was die Kinder entmutigt und deprimiert. Der Hinweis auf die logischen und natürlichen Folgen ihres Handelns erinnert eine solche Mutter daran, dass sie selbst die Kontrolle über ihr Leben hat und dass erlernte Hilflosigkeit auch revidiert werden kann.

Natürliche Folgen sind diejenigen, die sich aus der natürlichen Ordnung der äußeren Welt ergeben, zum Beispiel: Wer im Regen steht, wird nass, wer nicht isst, bekommt Hunger, wer kein Benzin tankt, wird bald mit leerem Tank dastehen. Für Menschen vom Typ des »verwahrlosten Kindes« sind natürliche Folgen im Allgemeinen nichts anderes als ein weiterer Beweis dafür, dass sie persönlich vom Pech verfolgt sind – ganz so, als ob sie selbst dabei überhaupt keine Rolle spielen würden. »Ich hatte kein Benzin mehr und musste drei Kilometer ohne Schirm durch den Regen laufen. Bei mir geht immer alles schief.« Das konditionierte Kind einer solchen Mutter sagt: »Wie schrecklich! Du tust mir so leid. Du hast aber auch immer Pech.« Das aufgeklärte Kind sagt: »Das ist ja zu dumm. Ich bin sicher, du wirst das nächste Mal, bevor du losfährst, den Benzinstand überprüfen. Ich fahre nie los, wenn mein Benzintank nicht wenigstens noch bis zu einem Viertel gefüllt ist.« Die Unterscheidung zwischen natürlichen Folgen und schicksalhaftem Unglück hilft den Kindern, den Teufelskreis von Schuld oder Mitleid zu durchbrechen. Wer auf die natürlichen Folgen hinweist, übermittelt die Botschaft: »Das passiert jedem, und auch du kannst aus Erfahrung lernen.«

Logische Folgen sind diejenigen, die sich aus der Realität der sozialen Umwelt ergeben: Wer nicht bei der Arbeit erscheint, fliegt raus; wer seine

Strom-, Gas- oder Wasserrechnung nicht bezahlt, dem werden Strom, Gas oder Wasser abgestellt; wer sein Pensum nicht lernt, besteht den Kurs nicht. Der Hinweis auf die logischen Folgen vermittelt die Botschaft, dass das »verwahrloste Kind« fähig ist, vernünftigere Entscheidungen zu treffen, er ermutigt zu einem reiferen Verhalten, ohne den Betroffenen gefügig machen zu wollen oder Zwang anzuwenden. Michelles Mutter zum Beispiel kam häufig zu spät, wenn die Familie sich zum gemeinsamen Essen traf. Für die Familie war es lästig, dass man jedes Mal auf sie warten musste, aber Michelle, die Sorge hatte, ihre Mutter zu verletzen, sagte nie etwas. Schließlich kam sie zu folgendem Entschluss: Die logische Folge dieses Verhaltens war, dass ihre Familie rechtzeitig mit dem Essen anfing, auch wenn ihre Mutter noch nicht da war.

Der Hinweis auf die logischen und natürlichen Folgen garantiert nicht, dass die Konflikte jetzt weniger werden. Egal, wie sorgfältig der erwachsene Sohn, die erwachsene Tochter die Konsequenzen darlegen mag, die Mutter wird in vielen Fällen doch das Gefühl haben, zurückgewiesen und bestraft zu werden. Aber die Kinder sind für ihr Verhalten nicht verantwortlich. Der Hinweis auf die logischen und natürlichen Folgen bietet lediglich eine Richtschnur, wie eine angemessene Reaktion auf unangemessenes Verhalten aussehen könnte.

Klären Sie die Folgen von suizidalem Verhalten

Menschen, die Selbstmord begehen, erzählen im Allgemeinen weder ihrem Therapeuten noch sonst jemand von ihrem Plan. Eltern, die zu ihren Kindern sagen, sie würden sich am liebsten umbringen, wollen sich in der Regel versichern lassen, dass ihre Kinder sie lieben, dass sie wichtig für sie sind und ihnen fehlen würden. Paradoxerweise ist gerade eine Selbstmorddrohung oft der Versuch, *Verlassenwerden zu verhindern*. Derartige Ankündigungen rufen bei den Kindern, auch bei erwachsenen Kindern, heftige Angstgefühle hervor, und sie sollten auf keinen Fall ignoriert werden. Im Folgenden werden hilfreiche Reaktionen solchen gegenüber gestellt, die absolut kontraindiziert sind:

Nicht hilfreiche Reaktionen:

1. Rettendes Verhalten: »O, bitte, sag das nicht. Ich werde alles für dich tun.«
2. Das Ignorieren der Drohung bzw. der entsprechenden Handlung: »Okay, du hast das schon hundert Mal gesagt.«
3. Das Gefühl nicht ernst nehmen: »Es hängt mir zum Hals heraus, dass du das immer wieder sagst.«

Hilfreiche Reaktionen:

1. Die Polizei rufen, wenn es zu irgendeiner suizidalen Handlung kommt.
2. Den Therapeuten der Mutter anrufen, wenn sie suizidale Gedanken äußert.
3. Mit ehrlicher Besorgnis reagieren und die entsprechenden Folgen ankündigen, etwa so: »Wenn du mir sagst, dass du dich am liebsten umbringen würdest, dann beunruhigt mich das sehr. Es macht mir Angst, und es macht mich wütend. Ich werde es deinem Therapeuten sagen. Ich kann dir nicht anders helfen. Ich bin dein Kind. Ich liebe dich, und du bist mir wichtig, aber ich will nicht dafür verantwortlich sein, ob du dich umbringst oder nicht. Das ist unfair mir gegenüber.«

Manche Kinder sind in Gegenwart ihrer Borderline-Mütter so frustriert oder fühlen sich selbst so gefährdet, dass sie lieber gar keinen Kontakt zu ihr haben wollen. Niemand hat das Recht, in solchen Fällen zu urteilen. Jedes menschliche Wesen hat das Recht, sein eigenes Leben zu schützen. In manchen Fällen ist es tatsächlich im Interesse von beiden, von Mutter und Tochter bzw. Mutter und Sohn, den Kontakt völlig abzubrechen. *Niemand* kann eine Person retten, die nicht gerettet werden will.

Die Entwicklung der Persönlichkeit

Im Jahre 1961 führte Carl Rogers ein revolutionäres Konzept in die Psychologie ein. Sein psychotherapeutischer Ansatz gründete in seiner Überzeugung, dass Individuen die Fähigkeit haben, zu wachsen und zu reifen. Er wandte keine speziellen Strategien, Techniken oder therapeutischen Tricks an, um Wachstum zu fördern. Er setzte dafür sein reales Selbst ein. Er war er Überzeugung, dass er anderen nur helfen konnte, wenn er ihnen als wirkliche Person gegenüber trat. In Bezug auf den Säugling stellte Carl Rogers fest (1979): »Er [der Säugling] ist ein einheitlicher Mensch durch und durch, gleichgültig, ob wir seine Erfahrung auf der innerorganischen Ebene, der Bewusstseins- oder der Kommunikationsebene nehmen. Es ist das wahrscheinlich einer der Gründe, warum die meisten Menschen so auf Säuglinge eingehen, dass diese so vollkommen unverfälscht, integriert oder eben kongruent sind« (S. 330).

Aber Kinder wie die kleine Michelle lernen, ihre innere Erfahrung zu verbergen, um den Bedürfnissen der Mutter entgegen zu kommen, sie lernen, still zu sein, wenn ihre Mutter weint, und zu lächeln, wenn ihre Mutter traurig ist.

Rogers hob hervor, dass eine authentische Person wesentlich durch »Kongruenz« definiert ist. Kongruenz bedeutet, dass unsere innere emotionale Erfahrung zu unserem Verhalten passt. Wir haben Vertrauen zu Menschen, die wirklich sind, selbst dann, wenn sie gelegentlich brüsk oder aggressiv sind, weil wir wissen, dass sie uns die Wahrheit über ihre Gefühle sagen.

Rogers weist darauf hin, dass die Probleme noch nicht gelöst sind, wenn wir wir selbst sind. Wenn wir wir selbst sind, haben wir uns dazu befreit, neue Lösungen zu erproben, neue Perspektiven in Betracht zu ziehen und größere Intimität zu erleben, und wir werden eine tiefere Liebe zum Leben empfinden. Winnicott (1960) schrieb: »Nur das wahre Selbst kann kreativ sein, und nur das wahre Selbst kann sich real fühlen. Während ein wahres Selbst sich real fühlt, führt die Existenz eines falschen Selbst zu einem Gefühl des Unwirklichen oder einem Gefühl der Nichtigkeit« (S. 193). Die Kinder einer Borderline-Mutter vom Typ des »verwahrlosten Kindes« entwickeln häufig ein falsches Selbst, das seine Wurzeln in zwanghafter Selbstgenügsamkeit oder ganz im Gegenteil in übermäßiger Abhängigkeit hat.

Die Kinder von Borderline-Eltern erwarten von anderen inkongruentes Verhalten. Sie lernen ihre wirklichen Gefühle zu verbergen, ihre Bedürfnisse indirekt auszudrücken oder überhaupt keine Bedürfnisse zu haben. Weil dieses Lernen unbewusst geschieht, nehmen sie ihre eigene Inkongruenz nicht wahr.

Die Kinder von Borderline-Eltern verbergen ihr wahres Selbst, zuerst vor ihren Eltern und schließlich auch vor sich selbst. Ein leidenschaftlicher siebenjähriger Junge verkündete seiner Mutter: »Du weißt nicht, was ich denke! Du kennst meine Träume nicht! Ich erzähle dir nur das, was du wissen sollst!« Das wirkliche Selbst verbirgt sich, wenn es sich nicht frei ausdrücken darf. Carl Rogers (1979) schrieb: »(…) denn ich bin zu der Meinung gelangt, dass (…) nur *ein* Mensch wissen kann, ob das, was ich tue, ehrlich, gründlich, offen und gesund ist, *und dieser Mensch bin ich*« (S. 39, letztere Hervorhebung durch die Autorin).

Die Kinder einer Borderline-Mutter vom Typ des »verwahrlosten Kindes« lernen ihrer eigenen Erfahrung zu misstrauen und versinken häufig in sinnloser Verzweiflung. Die Mutter selbst denkt gelegentlich, für ihre Kinder wäre es besser, wenn sie nicht da wäre. Die Tiefe ihrer Verzweiflung ist wirklich grauenerregend. Sie hat das Gefühl, dass ihr Schmerz überhaupt nicht zu beherrschen ist, und Todesgedanken vergiften ihr Leben. Es ist nur folgerichtig, dass ihre Kinder ihre Gefühle internalisieren. Auch sie fragen sich, ob sie nicht besser dran wären ohne sie. Auch sie spüren, dass ihr Schmerz nicht zu beherrschen ist, und stellen sich die verzweifelte Frage, ob nicht der Tod allein ihrer Mutter den Seelenfrieden geben kann, den sie im Leben nicht findet.

Derartige verbotene Gedanken jagen den Kindern Angst und Schrecken ein, verstärken ihre Schuldgefühle und ihre Angst und können zu Panikattacken führen.

Kinder suchen die Freiheit, sich am Leben zu freuen, aber nicht auf Kosten ihrer Mutter. Die Mutter vom Typ des »verwahrlosten Kindes« dagegen sucht Freiheit von ihren Schmerzen, sie ist unfähig, auf die Gefühle ihrer Kinder Rücksicht zu nehmen. Eine solche Mutter, die bereits etliche Selbstmordversuche gemacht hatte und immer wieder stationär behandelt worden war, sagte zu ihrer Freundin: »Ich habe erkannt, dass ich einfach nicht mehr so weitermachen kann. Morgen esse ich mit meinem zwölfjährigen Sohn zu Mittag. Wenn er frech zu mir ist, dann ist das der Tropfen, der das Fass zum Überlaufen bringt. Ich werde mich umbringen.« Als die Freundin zu bedenken gab, dass es unfair sei, nicht daran zu denken, was das für ihren Sohn bedeuten würde, starrte diese Mutter sie mit leerem Blick an, sie kannte nur ihren eigenen Schmerz und war unfähig, den Schmerz irgendeines anderen Menschen zu verstehen.

Quälende körperliche Schmerzen können einen Menschen in den Selbstmord treiben. Dasselbe gilt für seelische Schmerzen. Die Kinder von Borderline-Müttern, die an dem Syndrom des »verwahrlosten Kindes« leiden, müssen es aufgeben, das Leben ihrer Mutter retten zu wollen, und sie müssen die Wut loslassen, die ihr eigenes Leben zerstören kann. Sie können ihre Mutter nicht retten; sie müssen allein ans Ufer schwimmen.

10 Die »Einsiedlerin« lieben, ohne ihrer Angst Nahrung zu geben

»Als es Morgen war, erwachte Schneewittchen, und wie es die sieben Zwerge sah, erschrak es. Sie waren aber freundlich ...«

Schneewittchen

»Meine Mutter lebt in der Abgeschottetheit ihres Panzers, wie eine Seeschildkröte, die sich an der tiefsten Stelle des Sees vergräbt, um so den Angeln an der Wasseroberfläche zu entgehen. Es ist ein deprimierendes Dasein. Sie traut niemandem, nicht einmal ihren Angehörigen.«

Seit ihren frühesten Kindheitstagen unterminierte Sandras Mutter ihr Selbstvertrauen und versetzte ihrer Neugier auf das Leben immer wieder einen Dämpfer. Weil der »Einsiedlerin« die innere Ruhe fehlt, ist sie nicht in der Lage, durch ihre Gegenwart jene angstfreie Atmosphäre zu schaffen, die nötig gewesen wäre, um ihre Kinder zu trösten und zu beruhigen; und nicht selten hält sie ihre Kinder davon ab, die Welt zu erforschen. Aufgrund ihrer nervösen Reizbarkeit, durch den Klang ihrer Stimme und ihre Neigung, aus allem eine Katastrophe zu machen, erzeugt sie ein Klima der Angst. Zwar ist sie selbst der Meinung, sie könne ihre Kinder auf diese Weise beschützen, in Wirklichkeit aber ist ihre Fähigkeit, Probleme zu lösen, klar zu denken und Entscheidungen zu treffen, durch ihre Angst stark eingeschränkt. In den Jahren der Depression mahnte Präsident Franklin Delano Roosevelt die Nation: »Das Einzige, wovor wir Angst haben müssen, ist die Angst selbst.« Die Weisheit, die in seinen Worten lag, lässt sich am Verhalten der »Einsiedlerin« demonstrieren. Ihre Angst ist die größte Bedrohung für ihr Überleben und das Selbstvertrauen ihrer Kinder.

Sandy begann mit 45 Jahren eine Therapie wegen Depression. Alle in ihrer Familie wurden wegen Depression behandelt, nur ihre Mutter nicht. Sie war zu misstrauisch, als dass sie einem Therapeuten vertraut hätte, und war steif und fest der Meinung, sie brauche keine Hilfe. Auch wenn die meisten »Einsiedlerinnen« niemals ins Blickfeld der Psychologen und Psychotherapeuten gelangen – erwachsene Töchter von »Einsiedlerinnen« wie Sandy legen Zeugnis davon ab, wie weit verbreitet dieses Syndrom ist. *»Meine Mutter sprach mindestens zwei oder drei Mal am Tag mit ihrer eigenen Mutter. Sie hatte keine engen Freunde und nahm selten an geselligen Veranstaltungen teil. Wenn ich auf das alles zurückschaue, dann wird mir klar, dass meine Mutter sich nie von ihrer eigenen Mutter losgelöst hatte.«*

Als Sandy mit der Therapie begann, warnte ihre Mutter sie: »Die Therapie wird deine Persönlichkeit verändern.« Sie fragte Sandy, ob sie in der Therapie darüber spreche, was für »eine schreckliche Mutter« sie habe. Sandy antwortete ruhig: »Natürlich sprechen wir über dich, aber nicht in der Form, wie du denkst.«

Harold Blum (1986) schreibt:

Die paranoide Persönlichkeit neigt dazu, die Realität in bestimmten Bereichen falsch wahrzunehmen und zu verzerren. Ständige Fantasien über potenzielle äußere und innere Gefahren sind genauso zu beobachten wie unvernünftige Erwartungen und die übertriebene Wahrnehmung feindseliger Bedrohungen, außerdem eine extreme Empfindlichkeit gegenüber kleineren Missgeschicken und Verletzungen. Sie ist unzuverlässig in ihrer Zuneigung und ihrem Engagement, und Enttäuschungen in Beziehungen werden von ihr als potenzielle Bedrohung oder böswillige Absicht betrachtet (S. 253).

Als Kind wurde Sandy durch das überbehütende Verhalten ihrer Mutter erdrückt. Ihre Mutter kontrollierte, welches Fernsehprogramm sie eingeschaltet hatte, sie kontrollierte, welche Freunde sie hatte und welche Kleider sie anzog, und sie war eifersüchtig auf Sandys Beziehungen zu anderen Menschen. Blum stellt fest:

Der Patient hat die Vorstellung, dass Gedanken und Gefühle bei anderen falsch ankommen oder von anderen falsch vermittelt und Geheimnisse gestohlen oder verraten werden. Paranoide Ängste, überfallen und verschlungen zu werden, treten gemeinsam auf mit paradoxen Ängsten, verlassen oder betrogen und abgelehnt zu werden, so dass weder Nähe noch Trennung akzeptabel sind. Es gibt keine als angemessen empfundene Distanz oder Position, und wenn das [Kind] nicht gerade beobachtet und kontrolliert wird, dann muss [es] eifersüchtig bewacht werden, wobei jede Bewegung und jeder Schritt in eine bestimmte Richtung genau aufgezeichnet wird (S. 255).

Gespräche mit ihrer Mutter erhöhten Sandys Angst und unterminierten ihr fragiles Selbstvertrauen.

Die »Einsiedlerin« leidet häufig an einer posttraumatischen Belastungsstörung, und unkontrollierbare Angst beherrscht ihre Wahrnehmungen. Ihren Kindern fällt es schwer zu verstehen, warum sie sich weder bei Nähe noch bei Trennung wohl fühlen kann. Sandy brauchte Hilfe bei der Bewältigung von Gedanken und Gefühlen, die entstehen, wenn ein Kind bei einer chronisch ängstlichen Mutter aufwächst. Die Kinder der »Einsiedlerin« brauchen eine

Anleitung, wie sie eine Beziehung strukturieren können, die auf ihren eigenen Wahrnehmungen beruht.

Der »Angst-vor-dem-Tag-Club«
Schätzen Sie die Situation selbst ein, und reagieren Sie nicht auf die Angst

Art und Fokus der Angst einer »Einsiedlerin« können sich von einem Augenblick zum andern ändern. Weil sie stets erwartet, dass etwas Schlimmes geschehen wird, vermeidet sie neue Erfahrungen. »Einsiedlerinnen« erwarten schlechte Nachrichten, beschäftigen sich ausdauernd mit schlechten Nachrichten und geben *unbestätigte* schlechte Nachrichten weiter. Sandys Mutter rief ihre Tochter eines Morgens an, um ihr zu sagen, dass ein »schrecklicher Autounfall« auf einer der zwei Strecken passiert sei, die ihr Mann auf dem Weg zur Arbeit zu fahren pflegte. Bei dem Gedanken, dass ihr Mann in den Unfall verwickelt sein könnte, bekam Sandy rasendes Herzklopfen. Als sie ihre Mutter voller Angst nach der genauen Unfallstelle fragte, antwortete diese atemlos: »O, ich habe mir nicht die Zeit genommen, genau zuzuhören; ich weiß es nicht.« An diesem Punkt erkannte Sandy ein vertrautes Familienmuster: *das klare Kennzeichen eines falschen Alarms – Angst ohne Fakten.* Sandy sagte darauf hin ganz ruhig: »Mutter, Pete ist vor mehr als zwei Stunden weggefahren; ich bin sicher, er ist gut zur Arbeit gekommen.«

Sandys Mutter fürchtete sich vor dem Moment, wenn die Post kam, denn sie erwartete nichts anderes als Rechnungen und Bettelbriefe von wohltätigen Organisationen. Sandy scherzte, dass ihre Mutter zum »Angst-vor-dem-Tag-Club« gehörte, und versuchte die zwanghaften, paranoiden Gedanken ihrer Mutter zu ignorieren. Sie ärgerte sich darüber, dass ihre Mutter die Macht hatte, bei ihr selbst immer wieder Adrenalinstöße auszulösen, ihre eigenen Befürchtungen aufs Höchste zu steigern und ganz allgemein Ängste bei ihr zu wecken.

Erwachsene Söhne und Töchter von »Einsiedlerinnen« reagieren mit Ablehnung auf die alles durchdringende Botschaft, dass das Leben allzu gefährlich ist. Anders als die »Hexe« hat die »Einsiedlerin« nicht die *Absicht*, ihren Kindern Angst zu machen. Sie kontrolliert ihre Kinder, um sie zu *schützen.* Aber Angst ist ansteckend, und ihre Kinder fühlen sich meist sicherer, wenn sie woanders sind, als in ihrer Nähe. Als Erwachsene müssen die Kinder von »Einsiedlerinnen« sich davor schützen, die Angst ihrer Mutter zu internalisieren, indem sie diese nach genauen Fakten fragen, bevor sie reagieren. Sie sollten niemals auf unvollständige, vage oder oberflächliche Informationen seitens der Mutter reagieren und müssen lernen, sich auf ihre eigene Wahrnehmung, ihre Intuition und ihr Urteil zu verlassen.

»Sie untergräbt mein Selbstvertrauen.« Sie kann Ihnen nicht etwas geben, was sie selbst nicht hat

Die »Einsiedlerin« bringt ihren Kindern bei, dass die Welt ein gefährlicher Ort ist, denn für sie war das so. Leider dürfen die Kinder der »Einsiedlerin« ihre Ängste der Mutter nicht ohne weiteres sagen. Die Reaktion der Mutter wird ihre Befürchtungen sehr wahrscheinlich noch verschlimmern und ihr Selbstvertrauen untergraben.

Sandy machte den Fehler, dass sie ihrer Mutter von einem Konflikt mit ihrem Chef erzählte. Ihre Mutter machte aus der Situation eine Katastrophe, rief sie mehrere Male am Tag an, stieß Schmähungen gegen ihren Chef aus und äußerte die Vermutung, dass er es darauf angelegt habe, Sandy »fertig zu machen«, womit sie sagen wollte, dass Sandy bald gefeuert würde. Schließlich war Sandy diejenige, die ihrer Mutter versichern musste, dass sie nicht gefeuert werden würde, und sie bedauerte, ihrer Mutter von der unbedeutenden Meinungsverschiedenheit überhaupt erzählt zu haben. Die »Einsiedlerin« bauscht unbedeutende Vorkommnisse zur Katastrophe auf und macht aus einer Mücke einen Elefanten.

Die »Einsiedlerin« kann ihren Kindern weder emotionale Unterstützung bieten noch ihr Selbstvertrauen aufbauen, weil es ihr selbst an Selbstvertrauen fehlt. Die traurige Realität ist, dass ihre Kinder und oft genug auch ihr Ehemann gar nicht mehr auf sie hören, weil sie stets überreagiert, was zur Folge hat, dass sie sich zunehmend isoliert und paranoide Züge annimmt. Sofern ihr nicht jemand hilft, zwischen legitimer Sorge und irrationalen Befürchtungen zu unterscheiden, kann die Panik der »Einsiedlerin« eskalieren. Sandy sagte zu ihrer Mutter: »Mutter, wenn du zu mir sagst, dass mein Chef mich fertig machen will, dann hilft mir das überhaupt nicht. Ja, ich fühle mich dann noch schlechter als zuvor. Als ich dir erzählt habe, dass mein Chef und ich eine Meinungsverschiedenheit hatten, hätte es mir geholfen, wenn du gesagt hättest, dass du meine Gefühle verstehst. *Ich habe keine Angst*, dass man mir kündigt, weil ich mit meinem Chef nicht einer Meinung bin.« Die erwachsenen Söhne oder Töchter der »Einsiedlerin« müssen lernen, ihre Befürchtungen von denen ihrer Mütter zu trennen.

»Sie leugnet, was sie gesagt hat, und tut so, als ob ich verrückt wäre!« Glauben Sie an sich selbst und daran, dass Sie im Grunde Ihres Wesens gut sind

Die »Einsiedlerin« realisiert nicht, wie ihre Panik sie daran hindert, klar zu denken, ihre Gedanken zu organisieren, Aktivitäten zu planen oder am Leben teilzunehmen. Sie lebt von einem angsterfüllten Augenblick zum andern. Für die »Einsiedlerin« zählt nur der gegenwärtige Augenblick, sie verwendet ihre ganze emotionale Energie darauf, ihre Umgebung auf Gefahren hin abzusuchen. Deshalb erinnert sie sich im Allgemeinen nicht daran, dass sie vor kurzem paranoide Beschuldigungen vorgebracht oder sich sonst irgendwie bizarr verhalten hat. Fragt man eine »Einsiedlerin«, die erzählt hat, dass der Angestellte in irgendeinem Geschäft versucht habe, sie zu betrügen, kurze Zeit danach, ob sie sich erinnere, das erzählt zu haben, dann ist das so, als ob man einen Soldaten fragen würde, ob er sich daran erinnere, dass er vor einer bestimmten Gewehrkugel in Deckung gegangen sei. Die »Einsiedlerin« steht in einem beständigen Kampf ums Überleben.

Sandys Mutter leugnete, dass sie sich jemals unpassend benommen habe, und sie entschuldigte sich nie für ihre paranoiden Anschuldigungen. Nachdem sie Sandys Bruder beschuldigt hatte, ihre Brieftasche gestohlen zu haben, und sie diese später im Schrank gefunden hatte, leugnete sie die Anschuldigung. Zu diesem Zeitpunkt war sie bereits wieder voller Sorge wegen einer Kreditkarte, die sie verlegt hatte.

Sandys Mutter projizierte ihr eigenes verworrenes Denken auf Sandy und behauptete zum Beispiel: »Du hast meine Worte verdreht!« Hin und wieder flüchtete Sandy sich in eine humorvolle Haltung gegenüber dem verworrenen Denken ihrer Mutter. Indem sie an der Überzeugung festhielt, dass sie selbst in der Tiefe ihres Wesens gut war, gelang es Sandy, zu lachen und zu sagen: »Mutter, du bist der einzige Mensch auf der Welt, der mich derart in Verwirrung stürzen kann!«

»Manchmal haben wir auch Spaß miteinander, aber am Ende bin ich immer enttäuscht.« Seien Sie darauf gefasst, dass auf das Gefühl der Nähe stets Zurückweisung folgt

Sandy und ihre Mutter lasen beide sehr gern. Das gemeinsame Interesse an der Literatur war eine der wenigen herzlichen Verbindungen zwischen ihnen, und es war wichtig, diesen positiven Aspekt ihrer Beziehung zu nähren. Aber oft setzte ein unerwarteter, feindseliger Kommentar von Seiten ihrer Mutter einem angenehmen Gespräch ein Ende.

Nähe gibt der »Einsiedlerin« das Gefühl, verwundbar zu sein. Als ob sie plötzlich realisieren würde, dass sie einen Moment nicht auf der Hut gewesen ist, setzt die »Einsiedlerin« einem warmherzigen Kontakt durch einen plötzlichen Angriff oder paranoide Anschuldigungen, mit denen sie andere vor den Kopf stößt, ein jähes Ende. Die erwachsenen Söhne oder Töchter einer »Einsiedlerin« sind ständig enttäuscht darüber, dass positive Interaktionen nur von so kurzer Dauer sind, und haben dann oft das Gefühl, sie hätten sich zum Narren gemacht, indem sie ihr vertrauten. Die »Einsiedlerin« ist sich ihrer Rolle in diesen Interaktionen nicht bewusst, und wenn man sie zur Rede stellt, bleibt sie hart und unerbittlich und leugnet ihre Feindseligkeit. Die Kinder können sich schützen, indem sie die Kontakte mit der Mutter zeitlich einschränken und Gespräche stets nach einer positiven Interaktion beenden.

»Sie verdreht und verzerrt, was wirklich geschehen ist.« Bleiben Sie ruhig und bewahren Sie Ihre eigene Perspektive

Die »Einsiedlerin« interpretiert harmlose Interaktionen häufig als Bedrohung oder Zurückweisung. So reagierte Sandys Mutter zum Beispiel feindselig, als der Angestellte einer Firma sie um ihren Ausweis bat. Ihre Mutter empfand die Bitte des Angestellten als übergriffig und beleidigend, sie sah nicht ein, dass die Firma dieses Vorgehen eingeführt hatte, um sich selbst zu schützen. Als Sandy ihre Mutter später fragte, warum sie so grob zu dem Angestellten gewesen sei, beschuldigte sie *ihn*, dass er grob zu ihr gewesen sei.

Bei anderer Gelegenheit erzählte die Mutter, Sandys Ehemann habe sie »angeschnauzt«, und sie könne »nicht wiederholen«, was er zu ihr gesagt habe. Sandy war erstaunt, zu hören, dass ihr Mann grob zu ihrer Mutter gewesen war, und fragte ihn, was los gewesen sei. Ihr Mann berichtete, die Mutter habe sich darüber aufgeregt, dass ihr dreijähriger Sohn seine Mütze nicht aufsetzen wollte. Er sagte: »Alles, was ich zu deiner Mutter gesagt habe, war: ‚Betty, ich möchte davon jetzt nichts mehr hören.'« Sandys Mann war ganz bestürzt, wie verzerrt die Mutter den kleinen Vorfall dargestellt hatte, und ärgerte sich über die Unterstellung, dass er grob gewesen sei.

»Sie hat keine sozialen Beziehungen.« Es ist die Entscheidung Ihrer Mutter, allein zu sein, nicht Ihre Entscheidung

Sandy lud ihre Mutter immer wieder ein, mit ihr einen Ausflug oder eine kleine Reise zu machen, sie ermutigte sie, der einen oder anderen Organisation beizutreten und sich Gruppen anzuschließen, in denen sie andere Frauen ihres Alters treffen konnte. Ihre Mutter weigerte sich ganz einfach, an irgendwelchen Gruppenaktivitäten teilzunehmen, und war zu ängstlich, um zu reisen. Sandy tat ihre Mutter leid, sie gab es aber schließlich auf, ihre Mutter immer wieder dazu ermutigen zu wollen, am Leben teilzunehmen. Ihre Mutter blieb lieber allein in ihrem Haus und hielt Türen und Fenster geschlossen.

Die erwachsenen Söhne und Töchter von »Einsiedlerinnen« müssen den Wunsch der Mutter nach Isolation respektieren. Sie müssen es ihr jedoch nicht gleich tun. Es ist nicht ihre Aufgabe, ihre Mutter zu unterhalten oder sie aus ihrem Schneckenhaus herauszuholen, und sie sind nicht verantwortlich für ihren Entschluss, ein Einsiedlerleben zu führen. Je mehr sie versuchen, sie aus ihrer Isolation herauszulocken, um so ängstlicher und ablehnender wird sie. Bemühungen, ihre Umgebung zu verändern, werden mit großer Wahrscheinlichkeit keinen Erfolg haben.

»Alles ist ein Komplott.« Reagieren Sie auf Verschwörungstheorien mit Vernunft

Sandys Mutter sog wie besessen die täglichen Nachrichten über Verbrechen, Morde, Überfälle und Vergewaltigungen auf. Sie verfolgte die internationalen Nachrichten mit den Augen eines CIA-Agenten und stellte wilde Theorien auf über mögliche Angriffe auf die USA von Seiten verschiedener Länder. Sandys Mutter lebte so, als ob alle nur darauf aus wären, sie fertigzumachen.

Erwachsene Söhne und Töchter von »Einsiedlerinnen« sollten die Ängste ihrer Mütter weder lächerlich machen oder sie damit aufziehen noch sie verstärken. Sie müssen sich davor hüten, vor ihrer Angst zu kapitulieren, damit sie in der Lage sind, Situationen rational einzuschätzen. Wenn sie ein erfülltes und sinnvolles Leben führen wollen, müssen sie sich von der Sichtweise der »Einsiedlerin« befreien, für die die Welt ein gefährlicher Ort ist. Auch wenn die »Einsiedlerin« von der Angst beherrscht wird, müssen ihre erwachsenen Söhne und Töchter lernen, die Angst zu beherrschen.

Es ist wichtig, dass die Kinder der »Einsiedlerin« Verschwörungstheorien mit Vernunft begegnen. So bekam Sandys Mutter zum Beispiel eine große Wut, als ein Nachbar dicht an der Grenze ihres Grundstücks einen Zaun baute. Ihre Mutter verlangte, der Nachbar solle den Zaun beseitigen, und warf ihm vor, er sei bewusst ein Stück weit auf ihr Grundstück vorgedrungen. Sandy wies darauf hin, dass das Gelände des Nachbarn von allen Seiten von einem Zaun umgeben sei und es deshalb sicherlich nicht als ein Angriff auf ihre Mutter gemeint sei, wenn er den Zaun jetzt vervollständigte. Obwohl die Mutter sich beruhigte, sagte sie: »Warte nur ab, du wirst schon sehen, er versucht mich zu provozieren.«

»Ihre Mahlzeiten und ihre Essgewohnheiten sind bizarr.« Planen Sie Mahlzeiten, zu denen Sie Ihre Mutter einladen, in angenehmer Umgebung

Für eine Borderline-Persönlichkeit vom Typ »Einsiedlerin« kann die Vorbereitung einer Einladung, wie zum Beispiel eines Dinners oder einer Party, eine überwältigende Aufgabe sein. Es kann sein, dass ihre Angst sie daran hindert, sich an ein Kochrezept zu halten oder zu entscheiden, was der Reihe nach zu tun ist, oder den Tisch zu decken. Ein Essen vorzubereiten kann für die »Einsiedlerin« eine fast nicht zu bewältigende Aufgabe sein. Eines Sonntags lud Sandys Mutter ihre Familie zum Abendessen ein. Als Sandy mit ihrem Mann und drei Kindern bei ihr eintraf, war sie höchst erstaunt, dass der Tisch nicht gedeckt war. Sie schaute im Kühlschrank nach und fand ein kleines Schüsselchen mit Fruchtgelee, ein paar Stücke trockenen Käse und Reste von übrig gebliebenem Fleisch. Als sie ihre Mutter fragte, was sie sich als Abendessen gedacht habe, antwortete diese: »O, ich habe gedacht, wir könnten das Fruchtgelee essen und irgendetwas dazu.

Weil die Nahrung aufgenommen und Teil des eigenen Selbst wird, fürchtet die »Einsiedlerin« unter Umständen, sie könnte sich und andere vergiften. Sandys Mutter kochte das Fleisch viel zu lange, weil sie glaubte, dies sei der einzige Weg, die Bakterien abzutöten. Das hatte zur Folge, dass Sandy einen gründlichen Widerwillen gegen Fleisch entwickelte und, als sie von zu Hause auszogen war, zur Vegetarierin geworden war.

Die Mahlzeiten waren in Sandys Kindheit keine angenehme, wärmende und nährende Erfahrung. Sandys Mutter kündigte häufig an, es gebe zum Abendessen »Reste«. Für sie waren die Mahlzeiten eine Gelegenheit, Nahrungsreste aufzubrauchen, keine Zeit, in der die Familie sich emotional und körperlich nährte. Später, als sie erwachsen war, vermied Sandy es, wann immer sie konnte, etwas zu essen, was ihre Mutter gekocht hatte. Sie lud ihre Mutter lieber zu sich nach Hause ein oder schlug vor, dass sie gemeinsam ins Restaurant gingen; auf diese Weise entlastete sie ihre Mutter von der gefürchteten Aufgabe, eine Mahlzeit zubereiten zu müssen.

Das Essen dient vielen »Einsiedlerinnen« dazu, ihre Angst unter Kontrolle zu halten. Ihr Verhältnis zum Essen spiegelt die Schwankungen in ihrer Selbstachtung wider. Das Essen dient dazu, sich selbst zu beruhigen, und deshalb konsumieren sie es oft in großen Mengen, sobald ihre Angst nur groß genug ist. Die »Einsiedlerin« projiziert ihre Gefühle in Bezug auf das Essen auch häufig auf ihre Familie. Einmal, als Sandy für ein Abschlussexamen paukte, brachte ihre Mutter ihr eine Tüte mit Keksen und ein Stück Kuchen mit der Empfehlung: »Futtere einfach ständig etwas in dich hinein. Dann fühlst du dich besser.« Die »Einsiedlerin« isst oft, ohne sich dessen bewusst zu sein, besonders wenn sie allein ist, in dem verzweifelten Versuch, sich mit etwas anzufüllen. Leider ist sie hinterher mit Scham und Schuldgefühlen angefüllt.

»Sie hat vor den merkwürdigsten Dingen Angst.« Weisen Sie Ihre Mutter auf die Konsequenzen irrationaler Angst hin

Mütter vom Typ »Einsiedlerin« haben eine ganze Reihe von Ängsten und entwickeln häufig Zwangsrituale. Sandys Mutter absolvierte jedes Mal, bevor sie das Haus verließ, verschiedene solcher Rituale. Sie überprüfte mehrmals, ob das Bügeleisen ausgeschaltet war, sie kontrollierte den Herd, die Kaffeemaschine und die Türschlösser. Die »Einsiedlerin« projiziert ihre Angst, die Kontrolle zu verlieren, auf die verschiedensten Geräte und fürchtet, diese könnten zu heiß werden und den Ausbruch eines Feuers auslösen.

Manche »Einsiedlerinnen« haben Angst, vergiftet, ausgeraubt, angegriffen oder überfallen zu werden. Eine Tochter hatte ihrer Mutter Blumen zum Geburtstag geschickt und stellte später fest, dass die Mutter, die jedes Mal in Angst geriet, wenn es an der Haustüre klingelte, sich geweigert hatte, dem Lieferanten die Türe zu öffnen. Viele »Einsiedlerinnen« halten auch tagsüber die Fensterläden geschlossen, gehen abends nicht mehr aus dem Haus oder überhaupt nicht mehr unter Menschen, sie machen die Wohnungstür nicht auf und nehmen das Telefon nicht ab. Die »Einsiedlerin« versäumt die guten Dinge des Leben, einfach weil sie ständig in Angst lebt.

Die Kinder der »Einsiedlerin« sollten die Ängste der Mutter kleiner, aber nicht lächerlich machen. Sandys Mutter bestand darauf, dass Sandy nach jedem Besuch anrief; sie wollte sicher sein, dass sie gut zu Hause angekommen war. Sandy weigerte sich schließlich, das zu tun und damit den Ängsten der Mutter ständig neue Nahrung zu geben, sie erklärte, die Mutter würde es ja ohnehin erfahren, wenn irgendetwas passiert sein sollte. Man kann einer »Einsiedlerin« noch so nachdrücklich versichern, dass alles in Ordnung ist, und wird ihre Befürchtungen doch nicht aus der Welt schaffen. Wenn Sandys Mutter Angst hatte, das Haus zu verlassen, pflegte Sandy ihr zu versichern: »Okay, wenn das Haus abbrennt, kannst du in ein Appartement ziehen.« »Wenn ich einen Unfall habe, wird dich die Polizei schon anrufen.« Die einzig notwendige Reaktion auf die Ängste einer »Einsiedlerin« besteht darin, auf die Folgen einer im Augenblick aktivierten Befürchtung hinzuweisen.

»Sie macht mich verrückt.« Setzen sie Grenzen, um sich Ihre geistige Gesundheit zu erhalten

Die Ängstlichkeit der »Einsiedlerin« ist ansteckend. Saß Sandys Mutter neben ihr im Auto, dann rief sie ständig aus: »Pass auf – das Auto dort wendet! Gib doch Acht! Er legt die Bremse ein!« Sandy wurde dann so erregt und nervös, dass sie sich nicht mehr aufs Autofahren konzentrieren konnte. Einmal fuhr sie das Auto an die Seite und sagte: »Mutter, wenn du mich so nervös machst, *erhöhst* du die Gefahr, dass ich einen Unfall baue! Wenn du noch einmal etwas sagst, drehe ich um und fahre dich wieder nach Hause.«

Obwohl die »Einsiedlerin« nicht die Absicht hat, das Selbstvertrauen ihrer Kinder zu untergraben, führt ihr Verhalten schließlich dazu, dass sie ihre Nähe nicht mehr ertragen können. Wenn die Kinder das Gefühl haben, dass sie den Kontakt zur Realität verlieren und ihre Fähigkeit, klar zu denken, oder auch ihre Fähigkeit, kompetent zu handeln, allmählich einbüßen, dann ist es nichts anderes als ihr gutes Recht, Distanz zu schaffen.

Die erwachsenen Söhne und Töchter der »Einsiedlerin« müssen ihrer eigenen Intuition und ihren eigenen Gefühlen trauen. Sie müssen ihre Befürchtungen von denen ihrer Mutter trennen und diese auf die Folgen irrationaler Angst hinweisen. Es kann tödliche Folgen haben, wenn jemand statt auf die Situation auf die Angst reagiert.

Die Gefahren der Angst

Als Kinder beschützen wir unsere Mutter, weil unser Überleben von ihrem Überleben abhängt. Als Erwachsene jedoch hängt unser Überleben von unserer Fähigkeit ab, *uns selbst* zu beschützen. Die erwachsenen Söhne und

Töchter von »Einsiedlerinnen« müssen sich auf ihr eigenes Urteil verlassen, wenn es darum geht, die Risiken einer bestimmten Situation einzuschätzen. Sie sollten auf die Ängste der Mutter weder reflexhaft reagieren noch diese völlig abtun, sie sollten vielmehr überlegen, ob die Reaktion der Mutter angemessen ist oder nicht. Manche reagieren feindselig, verärgert oder zynisch auf die zwanghaften Befürchtungen der »Einsiedlerin«. Aber negative Reaktionen, die die »Einsiedlerin« herabsetzen, verstärken deren Feindseligkeit noch und geben ihren Ängsten neue Nahrung.

Wer auf Angst reagiert, macht ein Problem komplizierter. Wer auf das Problem reagiert, reduziert die Angst. Viele Beispiele belegen, wie Angst, Furcht und Panik zum Tod führen können. Gavin de Becker (1997) berichtet von einem Mann, der von einem Hai angegriffen wurde. Obgleich der Mann zu Tode erschrocken war, als der Hai ihn an der Brust fasste und unters Wasser zog, suchte er nach einem Weg, wie er sich befreien konnte, und bohrte seinen Daumen in die Augenhöhle des Hais. Der Hai öffnete sofort seinen riesigen Rachen und ließ den Mann los. Dass der Mann in der Situation ein Problem erkannte, das gelöst werden musste, und nicht seiner Angst erlag, rettete ihm das Leben.

Die erwachsenen Kinder einer »Einsiedlerin« müssen die Quelle ihrer Befürchtungen und ihrer Angst richtig einschätzen. Sie können die Ruhe bewahren, wenn sie sich drei einfache Fragen beantworten:

1. Warum bin ich ängstlich?
2. Wo steckt das Problem?
3. Wie kann ich das Problem lösen?

Wer ein Problem bewältigen will, für den ist es wesentlich, dass er die Quelle der Angst richtig erkennt und angemessen darauf reagiert. Eine Patientin, die als Supervisorin im Pflegebereich arbeitete, erzählte folgende Episode: Eine ältere Schlaganfallpatientin, die nicht sprechen konnte, schrie und stöhnte beständig in ihrem Bett, bis eine Krankenschwester nach ihr schaute. Die überarbeitete und ängstliche Schwester rannte so oft wie möglich in das Zimmer der Patientin, sie reagierte auf jeden Schrei. Aber sobald die Schwester das Zimmer verließ, fing die Patientin aufs Neue zu jammern an. In der zweiten Nacht war eine andere Schwester für die Betreuung der Frau zuständig. Diese Schwester internalisierte die Angst der Patientin nicht und reagierte ganz ruhig auf ihr Schreien, sie sagte: »Mrs. X., ich weiß, Sie wollen, dass ich mich um Sie kümmere. Aber ich habe noch andere Patienten, die mich auch brauchen. Wenn Sie jammern und schreien, kann ich auch nicht schneller zu Ihnen kommen, als es mir eben möglich ist. Bitte hören Sie auf zu jammern.« Als die Schwester das Zimmer verließ, hörte die Patientin auf zu schreien und wartete geduldig, bis die Schwester wieder kam.

Wenn man auf Angst mit Angst reagiert, gibt man der Angst neue Nahrung. Wenn auf Angst mit Ruhe und Festigkeit reagiert, reduziert man die Angst. Die erwachsenen Kinder einer »Einsiedlerin« haben ein Recht, wegen ihrer Mutter wütend, ärgerlich und frustriert zu sein. Sie haben jedoch die Pflicht, mit ihren Gefühlen so konstruktiv wie möglich umzugehen. Gelingt das nicht, dann heizen sie mit ihrem Verhalten das Verhalten der Mutter noch an und verstärken damit den Teufelskreis. Eine solche Mutter verächtlich oder lächerlich zu machen oder sie zu verspotten, hat niemals eine konstruktive Wirkung. Ob jemand das Gefühl aufrechterhalten kann, in der Tiefe seines Wesens gut zu sein, hängt von der Fähigkeit ab, das eigene Selbst zu festigen, ohne andere herabzusetzen oder verächtlich zu machen.

Schritt 1: Stellen Sie klar und eindeutig fest: »Ich bin …«

»Meine Mutter lebt ersatzweise durch mich. Sie verlässt sich tatsächlich darauf, dass ich ihr sage, was sie tun soll. Ich habe für sie gesorgt, sie beschützt und versucht, sie glücklich zu machen. Ich kann es einfach nicht mehr.«

Als Sandy noch ein Kind war, pflegte ihre Mutter zu ihr zu sagen: »Du bist mein Leben, wenn dir irgendetwas passiert, bringe ich mich um.« Eine Mutter mit dem Syndrom der »Einsiedlerin« verlässt sich gerne darauf, dass das »nur gute« Kind ihr hilft, sicher durchs Leben zu kommen. Sandys Mutter sagte zu ihr, sie könne ohne sie nicht überleben, eine Rollenumkehrung, die um so deutlicher hervortrat, je älter Sandy wurde. Oft kommt es vor, dass die »Einsiedlerin« ihr Unglücklichsein mit dem »nur bösen« und ihr Glück mit dem »nur guten« Kind in Zusammenhang bringt. Ganz egal, ob die Projektionen nun positiv oder negativ sind, die Kinder der »Einsiedlerin« kämpfen um die Loslösung von der Mutter.

Sandys älterer Bruder war das designierte »nur böse« Kind. Er beschränkte die Kontakte zu seiner Mutter aufs Äußerste und hielt die Gespräche mit ihr kurz. »Nur böse« Kinder dürfen im Erwachsenenalter nur begrenzt mit ihrer Mutter in Interaktion treten, denn sie untergräbt ihre Selbstachtung dauerhaft. Die Selbstachtung kann in sich zusammenstürzen wie eine Lawine und den erwachsenen »nur bösen« Sohn, die »nur böse« Tochter jählings unter dem kalten, schwarzen Gefühl der Wertlosigkeit begraben. Ein negativer Kommentar von einer Borderline-Mutter kann bei dem ohnehin verheerend geschädigten »nur bösen« Kind suizidale Reaktionen auslösen. In Fällen, in denen die Mutter den Sohn oder die Tochter auch im Erwachsenenalter fortdauernd erniedrigt und beleidigt, kann es notwendig sein, dass sie die Beziehung zur Mutter vollständig abbrechen.

Damit die Kinder einer solchen Mutter sich individuieren können, müssen sie sich von den Wahrnehmungen der Mutter befreien und ihre eigenen Interessen verteidigen. Kohut (1979) beschreibt das »Selbst« als »organisierenden Mittelpunkt der Fertigkeiten und Begabungen der Persönlichkeit« (S. 122), an anderer Stelle als »eine psychische Konfiguration (…), die, was auch immer die Geschichte ihrer Bildung sein mag, zu einem Antriebszentrum geworden ist« (S. 249). Wenn man sein Selbst zum Ausdruck bringen will, muss man daher zunächst einmal die Fähigkeit erworben haben, im eigenen Interesse zu handeln. Zwar verstand Sandy, dass es für ihren Bruder notwendig war, sich von der Mutter zu distanzieren, doch in dem folgenden Traum tritt ihre Trennungsangst deutlich zu Tage. Sandy ging mit zwei kleinen Kindern über eine baufällige Brücke, an der Hand einer älteren Frau. Ein verfaulter Balken brach unter dem Gewicht ihrer Schritte zusammen, und sie blickte für einen Moment in einen höhlenartigen Abgrund hinab. Als sie sich der Mitte der Brücke näherte, erkannte sie, dass es genauso gefährlich war, weiterzugehen wie umzukehren.

Sandys Traum stellte symbolisch dar, dass in jedem Fall Gefahr drohte – wenn sie sich weiterhin an ihrer Mutter festhielt, und wenn sie losließ. Margaret Little (1993) schrieb, dass »die Vorstellung, die eigene Identität zu verlieren, in einer undefinierten homogenen Masse aufzugehen, oder für immer in einen bodenlosen Abgrund zu versinken, überaus beängstigend und verstörend ist, eine Vorstellung, die wir alle lieber vermeiden« (S. 159). Sandy konnte die Hand ihrer Mutter nicht länger festhalten. Sie loszulassen erschien ihr jedoch äußerst gefährlich, so als ob Sandy oder ihre Mutter in die bodenlose Tiefe unter ihren Füßen stürzen könnten.

Sandy war nie ohne ihre Mutter in Urlaub gefahren. Als sie sich entschloss, den ersten Urlaub allein mit ihren Kindern zu machen, kündigte sie das ihrer Mutter so an: »Ich muss eine Zeitlang von hier weg, allein mit den Kindern. Ich mache einen Kurzurlaub.« Diesen Schritt zur Individuation zu machen, war extrem schwierig. Sandys Mutter fühlte sich im Stich gelassen und flehte sie an, sie jeden Abend anzurufen, solange sie weg war. Sandy sagte in sanftem Ton: »Mutter, du machst dir zu viele Sorgen über Dinge, die überhaupt nicht passieren. Deine Angst ist ansteckend, und es ist schwer für mich, damit umzugehen. Ich möchte dich nicht jeden Abend anrufen.« Ihre Mutter ging in die Defensive und gab feindselig zurück: »Ich habe überhaupt keine Angst. Du verstehst gar nicht, was Angst ist. Warum wirst du nicht endlich erwachsen!«

Sandy rief bei ihrer Mutter eine Abwehrhaltung hervor, weil sie die Wahrheit zu direkt aussprach. Ihre Mutter projizierte daraufhin ihr eigenes Problem, erwachsen zu werden, auf Sandy; Sandy war beleidigt, sie hatte genau das gleiche Gefühl wie ihre Mutter – das Gefühl angegriffen worden zu sein.

Winnicott (1963) schrieb: »Man muss erwarten, dass Erwachsene den Prozess des Wachsens und Erwachsenwerdens fortsetzen (…)« (S. 118). Erwachsen zu werden, setzt voraus, dass man sich von der Mutter ablöst, ob es ihr gefällt oder nicht.

Auch wenn es keine wirkliche Erfolgsgarantie gibt – die konstruktivste Methode, eine Trennung zwischen sich und der »Einsiedlerin« herzustellen, besteht darin, Aussagen einfach mit »Ich bin« zu beginnen und Aussagen, die mit »du« beginnen, zu vermeiden. Zwar kommt man auch mit Empathie nicht immer zum Ziel, aber für Sandy wäre das Resultat vielleicht günstiger gewesen, wenn sie gesagt hätte: »Mutter, ich weiß, dass das jetzt schwer für dich ist. Aber ich bin ausgebrannt und muss ein wenig raus. Ich brauche ein wenig Zeit für mich allein. Bitte versuche, mich zu verstehen.«

Obwohl Sandys Mutter von ihr erwartete, dass sie täglich anrief, folgte Sandy ihren eigenen Bedürfnissen. Sie brauchte Abstand von ihrer Mutter und rief sie erst wieder an, als sie aus dem Urlaub zurück war. Wieder zu Hause, übernahm sie in stärkerem Maße die Kontrolle über ihre Interaktionen mit ihrer Mutter.

Gespräche mit ihrer Mutter waren für sie mühsam und ermüdend. Sandy murmelte hin und wieder »Ooo, o« oder »O, wirklich …«, ohne dem unzusammenhängenden Gedankengang ihrer Mutter wirklich zu folgen. Am Ende fühlte sie sich jedes Mal wie ausgepresst. Schließlich verkürzte Sandy die Telefonate, indem sie einfache »Ich bin«-Aussagen einwarf. Wenn ihre Mutter sie anrief, sagte sie ruhig, aber fest: »Ich bin mitten drin in diesem oder jenem. Was möchtest du mir sagen?« Sandy lenkte das Gespräch, achtete darauf, dass ihre Mutter bei der Sache blieb, und beendete die Unterhaltung, wenn der Gedankengang ihrer Mutter aus dem Ruder lief.

Sandy musste ihre »Ich bin«-Aussagen zwei oder drei Mal wiederholen, wenn sie mit ihrer Mutter sprach. Ihre Mutter hatte die Angewohnheit, Sandy zu sagen, was sie anziehen, wie sie ihre Haare richten und sogar, wie sie ihre Kinder erziehen sollte. Sandy antwortete ruhig, aber nachdrücklich: »Ich bin in der Lage, selbst zu entscheiden, was das Beste für mich ist.« Zwar konnte Sandy den Standpunkt ihrer Mutter nicht ändern, aber sie weigerte sich, ihrer Mutter die Macht zu geben, *ihren* Standpunkt zu verändern.

Die erwachsenen Söhne und Töchter der »Einsiedlerin« müssen ihre eigenen Überzeugungen nicht aufgeben, um mit ihrer Mutter in Frieden zu leben. *Die Trennung aufrechtzuerhalten, bedeutet, an Unterschieden in Meinung und Wahrnehmung festzuhalten.* Sandys Mutter machte erfolgreiche, einflussreiche Menschen stets herunter. Sie ging davon aus, dass sie böse, egozentrisch und gierig seien. Sobald Sandys Mutter solche negativen Aussagen machte, erwiderte Sandy: »Mich beeindrucken erfolgreiche Menschen.

Manche von ihnen mögen korrupt sein, aber viele erfolgreiche Menschen sind vertrauenswürdig und arbeiten hart.« Ihre Mutter verstummte und schien über Sandys Sichtweise nachzudenken.

Einige Jahre, nachdem Sandy mit der Therapie begonnen hatte, schaute sie sich eines Morgens beim Anziehen im Spiegel an. Zum ersten Mal in ihrem Leben fühlte sie sich schön. Sie nahm eine Weichheit in ihrem Erscheinungsbild wahr, die sie nie zuvor bemerkt hatte, und einen Glanz in ihren Augen, der ihre gewachsene Selbstachtung spiegelte. Sie hatte sich ihr ganzes Leben lang mit den Augen ihrer Mutter gesehen, voller Angst, erfolgreich zu sein und sich in der eigenen Haut wohl zu fühlen, ganz so, als ob es gefährlich wäre, Freude an sich selbst und am Leben zu haben. Sie erinnerte sich, wie ihre Mutter sie jedes Mal, wenn sie als Kind stolz auf etwas gewesen war, mit den Worten tadelte: »Was glaubst du eigentlich, wer du bist?« Zum ersten Mal sah sie sich nun mit ihren eigenen Augen und hörte ihre eigene Stimme sagen: »Ich habe etwas Wesentliches beizutragen. Ich bin ein guter Mensch, und ich habe ein Recht, mich in meiner Haut wohl zu fühlen.«

Die Söhne und Töchter einer »Einsiedlerin« sollten nicht ihr Leben lang im Schneckenhaus ihrer Mutter versteckt bleiben. Sie müssen lernen, ihre Mutter für sich entscheiden zu lassen, ohne das Recht auf ihr eigenes Leben zu opfern.

Schritt 2: Schaffen Sie eine Struktur: »Ich werde ...«

»Als mein Mann und ich unser erstes Haus kauften, wollte meine Mutter ganz in der Nähe ein Haus für sich kaufen. Mein Mann bekam einen Zornausbruch. Er stellte sich auf die Hinterfüße und sagte, das komme überhaupt nicht in Frage. Es war einfach für mich, meiner Mutter zu sagen, dass es meinem Mann nicht recht wäre, wenn sie so in der Nähe wohnen würde. Aber ich hatte nicht den Mut, zu sagen, dass auch ich das nicht wollte. Ich habe immer das Gefühl gehabt, wenn ich damit einverstanden gewesen wäre, wäre sie bei uns eingezogen.«

Sandys Mut, sich abzugrenzen, wuchs, als sie erkannte, dass die Erwartungen ihrer Mutter unvernünftig und für sie vielleicht geradezu lebensbedrohlich waren. Als sie ihrer Mutter sagte, sie könne kein Haus ganz in ihrer Nähe kaufen, weinte ihre Mutter und klagte: »Niemand will mich bei sich haben« und versuchte die Arme um Sandy zu legen. Sandy fühlte sich wie in der Umklammerung einer Krake, sie empfand sowohl Widerwillen als auch Mitleid und musste den Drang unterdrücken, die Arme ihrer Mutter von sich wegzuschieben und zu schreien: »Alles nur Quatsch!«

Das Weinen und Klagen der Borderline-Mutter kann so lästig werden, dass den Kindern der Geduldsfaden reißt und sie kein Mitgefühl mehr empfinden. Schreien und Weinen ist der früheste, primitivste Mechanismus, mit dem Neugeborene und Säuglinge sicherstellen, dass bei anderen der Bindungsreflex einsetzt und sie versorgt werden. Judith Nelson (1998) legt dar: »Ganz egal, was der Auslöser sein mag, der Zweck [des Schreiens] ist, die physische Nähe der Betreuungsperson zu sichern, zuerst und vor allem zum Schutz und in zweiter Linie für Dienste, die mit der Nahrungsaufnahme zu tun haben, wie Füttern oder die Beseitigung schmerzlicher oder schädlicher Reize. Das Schreien eines Säuglings ist ein präverbales ›Komm her, ich brauche dich‹« (S. 11). Die erwachsenen Kinder einer »Einsiedlerin« mögen die Tränen ihrer Mutter ignorieren, sie mögen sich manipuliert fühlen und sich darüber ärgern – der Schmerz der »Einsiedlerin« jedoch ist sehr real.

Sandy lernte nach und nach zu unterscheiden zwischen dem, was sie für sich brauchte, und dem, was ihre Mutter brauchte. Sie erklärte ihrer Mutter: »Mutter, ich werde dir immer helfen, wenn du in Not bist. Ich werde dich nicht im Stich lassen, aber ich fühle mich nicht wohl bei dem Gedanken, dass du so dicht bei uns wohnst. Ich muss mein eigenes Leben führen.« Für Sandy war es leichter, ihre Mutter zu trösten, wenn sie zuerst klar in den Blick nahm, was ihre eigenen Bedürfnisse waren.

Margaret Little (1993) legt dar, dass das Kind in der Doppelbindung von Liebe und Hass gefangen ist, dass es in der unmöglichen Situation feststeckt, dass es gar nicht anders kann, als sich biologisch zu entwickeln, und doch Teil einer Entität bleiben muss, die nicht aufzulösen ist. Little schrieb: »Abhängig zu bleiben, heißt, vernichtet zu werden« (S. 175). Sandy rang mit der Angst, dass sie, wenn sie sich selbst entwickelte und zu einer eigenständigen Person wurde, ihre Mutter vernichten würde. Margaret Little hat das so ausgedrückt: »Eine eigenständige Person zu werden, bedeutet (…) die Mutter buchstäblich zu vernichten und grenzenlosen Verlust und Schuld auf sich zu laden« (S. 175).

Weil es Borderline-Patienten an Objektkonstanz fehlt, haben sie keinen Zugang zu einem inneren liebenden, zustimmenden, schützenden Selbst, das unabhängig von äußeren Ereignissen konstant bleibt. Deshalb versuchen sie, sich auf ihre eigenen Kinder zu verlassen, von denen sie erwarten, dass sie die auseinanderfallenden Teile ihrer Person zusammenhalten sollen. Als Erwachsene haben die Kinder von »Einsiedlerinnen« die Wahl, wie viel sie geben wollen, wie viel sie emotional aushalten können und wie viel von ihrem eigenen Leben sie zu opfern bereit sind.

Schritt 3: Klären Sie die Konsequenzen: »Ich werde nicht …«

»Ich glaube, auf dem absoluten Tiefpunkt bin ich vor fünf Jahren angekommen … Das Loch war zu tief, und ich sah keinen Ausweg mehr. Damals habe ich mich entschlossen, eine Therapie zu machen. Jetzt endlich habe ich das Gefühl, mein eigenes Leben zu führen. Ich fühle mich nicht schuldig, weil ich glücklich bin, und ich tue für meine Mutter, was ich kann. Ich weiß, ich habe das Recht, mich an meinem Leben zu freuen, und wenn ich an meine Mutter denke, bin ich einfach traurig. Es ist nicht meine Schuld, dass sie ihr Leben in Angst verbracht hat, und es ist nicht meine Aufgabe, sie zu beschützen.«

Sandy hörte allmählich auf, ihre Mutter zu bemuttern. Zu ihrer Überraschung knüpfte ihre Mutter schließlich eine Beziehung mit einer verwitweten Frau aus ihrer Nachbarschaft an, und die beiden Frauen schauten regelmäßig nacheinander. Weil die »Einsiedlerin« die Zustimmung einer idealisierten anderen Person braucht, war Sandys Mutter genügend motiviert, um den Erwartungen ihrer Tochter entgegenzukommen. Sandy definierte ihre Grenzen, wies die Mutter beständig auf die Folgen ihres Handelns hin und ermutigte sie zu mehr Selbständigkeit. Fing ihre Mutter wieder an, herumzunörgeln, dann sagte Sandy ganz ruhig: »Auf negative Kommentare werde ich gar nicht hören. Ich glaube nicht, dass sie einem von uns nützen.« Im Laufe der Zeit gelang es Sandy, eine entspanntere Beziehung zu ihrer Mutter herzustellen.

Sandy wollte die guten Elemente der Beziehung zu ihrer Mutter bewahren, ohne ihr eigenes Leben zu opfern. Sie wollte nicht, dass ihre Mutter in allzu großer Nähe von ihr lebte. Sie wollte nicht täglich mit ihr sprechen. Sie wollte nicht ständig etwas über ihre körperlichen Beschwerden hören, sofern diese nicht gerade lebensbedrohend waren. Diese Grenzen vermittelte sie ihrer Mutter in klarer, ruhiger und standfester Haltung. Sie sagte ihrer Mutter, welche Verhaltensweisen sie irritierten oder wütend machten, und zwar möglichst bald, nachdem etwas vorgefallen war.

Wenn Sandy sich mit unangemessenen Verhaltensweisen ihrer Mutter auseinandersetzen musste, wies sie sie auf die natürlichen und logischen Folgen ihres Handelns hin. Sofern es ihre Zeit erlaubte, erzählte sie ihrer Mutter von den Dingen, die sich in ihrem Leben ereigneten. Reagierte ihre Mutter darauf mit negativen Kommentaren, dann distanzierte Sandy sich und beendete die Unterhaltung. Sie lernte, mit ihrer emotionalen Energie hauszuhalten und bestimmte ihr Schritttempo wie ein Marathonläufer, um vorzeitiger Erschöpfung vorzubeugen. Sie gab, was sie konnte, und richtete ihr Hauptaugenmerk auf ihre Selbsterhaltung.

Die Borderline-Mutter vom Typ »Einsiedlerin« führt ein trauriges, einsames Leben. Ihre erwachsenen Söhne und Töchter können es ihr weder recht machen noch sie beschützen, und sie sollten nicht versuchen, sie zu kontrollieren. Sie sollten sich De Beckers (1997) Rat zu Herzen nehmen:

Wenn eine Person etwas Unerfüllbares verlangt, wie zum Beispiel totale Unterwerfung unter eine unvernünftige Forderung, dann ist es Zeit, die Verhandlungen abzubrechen, weil es offenkundig ist, dass man diese Person nicht zufriedenstellen kann. Lässt man sich auf Diskussionen über das ursprüngliche Problem ein, dann geht man an der Sache vorbei. Es ist so, als ob eine Partei mit der Forderung von einer Million Dollar an den Verhandlungstisch gekommen wäre, während die andere Partei bereit ist, fünf Dollar oder überhaupt nichts zu geben. In solchen Situationen gibt es nichts zu verhandeln (S. 154).

Es ist nicht möglich, dass die erwachsenen Kinder einer »Einsiedlerin« in dem Bemühen, die Mutter zu beschützen, ihr eigenes Leben, ihre geistige und körperliche Gesundheit oder ihr Wohlbefinden zum Opfer bringen. Sie können nur so viel geben, dass sie selbst noch das Gefühl haben, es sei für sie so in Ordnung, und sie müssen sich von Schuldgefühlen befreien, um das Leben genießen zu können.

Die meisten Menschen können sich die Intensität der Angst, die Kinder von Borderline-Persönlichkeiten im Kampf um die Ablösung von ihren Müttern empfinden, überhaupt nicht vorstellen. Die erwachsenen Söhne und Töchter erleben Vernichtungsangst, die Angst vor der Auslöschung ihrer Existenz noch bei lebendigem Leibe, wenn sie mit der Mutter vom Typ »Einsiedlerin« verschmolzen bleiben. Weil die Mutter sich davor fürchtet zu leben, haben die Kinder der »Einsiedlerin« keine andere Wahl, als sie sich selbst zu überlassen.

11 Die Königin lieben, ohne ihr untertan zu werden

> »Der Beweis der Königin war, dass sie, wenn hier nicht schleunigst etwas geschehe, alle, wie sie dastünden, köpfen ließe.«
>
> *Alice im Wunderland*

»Wenn sie nicht bekommt, was sie will, rollen Köpfe. Sie rivalisiert ständig, ist herrschsüchtig, gierig und eifersüchtig. Sie ist unverschämt zu meinem Mann, und sie ist der Grund dafür, dass ich Probleme in meiner Ehe habe. Was soll ich tun? Ich kann mich von meiner Mutter ja nicht scheiden lassen.«

Wie Robert Todd Lincoln war Ellen zwischen der Loyalität zu ihrer Mutter und der Loyalität zu ihrem Ehepartner hin und her gerissen. Die Historiker Neely und McMurtry (1986) behaupten: »Mary Todd Lincoln hätte die Ehe von Robert fast zerstört« (S. 36). Im Jahre 1871 trennten sich Robert und seine Frau für fast anderthalb Jahre wegen der Spannungen zwischen seiner Frau und seiner Mutter.

Borderline-»Königinnen« scheinen die Loyalitätskonflikte gar nicht zu bemerken, die sie zwischen ihren erwachsenen Kindern und deren Ehepartnern heraufbeschwören. Kaplan (1981) schreibt [in Bezug auf Menschen, die »unter der Herrschaft der Schwarz-Weiß-Stimmung, der Alles-oder-Nichts-Gefühle und der einfältigen Logik des Zweijährigen« (S. 27), A.d.Ü. bleiben]:

Obgleich sie ihre Partner idealisieren, nutzen sie sie unbarmherzig aus, als wären sie bloße Erweiterungen ihres Selbst. Sie benutzen sie (…), um den Stolz zu erleben, der aus dem Besitz eines vollkommenen Partners erwächst.

Solche Gier anderen gegenüber erzeugt die ständige Leere, welche die stille Angst von Menschen ohne Konstanz ist. Unvermeidlich verschleißen sie den absolut vollkommenen Partner, der schließlich doch nur ein gewöhnlicher Mensch ist, gelegentlich frustriert, keine magischen Wünsche erfüllen kann und dessen Kommen und Gehen sich nicht allmächtig kontrollieren lässt (S. 27f.).

Ellen und ihr Mann diskutierten oft über die unvernünftigen Forderungen ihrer Mutter. Ihr Mann gab seiner Schwiegermutter den Spitznamen »Queen Anne«, weil niemand es wagte, ihr zu widersprechen. Zwar versuchte Ellen, den Wünschen ihrer Mutter entgegenzukommen, aber sie ärgerte sich darüber, dass sie Probleme in ihrer Ehe verursachte. Es schien einfacher, sich von ihrem Mann zu trennen als von ihrer Mutter.

Die Forderungen der »Königin« können ihre erwachsenen Kinder an den Rand der Erschöpfung bringen, sie dagegen wird ihre Kinder als selbstsüchtig und treulos betrachten. Vor Bekanntwerden der Unterlagen über die psychiatrische Störung seiner Mutter, wurde Robert Todd Lincoln von verschiedenen Biografen als ein schlechter Sohn, als treulos, hinterhältig und gemein. Robert Todd Lincoln litt, wie die Patientin Ellen, an ständiger nervöser Erschöpfung in Folge der erbarmungslosen Einmischung seitens seiner Mutter in sein Leben als erwachsener Sohn.

»Es ist nie genug.« Lassen Sie sie ihr eigenes Leben regeln, nicht das Ihre

Die erwachsenen Kinder der »Königin« können die unersättliche Gier ihrer Mutter nach Aufmerksamkeit und Bewunderung nicht erfüllen. Sie können nicht ausgleichen, was sie als Kind nicht bekommen hat. Sie können es ihr nicht recht machen, sie nicht kontrollieren und sie nicht ändern. Aber sie können ihre Reaktionen auf ihr Verhalten ändern. Wenn erwachsene Söhne oder Töchter die Bedürfnisse ihrer Mutter über ihre eigenen Bedürfnisse stellen, dann opfern sie sich nicht nur selbst, sie opfern unter Umständen auch ihre Ehe.

Die erwachsenen Kinder müssen zulassen, dass die »Königin« *ihr eigenes* Leben kontrolliert, nicht das ihre, und sie sollten niemals versuchen, *sie* zu kontrollieren. Die Geschichte lehrt, dass es katastrophale Folgen hat, wenn man versucht, die Borderline-»Königin« zu kontrollieren, Lektionen, die man sich gut einprägen sollte. Nachdem seine Mutter aus der Anstalt entlassen worden war, schrieb Robert Todd Lincoln: »Was den möglichen Versuch betrifft, sie in irgendeiner Weise zu kontrollieren, so versichere ich Ihnen, und ich hoffe, Sie werden ihr das schreiben, dass ich dergleichen unter keinerlei denkbaren Umständen tun würde (…). Hätte ich vorhersehen können, was ich selbst in dieser Angelegenheit durchmachen musste, dann hätte keine wie auch immer geartete Überlegung oder Rücksicht mich dazu verleiten können (…) die gewöhnlichen Sorgen und Kümmernisse des Lebens sind auch ohne derartige Probleme groß genug« (Neely und McMurtry 1986, S. 122).

Robert lernte, vielleicht zu spät, das irrationale Verhalten seiner Mutter, ihre Wutausbrüche, ihre rachsüchtigen Drohungen und ihr zwanghaftes Geldausgeben zu ignorieren. Die Kinder der »Königin« müssen ihr das Recht zugestehen, sich selbst zu zerstören, und zugleich ihr eigenes Recht in Anspruch nehmen, sich zu schützen.

Die Borderline-»Königin« fühlt sich durch Menschen, die Macht haben, bedroht, ihre eigenen erwachsenen Kinder eingeschlossen, sofern sie den

Versuch machen, sie zu kontrollieren. Auch wenn Mrs. Lincolns zwanghaftes Geldausgeben keine Bedrohung für die Gesellschaft darstellte, handelte es sich doch eindeutig um eine irrationale Verhaltensweise. Die »Grenzhaftigkeit« (»Border-line nature«) des irrationalen Verhaltens einer »Königin« stellt für ihre nächsten Angehörigen die größte Bedrohung dar. Wäre Robert ein kleines Kind gewesen, als seine Mutter ihre Schwester informierte, dass sie mit dem Gedanken spielte, ihn umbringen zu lassen, dann hätte die Situation ganz offensichtlich ein sofortiges Eingreifen erfordert. Aber Mrs. Lincolns Drohung, ihren Sohn ermorden zu lassen, wurde durch Roberts Versuch ausgelöst, sie zu kontrollieren. Roberts Fehler bestand darin, dass er versucht hatte, seine Mutter zu kontrollieren, statt sich einfach selbst zu schützen.

Wenn ihre Erwartungen der »Königin« unvernünftig oder unangemessen sind, müssen ihre Kinder es ihr sagen. Auch Ellen lernte, ihre Mutter nicht zu kontrollieren. Wenn ihre Mutter mehr forderte, als sie geben konnte, sagte Ellen schlicht: »Mutter, zuerst kommt mein Mann. Ich möchte, dass du glücklich bist, aber ich kann die Zeit, die ich mit meinem Mann verbringen will, nicht wegen dir opfern.« Obgleich ihre Mutter mit einer sarkastischen Projektion reagierte: »Dir geht es um nichts anderes als um dich selbst«, wusste Ellen doch tief in ihrem Herzen, dass ihr das Glück und das Wohlbefinden ihrer Mutter wichtig waren. Wie bei einem Kind, das unvernünftige Ansprüche stellt, müssen die erwachsenen Kinder der »Königin« die Grenzen dessen aufzeigen, was sie zu geben im Stande sind.

Gute Gefühle in Bezug auf das eigene Selbst in sich zu bewahren, ist eine wesentliche Voraussetzung dafür, anderen gegenüber gute Gefühle zu haben. Wenn die Kinder der »Königin« sich nicht provozieren lassen, bewahren sie ihre Selbstachtung und Würde. Ellen empfand ähnlich wie Robert Todd Lincoln: *»Ich habe nicht zugelassen, dass ihre Wut gegen mich bei mir eine andere Reaktion auslöste als Bedauern darüber, dass sie mir gegenüber solche Empfindungen hatte und ausdrückte«* (Neely und McMurtry 1986, S. 122, Hervorhebung durch die Autorin).

»Wenn ich mit ›Nein‹ antworte, akzeptiert sie das nicht.« Sagen Sie »Nein« durch ihre Handlungen, nicht nur mit Worten

Die »Königin« hat gelernt, dass sie, wenn sie nur fordernd genug auftritt, mit der Erfüllung ihrer Wünsche rechnen kann. Eine Borderline-Mutter dieses Typs räumte ein, dass sie stolz war auf ihre Fähigkeit, »die Leute zu manipulieren«. Emotionale Manipulation ist die Spezialität der »Königin«, sie gibt ihr Selbstachtung und Sicherheit. Es ist deshalb ganz wichtig, dass die erwachsenen Kinder einer »Königin« »Nein« zu ihr sagen können; nur so können sie ihr eigenes Wohlbefinden, ihre emotionale Energie und möglicherweise auch ihre finanziellen Ressourcen bewahren.

Dreikurs (Dreikurs und Soltz 1984) rieten Eltern von Kindern, die unverhältnismäßig viel Aufmerksamkeit fordern, sie sollten lernen, »Nein« zu sagen. Er schreibt: »Wir müssen uns aber den Unterschied zwischen gebührender und ungebührlicher Aufmerksamkeit klarmachen (…). Wir müssen die Situation beurteilen. Was erfordert sie?« (S. 147). Und an anderer Stelle: »Wir sollen nicht willkürlich alle Wünsche und Ansprüche des Kindes verneinen. Entsprechen sie aber nicht der Ordnung oder den Forderungen der Situation, müssen wir den Mut haben, zu unserem ›Nein‹ zu stehen, welches ja nur der Ausdruck unseres besten Wissens und Gewissens ist« (S. 185).

Wenn man sich verpflichtet fühlt, die unvernünftige Forderung eines Elternteils zu erfüllen, dann wirkt sich das genauso schädlich aus, wie wenn man sich verpflichtet fühlt, die unvernünftige Forderung eines Kindes zu erfüllen. Auch wenn die erwachsenen Kinder häufig darunter leiden, dass sie aus der Sicht der Mutter als treulos da stehen, sollten sie doch in erster Linie um ihre eigenen Bedürfnisse besorgt sein. Dreikurs ermutigte alle Mitglieder einer Familie, sich mit den Forderungen der Situation zu beschäftigen und sich nicht darum zu scheren, was andere Leute denken.

Als die Tochter einer Borderline-»Königin« ankündigte, dass sie heiraten wolle, bestand ihre Mutter darauf, die Hochzeit zu planen, ganz so, als ob es sich um ihre eigene Hochzeit handelte. Die Tochter wollte eine einfache Feier im kleinen Kreis, ganz im Gegensatz zu dem Wunsch der Mutter, eine große, üppige Hochzeit zu feiern. Weil die Tochter auf ihrem Wunsch nach einer einfachen Feier bestand, weigerte sich die Mutter, an dem Fest teilzunehmen, und beklagte sich in der ganzen Verwandtschaft, ihre Tochter habe sie »aus ihrem Leben ausgeschlossen«.

In einem Fall hatte eine solche Mutter ein anderes Muster entwickelt: Sie täuschte Krankheit vor, um ihrer Tochter Schuldgefühle zu machen und so zu verhindern, dass sie verlassen wurde. Die Mutter litt an Diabetes und wurde am Vorabend der Hochzeit ihrer Tochter mit einem diabetischen Schock ins Krankenhaus eingeliefert. Obwohl die Tochter schwere Schuld- und Angstgefühle dabei hatte, entschloss sie sich, die Feier nicht zu verschieben. Später erfuhr sie, dass die Mutter sich in der Woche vor der Hochzeit ihre übliche Insulindosis absichtlich nicht gespritzt hatte. In beiden Fällen mussten sich die Töchter der »Königinnen« mit anderen Menschen auseinandersetzen, die ihnen mit Bemerkungen wie »Wie konntest du deine Hochzeit ohne deine Mutter feiern?« und »Wie kannst du auf Hochzeitsreise gehen, wenn deine Mutter im Krankenhaus ist?« zu verstehen gaben, dass sie etwas Unrechtes getan hätten. Die Kinder von »Königinnen« müssen sich klar machen, dass Menschen mit gesunden Müttern sich überhaupt nicht vorstellen können, wie manipulativ Borderline-»Königinnen« sein können. Das ist der Grund dafür, dass manche Menschen in einem solchen Fall glauben, nicht die Mutter, sondern der Sohn bzw. die Tochter sei selbstsüchtig.

Der Versuch, sich von der Borderline-»Königin« abzulösen, kann Ausbrüche von geradezu vulkanischer Explosivität zur Folge haben. Alle Welt reagiert auf Rauch und rotglühende Lava, wenn diese erst einmal aus dem Vulkankrater steigen – aber nur wenige Menschen wissen etwas von den Kräften im Innern der Erde, die die Katastrophe ausgelöst haben. Die Borderline-»Königin« und ihre Kinder sind wie tektonische Platten entlang einer geologischen Verwerfungslinie. Einst Teil eines zusammenhängenden Ganzen, sind sie nun durch eine feine Spalte getrennt, die extremer Spannung und extremem Druck nicht stand hält. Was sich an der Erdoberfläche als Erbeben oder Vulkanausbruch manifestiert, hat sich über viele Jahre hinweg aufgebaut. Auch wenn man nichts tun kann, um solche Katastrophen zu verhindern, können die erwachsenen Kinder einer Borderline-»Königin« im Laufe der Zeit doch vorhersehen, dass sie stets mit Loslösungsversuchen zusammenfallen. Die Fähigkeit, eine solche Katastrophe vorherzusehen und sich darauf einzustellen, entscheidet über Leben und Tod.

Die erwachsenen Kinder einer »Königin« werden nie die Kontrolle über ihr eigenes Leben erlangen, wenn sie zu ihrer Mutter nicht »Nein« sagen können. Sie müssen sich entweder dafür entscheiden, ihre eigenen Interessen zu schützen, oder tragen selbst die Verantwortung dafür, dass sie ausgenutzt werden. Auch wenn die Loslösung von der Mutter dem erwachsenen Sohn oder der erwachsenen Tochter fürchterliche Kopfschmerzen bereiten kann – gelingt ihnen die Trennung nicht, werden sie zerstört. Die Borderline-Mutter vom Typ der »Königin« mag zwar vor Wut platzen, aber die Trennung wird sie nicht vernichten.

»Sie gibt nichts aus freiem Herzen.« Seien Sie auf der Hut vor Geschenken, die an einem Faden befestigt sind

Ellens Mutter war eine charmante Gastgeberin, deren Gäste in den höchsten Tönen von ihren delikaten Menüs und prächtigen Tischdekorationen schwärmten. Ihre Mutter glühte dann vor Stolz, schimpfte jedoch, sobald die Tischgesellschaft das Haus verlassen hatte, und klagte darüber, wie hart sie gearbeitet und wie wenig Anerkennung sie dafür bekommen habe. Ihre Mutter gab nur mit unterschwelligem Groll, und die Geschenke, die Ellen von ihr bekam, gaben ihr stets das Gefühl, sie stehe in ihrer Schuld.

Die innere Leere der »Königin« verzerrt ihre Wahrnehmung von den Interaktionen mit anderen. Ganz egal, wie viel Anerkennung sie bekommt, wie sehr sie geliebt, geachtet oder bewundert wird, sie ist immer enttäuscht. Es ist, als ob die Geschenke der »Königin« an einem Bindfaden befestigt wären – sie sind an ihr Selbstgefühl geknüpft. Sie gibt, um zu erhalten, was *sie* benötigt oder braucht. Sie projiziert ihre eigenen Wünsche auf andere und ist dann überrascht, wenn ihre Geschenke nicht richtig ankommen. Die extravaganten Sachen, die Mrs. Lincoln für ihre Enkeltochter kaufte, stießen Roberts Frau geradezu ab. Der Auszug aus einem Brief (In: Neely und McMurtry 1986), den Mary Todd Lincoln an ihre Schwiegertochter schrieb, gibt eine Vorstellung von Mrs. Lincolns naiver Blindheit in Bezug auf die Unangemessenheit ihrer Geschenke:

Meine liebe Mary:
(…) Robert schreibt, dass du über die Babykleidung ganz erschrocken gewesen seiest – gewiss sind sie aus den einfachsten Materialien gefertigt & wenn sie ein bisschen aufgeputzt sein sollten, dann ist da gewiss nichts Ungewöhnliches dabei (…). Du hast mir gegenüber nie erwähnt, ob du zwei Wohnräume hast oder wie viele Fenster du hast. Aber ich möchte, dass du an dem Tag, an dem du diesen Brief bekommst, dir seidene Vorhänge kaufst, keine Kammgarnvorhänge, die zur Farbe deines Teppichs passen, eine Klavierdecke – & Spitzenvorhänge – Deckenleisten & auf meine Kosten. Natürlich wirst du dich damit beeilen müssen – es geht ja nicht, dass du Besucher – am Neujahrstag, ohne Vorhänge an den Fenstern empfängst (Anhang, S. 174).

Mrs. Lincolns Brief illustriert die Neigung der »Königin«, ihren erwachsenen Kindern zu sagen, was sie zu tun haben, wie sie wohnen, wie sie sich kleiden und wie sie ihre Kinder erziehen sollen. Die »Königin« kann extrem aufdringlich sein und ihren erwachsenen Kindern sowie deren Ehepartnern ihren Geschmack, ihre Wertvorstellungen und Vorlieben aufzwingen. Eine Patientin berichtete, eines Tages, als sie von der Arbeit nach Hause gekommen sei, habe sie feststellen müssen, dass ihre Mutter sich Zugang zu ihrer Wohnung verschafft und ihre Möbel umgestellt hatte.

Die seltsame Konstellation, dass die »Königin« einerseits extravagante Geschenke macht, andererseits aber unfähig ist, das zu geben, was anderen tatsächlich Not tut, spiegelt ihre eigene Sehnsucht, verwöhnt zu werden. Andere sehen, was die »Königin« selbst nicht sehen kann: dass ihr Bedürfnis nach Aufmerksamkeit derart außer Kontrolle ist, dass es nicht nur Mitleid erregend, sondern auch zum Fürchten ist. Es ist anderen um *ihretwillen* peinlich. Das Verhalten der »Königin« ruft angesichts ihres extremen Bedürfnisses nach Anerkennung, Aufmerksamkeit und Kontrolle nur peinliche Gefühle hervor; ihre erwachsenen Kinder leben als Reaktion darauf meist extrem zurückgezogen. Robert Todd Lincoln suchte, wie einige Biografen schreiben, geradezu zwanghaft die Einsamkeit (Neely und Mcmurtry 1986).

Hat die »Königin« das Gefühl, nicht genügend Anerkennung zu finden, dann kommt es vor, dass sie ihre Geschenke zurück verlangt oder den Kontakt mit den Empfängern abrupt abbricht. Mary Todd Lincoln verlangte am Ende, dass ihr Sohn und ihre Schwiegertochter sämtliche Geschenke, die sie von ihr erhalten hatten, zurückgaben. Das deprivierte Selbst der »Königin« hat nichts zu verschenken und gibt nur widerwillig, was sie sich eigentlich gar nicht leisten konnte.

Die erwachsenen Kinder der »Königin« sollten nur solche Geschenke annehmen, bei denen sie nicht das Gefühl haben, ihrer Mutter dadurch verpflichtet zu sein, und bei denen sie sich nicht unwohl oder schuldig fühlen. Als Ellens Mutter ihr anbot, ihr ein neues Auto zu kaufen, war sie in Versuchung, das Angebot anzunehmen. Ellens Mann jedoch misstraute den Motiven ihrer Mutter und hielt sie davon ab. Ellen, die keine feindselige Reaktion bei ihrer Mutter auslösen wollte, sagte zu ihr: »Ich freue mich über dein Angebot, Mutter, aber Tom und ich würden uns unbehaglich dabei fühlen, ein so großzügiges Geschenk anzunehmen. Vielleicht brauchst du das Geld eines Tages für dich selbst.« Die erwachsenen Kinder einer »Königin« sollten es vermeiden, sich von ihrer Mutter verstricken zu lassen. *Sie sollten emotionale wie finanzielle Unabhängigkeit ermutigen* und *demonstrieren.*

»Ich glaube ihr nicht.«
Suchen Sie nach dem Körnchen Wahrheit

Borderline-»Königinnen« gelingt es, ihre Kinder durch alle möglichen Manöver, mit denen sie die Aufmerksamkeit auf sich zu ziehen versuchen, zu manipulieren, zum Beispiel durch Schilderungen von Krankheiten und Unfällen. Robert Todd Lincoln war so sehr daran gewöhnt, dass seine Mutter ihm ständig erzählte, wie schlecht es ihr gesundheitlich gehe, dass er den Ernst der Situation unmittelbar vor ihrem Tod gar nicht recht begriff. Ellens Mutter log manchmal, um Aufmerksamkeit zu bekommen. Obwohl Ellen das meiste, was ihre Mutter sagte, nicht wirklich ernst nahm, machte sie sich Sorgen, dass sie falsch reagieren könnte, wenn ihre Mutter vielleicht doch einmal die Wahrheit sagte. Besonders misstrauisch war sie gegenüber den körperlichen Beschwerden ihrer Mutter, die eine ganze Palette von Symptomen umfassten, von Migräne bis hin zu Schlaganfällen. Sie achtete auf Ungereimtheiten, merkte sich die verschiedenen Versionen der gleichen Geschichte und suchte nach Beweisen, die die Berichte ihrer Mutter untermauerten. Solange die erwachsenen Kinder einer Borderline-»Königin« die Fakten nicht verifizieren können, wird es ihnen immer schwer fallen, angemessen zu reagieren. Sie müssen mit den Ärzten sprechen, Kopien von ärztlichen Gutachten und Laboruntersuchungen anfordern und auf Widersprüche aufmerksam machen. Egal, wie empört die Mutter darüber sein mag, sie müssen sich Zugang zu den exakten Informationen über ihren Gesundheitszustand und ihre Sicherheit verschaffen. Ohne genaue Abklärung der Fakten werden die Kinder einer Borderline-»Königin« die Wahrheit über ihren Gesundheitszustand wahrscheinlich nie erfahren.

»Ich habe es satt, in ihre Streitigkeiten hineingezogen zu werden.« Entscheiden Sie selbst, wofür Sie kämpfen wollen

Die Borderline-»Königin« stiftet Chaos und Konflikte und zieht dann ihre Kinder heran, die den daraus resultierenden Kampf ausfechten sollen. Scheidungen zwischen einem »König« und einer »Königin« führen die Kinder unweigerlich in eine innere Zerreißprobe, ihre Liebe und Loyalität zu den Eltern ist nun zweigeteilt. Soweit es überhaupt möglich ist, sollten sie sich weigern, sich von der »Königin« für ihre Kämpfe rekrutieren zu lassen.

Es ist typisch für Borderline-»Königinnen«, dass sie oft glauben, sie seien schlecht behandelt worden, und dann Rache androhen, wie zum Beispiel mit einer gerichtlichen Klage. Ellens Mutter verstand es, immer wieder Menschen auf ihre Seite zu ziehen, und dominierte Gruppen entweder durch ihre Wutausbrüche oder mit Hilfe von bewusst zurechtgebogenen Geschichten, mit denen sie andere für ihre Sache zu gewinnen hoffte. Die Borderline-»Königin« findet keine Ruhe, solange sie ihr Ziel nicht erreicht hat. Ellens Eltern waren schon seit vielen Jahren geschieden, aber ihre Mutter war immer noch voller Bitterkeit und eifersüchtig auf Ellens Liebe zu ihrem Vater. Als Ellen erfuhr, dass ihre Mutter sie wiederholt und mit Absicht um das Zusammensein mit ihrem Vater gebracht hatte, wurde sie bitterböse. Sie war wütend und empört, weil sie sich betrogen und für einen Krieg in Dienst genommen fühlte, den sie nicht gewollte hatte. Irgendwann konnte Ellen zu ihrer Mutter sagen: »Ich habe ein Recht, meinen Vater zu lieben, egal, welche Gefühle du ihm gegenüber hast.« Die erwachsenen Kinder einer Borderline-»Königinnen« können und *müssen* sich aus den Schlachten ihrer Mutter heraushalten, denn sie geraten nicht nur mit Nachbarn, Schule oder Kirchengemeinde aneinander, sondern potenziell mit jeder Gruppe, mit der sie es zu tun haben.

Dreikurs (Dreikurs und Soltz 1984) beschrieb die Motivation hinter diesem Verlangen, um jeden Preis die Aufmerksamkeit auf sich zu beziehen: »Ihr Verhalten sagt: ›Wenn du mir deine Aufmerksamkeit nicht zuwendest, bin ich nichts. Ich habe nur dann einen Platz, wenn du dich mit mir beschäftigst‹« (S. 63). Selbst negative Beachtung scheint die innere Leere der »Königin« ausfüllen zu können. Und so scheinen Konflikte und Streitigkeiten an ihr zu kleben. Baker (1987) beschrieb Mary Todd Lincoln als »eine der meistgehassten Frauen des öffentlichen Lebens in der amerikanischen Geschichte« (S. XIII).

»Ich habe es satt, kontrolliert zu werden.« Sagen Sie einfach »Nein«

Die Borderline-»Königin« behandelt ihre Kinder entweder wie Untertanen oder wie Gegenstände, die man entweder benutzt oder bewundert. Erwachsene Kinder einer »Königin«, die ihre Mutter lieben, müssen »Ja« sagen zu ihrer eigenen Macht und sie ausschließlich dazu benutzen, sich selbst zu schützen. Die Kinder einer »Königin« werden häufig ausgenutzt, sofern sie nicht in der Lage sind, »Nein« zu sagen. Es ist allerdings außerordentlich schwer, zu einer »Königin« »Nein« zu sagen, selbst für andere Menschen, die nicht ihre Kinder sind.

Es kann Jahre dauern, bis die erwachsenen Kinder einer »Königin« den Mut aufbringen, ihrer Mutter ehrlich zu sagen, wie sie sich fühlen. Es ist, als ob sie von einem riesigen Transporter überfahren würden, sie fühlen sich in Sekundenschnelle platt gedrückt, so dass es schwierig für sie ist, noch etwas zu sagen. Margaret Little (1994) beschreibt, wie ihre Analyse bei Winnicott ihr nach einer unendlich lang erscheinenden Zeit den Mut gab, ihrer dominierenden Mutter gegenüberzutreten: »Dann aber (…) hatte ich zum erstenmal in meinem Leben einen *Ausbruch* gegenüber meiner Mutter, die wieder einmal eine Kostprobe ihrer spöttischen Art geliefert und ›gescheiten‹ Unsinn erzählt hatte. Ich setzte ihr unverblümt auseinander, was ich fühlte: dass sie unfreundlich und lächerlich sei, dass sie kein Recht gehabt habe, zu heiraten und Kinder zu bekommen, und eine Menge mehr im gleichen Stil, ohne jede Rücksicht darauf, wie es bei ihr ankam.«

Little fügte hinzu: »(…) und obwohl ich meine Mutter erst zwei Jahre später, als sie im Sterben lag, wiedersah, habe ich ihn nie bereut« (S. 49). Das Verhalten der »Königin« kann so ungeheuerlich sein, dass andere nur noch den Gedanken haben: »Dir glaube ich überhaupt nichts!!« An irgendeinem Punkt in ihrem Leben müssen ihre erwachsenen Kinder ihr die Wahrheit über ihre eigenen Gefühle sagen.

Sobald sie den Mut dazu aufgebracht und ihrer Mutter die Wahrheit über ihre eigenen Gefühle gesagt haben, fühlen sie sich nicht mehr als Kinder. Ellens Mutter war früher Tänzerin gewesen und hatte Ellen schon in früher Kindheit gezwungen, Ballettunterricht zu nehmen. Ellen war jedoch von kräftiger Statur und interessierte sich mehr für Sport als für das Ballett. Als Kind hatte sie keine andere Wahl gehabt, als die Forderungen ihrer Mutter zu erfüllen, und sich fünf Jahre lang durch den Ballettunterricht gequält. Als Erwachsene rang Ellen schwer mit sich, wie sie ihrer Mutter die Wahrheit über ihre Gefühle sagen sollte.

Als ihre Mutter einmal anrief und sich darüber beklagte, wie viel sie zu tun hatte, erwiderte Ellen: »Ich habe auch viel zu tun, Mutter. Eigentlich könnte ich *deine* Hilfe brauchen.« Zwar fühlte ihre Mutter sich brüskiert, aber Ellen hatte inzwischen genügend Selbstvertrauen, um ihr Recht auf eine faire Behandlung zu verteidigen. Ganz allmählich entfernte sie den Angelhaken der Schuld, an dem ihre Mutter sie stets geködert hatte, um die Kontrolle über sie zu behalten, sie schluckte die Mär, dass die Bedürfnisse der Mutter wichtiger seien, als ihre eigenen, nicht mehr.

»Es geht immer um sie.«
Und was ist mit Ihnen?

Für die »Königin« ist jede Unannehmlichkeit etwas, was ihr zu Unrecht widerfährt, und darüber vergisst sie leicht die Bedürfnisse von anderen. Stets ist ihre Situation etwas ganz Einmaliges, besonders schmerzlich oder empörend, und ganz besonders ungerecht. Ihre erwachsenen Kinder müssen sich vor ihren ungerechtfertigten Forderungen nach besonders großem Mitgefühl oder einer ganz besonderen Behandlung in Acht nehmen.

Ellens Mutter bot an, sich während des Sommers um ihre Kinder zu kümmern. Nach reiflicher Abwägung aller Vor- und Nachteile dieses Angebots kamen Ellen Zweifel an den Motiven ihrer Mutter. Es kam ihr merkwürdig vor, dass ihre Mutter ihr ein derartiges Angebot machte. Immer wieder gingen ihr die Worte der Mutter durch den Kopf: »Ich komme einfach zu euch. Auf diese Weise wirst du es leichter haben.« Ellen glaubte ihr nicht. Später stellte sie fest, dass ein Mann, mit dem ihre Mutter eine Beziehung angefangen hatte, in Ellens Nähe gezogen war. Als sie schließlich begriffen hatte, welches Motiv ihre Mutter hatte, stellte sie sie zunächst wegen ihrer mangelnden Offenheit zur Rede; dann schlug sie vor, ihre Mutter könne im darauf folgenden Sommer bei ihr wohnen, falls sie dann immer noch Lust hätte, auf die Kinder aufzupassen.

Ellen ging mit der Situation in der richtigen Weise um. Sie brachte ihre Enttäuschung über die mangelnde Ehrlichkeit ihrer Mutter zum Ausdruck, und sie verteidigte ihre eigenen Interessen. Dreikurs (Dreikurs und Soltz 1964) schreibt:

Es ist nur natürlich, dass wir unseren Kindern [Eltern] gefällig sein wollen, denn die Erfüllung ihrer Wünsche gibt auch uns eine tiefe Befriedigung. Wollen wir jedoch dem Kind [den Eltern]auf Kosten der Ordnung gefällig sein oder geben wir seinen ungebührlichen Forderungen aus Angst nach, dann müssen wir wegen der damit verbundenen Gefahren sehr auf der Hut sein. Wir sollen nicht willkürlich alle Wünsche und Ansprüche des Kindes [der Eltern] verneinen. Entsprechen sie aber nicht der Ordnung oder den Forderungen der Situation, müssen wir den Mut haben, zu unserem »Nein« zu stehen, welches ja nur der Ausdruck unseres besten Wissens und Gewissens ist (S. 185).

Die erwachsenen Kinder von Borderline-»Königinnen« ringen schwer mit der Frage, welche Rechte sie selbst haben und was ihnen zusteht oder nicht. Es ist nur natürlich, dass sie sich oft die Frage stellen: »Und was ist eigentlich mit mir?« Doch wenn sie diese Gefühle verbalisieren, werden sie als selbstsüchtig bezeichnet. Bakers (1987) Biografie von Mary Todd Lincoln porträtiert Robert Lincoln unter diesem Blickwinkel. Baker beschuldigt Robert, er habe seine Mutter drangsaliert und gequält, und er schreibt, Roberts Auffassung, dass seine Mutter geisteskrank war, sei »eine merkwürdige und schädliche Abwehrhaltung, die mehr dem Schutz seiner eigenen Respektabilität als dem Wohlergehen seiner Mutter diente« (S. 278). Die erwachsenen Söhne und Töchter einer Borderline-»Königin« können nicht gewinnen. Wagen sie sich mit der Behauptung vor, ihre Mutter sei geisteskrank, wird ihnen häufig vorgeworfen, dies sei eine bösartige Attacke, obwohl doch eine Behandlung erst dann ermöglicht wird, wenn erst einmal anerkannt wird, dass eine Behandlung notwendig ist.

Die Borderline-Mutter ist mit ihrer Auffassung, dass Individuation ein Akt der Aggression sei, nicht allein. Auch ihre erwachsenen Kinder fürchten, dass eine Loslösung ihre Mutter vernichten würde. Der Satz »Entschuldige, dass ich lebe« bringt die Scham zum Ausdruck, die Kinder von Borderline-»Königinnen« häufig empfinden, die Scham darüber, dass sie geboren wurden, dass sie Bedürfnisse und dass sie ein Selbst haben. Wie traurig ist es, dass die Anstrengungen des Kindes, sein Selbst zu behaupten, es zu schützen oder überhaupt auszudrücken, nicht nur von der Borderline-Mutter unterlaufen werden, sondern offenbar auch von der Gesellschaft insgesamt. Robert Todd Lincoln zum Beispiel muss erst noch rehabilitiert werden – von den Historikern, die ihm vorwerfen, er habe seine Mutter verraten.

Spiegeln Sie nicht die »Königin«, sondern Ihr eigenes Selbst

Die »Königin« konditioniert ihre Kinder so, dass sie ihren Bedürfnissen entgegenkommen. Das Verhalten kleiner Kinder überall auf der Welt spiegelt ihre Bereitschaft, alles zu tun, um die Liebe der Mutter zu gewinnen. Die Kinder der »Königin« erbringen bereitwillig jede Leistung für ihre Mutter, sie verteidigen sie, bewundern sie und opfern, was sie selbst brauchen würden, um ihre Liebe zu gewinnen. Erst die erwachsenen Kinder haben die Chance, ihre Wünsche und Bedürfnisse von denen der »Königin« zu trennen. Die Unterwerfung unter die rücksichtslosen Forderungen der »Königin« setzt ein Aufgeben des eigenen Selbst voraus und gefährdet die seelische und geistige Gesundheit des Kindes. Masterson (1988) stellt fest:

Üblicherweise macht eine Mutter ihr Kind mit zunehmend höheren Frustrationsebenen bekannt, und das Kind lernt, dass es nicht immer bekommt, was es möchte. An einem bestimmten Punkt wird das Ich des Kindes dies erkennen, akzeptieren und verinnerlichen; es wird begreifen, dass es sich hier um eine normale, wenn auch unerfreuliche Lebenstatsache handelt. Das Kind mit einem in der Entwicklung stehengebliebenen Ich dagegen wird nur schlecht imstande sein, Frustrationen zu ertragen. Dadurch, dass sie dem Kind Dinge verweigert, setzt die Mutter ihm Grenzen, so dass das Kind Selbstkontrolle lernt. Wenn die Ichentwicklung aber stehengeblieben ist, tritt gerade diese Entwicklung nicht ein und das Kind wird nicht zu einer verlässlichen Ichstärke finden (S. 100).

Leider leiden oft beide, die Borderline-»Königin« und ihre Kinder, an einer blockierten Ich-Entwicklung. Die »Königin« kann ihren Kindern nicht etwas geben, das ihr selbst fehlt, und sie benutzt ihre Kinder als Spiegel ihres Selbstwertgefühls. Diese falsche Entwicklung von Seiten der Mutter hat zur Folge, dass die Kinder entweder mit trotzigem Zorn und dem Gefühl der eigenen Wertlosigkeit reagieren oder aber mit falscher Gefügigkeit und Gefühlen der inneren Leere.

Mit Hilfe der Therapie können die erwachsenen Kinder der »Königin« hinter dem Spiegelselbst, dem Selbst, das lediglich der Spiegel der »Königin« gewesen ist, ihr wirkliches Selbst entdecken, das sich nie ausdrücken durfte. Ohne Behandlung fühlen sich viele dieser Kinder auch im Erwachsenenalter innerlich leer und unzulänglich, depressiv und hoffnungslos. Masterson (1988) schreibt: »(…) sie werden sich nur dann ›gut‹ und tatsächlich ›geliebt‹ fühlen, wenn sie sich gegenüber der Person, an die sie sich im Blick auf ihre emotionale Versorgung klammern, passiv, willfährig und unterwürfig geben.

Gefangen in diesem Schraubstock, der es ihnen nicht gestattet, sich ehrlich zum Ausdruck zu bringen und zu behaupten, ist ihr emotionales Leben von chronischer Wut, von Enttäuschung und von dem Gefühl gekennzeichnet, in ihrer Existenz gewissermaßen zunichte gemacht worden zu sein« (S. 105). Die erwachsenen Kinder einer »Königin« müssen lernen, ihr eigenes, wirkliches Selbst zu spiegeln, nicht das der »Königin«.

Als Ellen in die Therapie kam, war sie ganz und gar von Gefühlen der Leere überflutet und anfänglich nicht fähig, zu begreifen, dass Angst sie davon abhielt, sich von ihrer Mutter zu lösen. Sie lenkte ihren Groll und ihre Frustration auf ihren Mann um, der sich über die Art, wie seine Schwiegermutter sich in ihre Ehe hinein drängte, ärgerte. Ellen war nahe daran, sich von ihrem Mann zu trennen, statt von ihrer Mutter. Unbewusste Gefühle beherrschen Beziehungen, ohne Therapie ändern sie sich in aller Regel nicht.

Die erwachsenen Kinder einer »Königin« brauchen Unterstützung, damit sie lernen, wie sie ihr eigenes Ich stärken und spiegeln können. Das Bemühen, die Forderungen der Mutter zu erfüllen, verhindert ihre eigene Ich-Entwicklung und führt zu einem Gefühl ständiger innerer Leere. Winnicott (1962) schreibt: »Wir wissen heute wirklich schon viel über die Art und Weise, wie Erwachsene sich aus Kindern und Kinder sich aus Säuglingen entwickeln, und ein erstes Prinzip heißt, Gesundheit ist Reife (…) und der Antrieb zur Entwicklung kommt aus dem Kind selbst« (S. 83).

Die erwachsenen Kinder der »Königin« müssen und wollen sich entwickeln und reifen, sie wollen frei werden von Frustrationsgefühlen, von Unterwürfigkeit, Groll und innerer Leere. Sie müssen dazu folgende Schritte unternehmen (Dreikurs und Soltz 1964):

1. Schützen Sie ihre eigenen Rechte.
2. Versuchen Sie, Ihrer Mutter möglichst keine übertriebene Beachtung zu schenken.
3. Sagen Sie »Nein« mit Worten *und* durch Ihr Verhalten.
4. Bitten Sie nur um Dinge, die wirklich nötig sind.

Es kann schwierig sein, diese Verhaltensweisen zu befolgen. Veränderungen ereignen sich nicht aufgrund einer bloßen Handlungsanweisung. Veränderung entsteht vielmehr dann, wenn die Angst, die dem Verhalten zugrunde liegt, aufgelöst wird – die Angst, dass Individuation entweder das eigene Selbst oder die Mutter vernichten wird. Die Lektüre eines Selbsthilfebuchs kann die Frustration tatsächlich erhöhen, wenn nicht eine Therapie das neu gewonnene Wissen unterstützt. Ein Selbsthilfebuch kann nicht aufdecken, was im Selbst verborgen ist, und es kann auch unbewusste emotionale Bedürfnisse nicht aufspüren. Eine Therapie bietet das entscheidende Bindeglied zwischen dem bloßen Wissen, was zu tun ist, und der und der Fähigkeit, es auch zu tun. Die Entwicklungsschritte, die im Folgenden aufgeführt werden, können in der Regel ohne die Hilfe eines Therapeuten nicht getan werden.

Schritt 1: Bekräftigen Sie die Loslösung von Ihrer Mutter: »Ich bin ...«

»Meine Mutter war enttäuscht, als ich auf die Welt kam, denn ich hatte die Züge meines Vaters. Seither ist es ein ständiger Kampf. Ich habe einen so großen Teil meines Lebens damit verbracht, zu versuchen, nicht so zu sein wie sie, dass ich keine Ahnung habe, wer ich wirklich bin ...«

Ellen stellte fest, dass sie selbst hinter dem Spiegel, den sie für ihre Mutter war, verborgen blieb. Sie lernte ihr eigenes Dasein zu festigen, indem sie Grenzen zwischen sich und ihrer Mutter etablierte. Die Kinder der »Königin« sind in Gefahr, eine Borderline-Störung zu entwickeln, weil sie ihre eigenen Bedürfnisse als etwas erleben, wofür sie sich schämen müssen. Es kann gar nicht anders sein, als dass es der Struktur ihres Selbst an Kohäsion mangelt; das macht sie empfindlich gegen Zurückweisungen und Versagenserlebnisse. Sie neigen dazu, selbstkritisch und perfektionistisch zu sein, und sie ringen schwer um ihre eigene Identität. Wenn sie die Getrenntheit von der Borderline-»Königin« behaupten wollen, müssen sie Grenzen ziehen zwischen dem »Ich« und dem »Nicht-Ich«.

Die Kinder einer Borderline-»Königin« sollten sich gegen Verletzungen dieser Grenzen jeweils sofort zur Wehr setzen. Es braucht Zeit, bis Gefühle verarbeitet sind, weil emotionale Erfahrungen tief ins Somatische reichen. Ellens Magen zog sich zu einem schmerzhaften Knoten zusammen, als sie eines Tages von der Arbeit nach Hause kam und sah, dass ihre Mutter in ihrem Vorgarten Blumen pflanzte. Sie stieg aus dem Auto und fragte: »Was um alles in der Welt machst du da?« Ellen spürte das langsame Aufflackern ihrer Wut, das tief in den Eingeweiden sitzende Gefühl, vergewaltigt zu werden. Die Art, wie die »Königin« sich in das Leben anderer eindrängt, kommt immer überraschend, und ihre erwachsenen Kinder werden davon meist hinterrücks erwischt, wenn sie gerade nicht auf der Hut sind.

Borderline-Müttern muss man die Grenzlinie zwischen ihnen und ihren Kindern immer wieder deutlich machen. Es ist, als ob man eine Linie in den Sand zeichnen würde, wenn man Sätze mit »Ich bin« beginnt – sie sind eine Bestätigung für die Trennlinie zwischen dem eigenen und dem fremden Selbst. Ellen sagte: »Du hast mich nicht gefragt, ob *ich* will, dass Blumen in meinem Vorgarten gepflanzt werden, oder nicht! Vielleicht hast du gedacht, du würdest mir damit eine Freude machen, aber *ich bin wütend!*« Wer sagt

»Das bist du, und das bin ich« etabliert eine schützende Grenze für beide Seiten. Eine wesentliche Voraussetzung, um die Hoheit über das eigene Selbst aufrechtzuerhalten, ist klare Abgrenzung.

Die »Königin« geht davon aus, dass ihre Kinder ihre Interessen, ihren Geschmack und ihre Wertvorstellungen teilen. Ohne die Etablierung von Grenzen wird die »Königin« herrschen. Ihre erwachsenen Kinder müssen ihre Grenzen klar definieren, ohne dem Verhalten ihrer Mutter negative Motivationen zu unterlegen. Die »Königin« reagiert am ehesten dann auf eine Rückmeldung, wenn man ihrem Verhalten eine positive (oder neutrale) Motivation unterstellt. Zwar erwiderte Ellens Mutter sarkastisch: »Dir kann ich nie etwas recht machen!« Aber Ellen sagte daraufhin nur: »Das ist nicht wahr.« Die erwachsenen Kinder einer Borderline-»Königin« müssen unabhängig von der Reaktion der Mutter ihre beiderseitige Getrenntheit immer wieder bekräftigen.

Schritt 2: Schaffen Sie eine Struktur: »Ich werde ...«

»Es gibt so viele Möglichkeiten, wie sie mich fertig machen oder auf die Palme bringen kann. Ich sage ihr nie, was ich denke oder fühle, weil ich nicht will, dass sie mein wirkliches Ich sieht. Das ist die einzige Möglichkeit, ein Stück weit die Kontrolle zu behalten.«

Gunderson (1984) machte darauf aufmerksam, dass Borderline-Persönlichkeiten andere oft dadurch manipulieren, dass sie sich ihren Bedürfnissen anpassen. Ellen fühlte sich im Spinnennetz der mütterlichen Kontrolle gefangen. Am Anfang ihrer Ehe bot Ellens Mutter ihr an, ihr und ihrem Mann ein Haus zu kaufen. Als Ellen aber merkte, dass ihre Mutter die Absicht hatte, bei ihnen einzuziehen, lehnte sie das Angebot ab. Die »Königin« kann ihre Kinder in Fallen locken, die für zwei gebaut sind.

Es ist wichtig, der »Königin« bei ihren Versuchen, sich in das Leben anderer einzudrängen, immer wieder Einhalt zu gebieten, ihrer Gier Grenzen zu setzen und ihre Wut auszuhalten. Die erwachsenen Kinder der »Königin« müssen sich selbst treu sein. Ellen entwickelte für sich ein Mantra, das ihre Überzeugung festigte, dass sie ein Recht auf Selbstbestimmung hatte. Wenn sie spürte, dass sie wieder in das alte Fahrwasser hineinrutschte und sich von ihrer Mutter unterwerfen ließ, dann sagte sie zu sich selbst: »Ich bin Herr meiner selbst. Ich *werde das tun, was richtig und gut für mich ist.* Ich werde nicht zulassen, dass andere Kontrolle über mich ausüben.« Die unwandelbare Verpflichtung gegenüber dem wahren Selbst verlangt Treue zum Selbst, dem einzigen Ort, an dem Freiheit herrscht.

Schritt 3: Klären Sie die Konsequenzen: »Ich werde nicht ...«

»Ich werde mein Selbst nie mehr aufgeben. Ich habe viel zu hart gearbeitet, um da anzukommen, wo ich jetzt bin, und ich fühle mich jetzt endlich dazu berechtigt, mein eigenes Leben zu führen. Mein Mann und meine Kinder haben ein Recht auf meine emotionale Energie – nicht meine Mutter!«

Viele Jahre lang hatte Ellen sich den Ansprüchen der Mutter auf ihre Zeit und ihre Aufmerksamkeit unterworfen. Sie hatte stundenlang mit ihrer Mutter eingekauft, Stunden, die sie mit ihren Kindern, ihrem Ehemann oder mit Freunden hätte verbringen können. Sie ließ es zu, dass ihre Mutter Kleider von ihr borgte, von denen sie einige nie zurückgab. Sie nahm Urlaub, um ihre Mutter zum Arzt zu begleiten, statt sie aufzufordern, sie solle selber fahren oder eine Freundin bzw. Nachbarin um diese Gefälligkeit bitten. Ellen musste zunächst einmal die Gültigkeit ihrer Gefühle anerkennen, bevor eine Veränderung möglich war. Nachdem sie ihre eigenen Grenzen erkannt hatte, klärte sie die Folgen, die das für ihre Mutter hatte.

Die Klärung der Folgen unangemessenen Verhaltens ist das Gegenmittel gegen Gefühle der Machtlosigkeit und Unterdrückung. So wird auch das eigene Verhalten zu einer Sache der freien Entscheidung und ist nicht bloße Reaktion. Wenn die Folgen einer Handlung benannt werden, bekommen andere die Möglichkeit der Wahl, wie sie sich verhalten wollen: Wenn sie »A« wählen, dann geschieht »B«. Als Reaktion auf unangemessenes Verhalten sollte man daher auf die logischen und natürlichen Folgen hinweisen, was unter anderem auch ein Gewahrsein der eigenen Grenzen voraussetzt. Gedanken wie »Ich verliere den Verstand« oder »Ich kann das nicht ertragen« oder »Ich habe jetzt genug davon« oder »Ich bin emotional an meine Grenzen gekommen« weisen darauf hin, dass eine Grenze erreicht ist. Die eigenen Grenzen zu erkennen, ist entscheidend für das Überleben und hat nichts mit resigniertem Aufgeben zu tun.

Ein fundamentaler Unterschied besteht zwischen dem Satz »Ich kann nicht mehr« und »Ich kann *so* nicht mehr weitermachen«. Ellen hatte es satt, immer wieder hören zu müssen, sie sei eine schreckliche Tochter. Sie sagte: »Du hast Glück, dass du mich als Tochter hast. Wenn du das nächste Mal wieder durchblicken lässt, ich sei keine gute Tochter, werde ich ganz einfach den Hörer auflegen.« Hätte Ellen gesagt: »Ich ertrage es nicht, dass du mich *in dieser Art* behandelst«, dann hätte ihre Mutter nicht verstanden, was sei meinte. Die »Königin« weiß nicht, wie ihr Verhalten auf andere wirkt, und sie weiß auch nicht, was normal ist. Verletzendes Verhalten, die Worte oder der Tonfall müssen konkret benannt werden, bevor eine Änderung möglich ist. Die »Königin« merkt nicht, dass ihre Erwartungen unrealistisch sind, und sie wird es *nie* wissen, wenn es ihr nicht jemand sagt. Auch nachdem Ellen gelernt hatte, ihrer Mutter zu sagen, wie sie sich fühlte, reagierte ihre Mutter damit, dass sie *ihr* vorwarf, sie erwarte zu viel. So klar und behutsam eine Tochter ihre Bedürfnisse auch ausdrücken mag, die »Königin« wird häufig trotzdem nicht fähig sein, angemessen zu reagieren. Das Ziel ist nicht, die »Königin« zu ändern. Das Ziel ist, die eigenen Reaktionen zu ändern.

Die Borderline-»Königin« verbringt ihr Leben häufig vor dem Spiegel. Ihre Kinder müssen deshalb ihren eigenen Spiegel finden. Ellen verbrachte die ersten dreißig Jahre ihres Lebens im Schatten ihrer Mutter. Margaret Little (1993) beschrieb den Analytiker einmal als einen lebenden Spiegel. Im Laufe einer analytischen Behandlung können die Kinder der »Königin« sich im Spiegel des Analytikers sehen; die Augen des Analytikers spiegeln ihnen ihr wahres Selbst, und sie nähren es. Ohne diese Unterstützung, schreibt Masterson (1988), »[wird] ein Leben, das von den Abwehrbemühungen des falschen Selbst gegen die innere Leere beherrscht ist, (…) am Ende in der Tat leer sein« (S. 95). Mit Hilfe der Therapie kann man lernen, das eigene Selbst zu spüren und damit Freude und Freiheit zu entdecken.

12 Mit der »Hexe« leben, ohne zu ihrem Opfer zu werden

»Ich bin mein Lebtag bitterböse gewesen und hätte nie gedacht, dass ein kleines Mädchen meinen Taten ein Ende setzen könnte. Schau … da gehe ich hin …«
L. Frank Baum, *Der Zauberer von Oz*

»Es ist die trostlose Weite meines Heimatlandes, die die Einheimischen dahin bringt, dass sie trinken. Überall entlang der Landstraße liegen, versteckt in dem langen Gras, dreckige Hülsen, die Überbleibsel der Werkzeuge unserer Selbstvernichtung. Ein wenig weiter von der Landstraße entfernt, die flachen Gräber. Aber da ist ein Geräusch, das uns weiter zieht. Ein Klagegesang begleitet unseren Exodus, kaum hörbar unter dem Heulen des Windes und dem unaufhörlichen Lärm der Autos. Ich weiß, Sie spüren es, auch wenn Ihr Gehirn betäubt ist von Langeweile, vom nervtötenden Krakeelen der 40 Top Hits und industriell gefertigtem, glatt poliertem Fastfood. Der Himmel ist schwer, von schmerzhafter Schönheit; aber ich habe nicht die Wahnvorstellung, ich könnte entkommen.«

Im Alter von 13 Jahren brachte Lynn die Gefühle der »wandernden Toten« zum Ausdruck, der Verlorenen aus den kommunistischen Straflagern, den Gulags, der Opfer des Bösen, das fordert, »den persönlichen Kern des eigenen Seins« aufzugeben (Des Pres 1976, S. 69). Lynns Heimatland aber war das Amerika der Vorstädte. Ihre stumpfen, tief liegenden Augen spiegelten ihren zermürbten Geist.

Die Kinder der »Hexe« haben das Gefühl, nicht mehr mit dem Leben verbunden zu sein, innerlich tot zu sein, »gefangen in einer Welt totaler Unterdrückung, einer Welt, die das Leben und jedes Symbol von Würde oder Widerstand feindlich betrachtet« (Des Pres 1976, S. 13). Der menschliche Geist stirbt nicht so leicht wie der Körper. Er welkt langsam dahin, wie eine Pflanze, die kein Wasser bekommt, und unterliegt am Ende dem »erbarmungslosen Angriff auf das Gefühl von Reinheit und Würde, das dem Überlebenden noch geblieben sein mag« (S. 60). Der Körper wird zu einer beschwerlichen Hülse, der Geist zu einem öden Brachland, die Augen ein Spiegel, der uns zeigt, dass der Wille besiegt ist. Menschliches Sein wird zu bloßem Funktionieren; ein Sein gibt es nicht mehr.

Therapeuten müssen verzweifelt darum kämpfen, die Kinder von Borderline-»Hexen« aus ihrer Gefangenschaft zu befreien. Auch wenn die »Hexe« nur für einen Moment in Erscheinung tritt und die gute Mutter dann wieder zurückkehrt, erleben die Kinder doch für einen Augenblick das Gefühl absoluter Hilflosigkeit und die Vergeblichkeit jeglicher Hoffnung auf ein Entkommen. Für die Kinder der Borderline-»Hexe« wird der Therapeut zu einem Rettungsanker, an dem sie sich festhalten können, während der Sand unaufhaltsam durchs Stundenglas rinnt. Die Zeit wird ganz allmählich die Freiheit bringen. Erst wenn die Kinder der »Hexe« erwachsen sind, können sie es schaffen, aus eigener Kraft zu entkommen.

Ernest Wolf (1988) legt dar, dass Persönlichkeiten, die sich nach Verschmelzung sehnen, andere dominieren müssen, »ihr Bedürfnis, andere zu kontrollieren, wird oft (…) als das Gefühl erfahren, unterdrückt zu werden« (S. 74). Menschen, die nach Verschmelzung verlangen, wie die Borderline-»Hexe«, streben die totale Kontrolle über ihre Kinder an. Dreikurs (Dreikurs und Soltz 1984) schreibt: »Wenn sich Eltern und Kind immer mehr in einen Machtkampf einlassen und jedes versucht, den anderen zu unterdrücken, kann sich die Wandlung zu einer intensiven Wiedervergeltung entwickeln. Das tief entmutigte Kind meint, Rache sei das einzige Mittel, sich wichtig zu fühlen« (S. 68).

Das »nur böse« Kind erlebt vor allem Vernichtungsangst, da es in erster Linie als Behälter für den Selbsthass der »Hexe« funktioniert. Das »nur böse« Kind ist wie ein verkümmertes Anhängsel der »Hexe«, es fühlt sich wie erstarrt, nutzlos und verachtet. Manche solcher Kinder kämpfen um ihr Leben und versuchen, sich loszureißen. Sie spüren, dass sie gehasst werden, und lernen selbst zu hassen. Erwachsene Kinder von Borderline-»Hexen« träumen oft von Konzentrationslagern, von der Flucht vor dem Holocaust und davon, wie Menschen geopfert und gequält werden. Sie träumen davon, wie sie ihre Häscher umbringen, ihre Mutter oder sich selbst. Lynn schrieb: *»Meine Seele ist eine dunkle, schmutzige Zelle in diesem Gefängnis. Es gibt keinen Ort, wo ich hingehen könnte … alles dreht sich nur ständig im Kreis … es gibt keine Freude.«*

»Nur böse« Kinder träumen, dass sie zu einer Gefängnisstrafe verurteilt werden. Sie empfinden sich selbst als krank, gefährlich, schlecht und schuldig: *»Ich bin krank, krank im Kopf. Der Beweis dafür sind die Träume, die ich gehabt habe. Ich war wegen Massenmordes im Gefängnis, sie hielten mich in einem besonderen Teil des Gefängnisses fest, für diejenigen, die in besonderem Maße voller Hass und gefährlich waren …«*

Obwohl die »Hexe« danach trachtet, den Geist des »nur bösen« Kindes zu zerstören, ist sie sich ihrer Destruktivität nicht bewusst. Wie die SS-Offiziere bei den Nazis glaubt sie aus tiefsten Herzen, sie mache nur ihren Job. Lynn erklärte: »Ich habe keine Mutter, ich habe nur eine Aufseherin für bedingt Haftentlassene.« Die Borderline-»Hexe« ist selbst von Eltern aufgezogen worden, die absolute Loyalität und Gehorsam verlangten, und ist in ihrer Machtausübung nun genauso blind wie einst, als sie ihren Eltern zuliebe ihren eigenen Willen aufgegeben hat. Sie verleugnet den Schmerz ihres Kindes genauso wie ihren eigenen Schmerz. Die »Hexe« projiziert den Krieg, der in ihrem Innern tobt, auf das »nur böse« Kind.

Borderline-Mütter vom Typ »Hexe« erkennen nicht, dass ihr Verhalten destruktiv ist; sie gehen deshalb in Abwehrhaltung, wenn Therapeuten ihr Missbrauchsverhalten konstatieren oder sie damit konfrontieren. Mütter vom Typ der »Medea« glauben manchmal, es sei besser für das Kind, wenn es tot sei, weil ihm so weiteres Leiden erspart bleibe. Die nachfolgend zitierten Worte eines Holocaust-Überlebenden (Klein 1957) könnten auch den blinden Glauben des Kindes beschreiben, das gar nicht anders kann, als die bösartige Feindseligkeit der Mutter zu verdrängen. »Warum haben wir uns nicht gewehrt … Ich weiß warum. Weil wir den Glauben an die Menschlichkeit hatten. Weil wir es nicht wirklich glauben konnten, dass Menschen fähig waren, solche Verbrechen zu begehen« (S. 89). Auch die Kinder der »Hexe« werden Opfer ihres Glaubens an die Menschlichkeit und unterdrücken deshalb die Wahrnehmung des destruktiven Verhaltens bei der Mutter.

Kinder haben Vertrauen zu ihren Eltern, und sie glauben an ihre höhere Weisheit. Kein Kind kann glauben, dass seine Mutter zu wirklicher Brutalität fähig ist. Alice Miller (1984) legt dar, dass beide, Mutter und Kind, nach und nach glauben, das destruktive Vorgehen der Mutter sei nur zum Besten des Kindes. In seinem Buch über die Moral im Konzentrationslager stellt Todorov (1996) fest: »Die Unterwerfung unter den Führer und die Loyalität ihm gegenüber stellen die Grundlagen der totalitären Ethik dar« (S. 230). Für kleine Kinder ist es lebensnotwendig, zu glauben, dass ihre Mutter weiß, was richtig und gut ist. Ihr Vertrauen und ihre Loyalität sind tatsächlich »blind«, denn sie verfügen über keine andere Erfahrung, an der sie das Verhalten der Mutter messen könnten. Sie glauben daran, dass ihre Mutter in der Tiefe ihres Wesens gut ist – sie glauben daran mehr, als daran, dass sie selbst gut sind. Es ist sicherer für sie, den Standpunkt einzunehmen, dass *sie* böse sind, als darüber nachzudenken, welche Konsequenzen es hätte, wenn die Mutter tatsächlich böse wäre.

Lynn war in eine feindliche, gefährliche Umgebung verstrickt, aber diese ihre persönliche Welt voll psychischer Qualen war die einzige, die sie kannte. Schuldlos schuldig gesprochen, wurde das Urteil schon bei ihrer Geburt verhängt. Anders als die Überlebenden der Konzentrationslager, haben die Kinder der »Hexe« niemals ein anderes Leben kennen gelernt und glauben deshalb, sie hätten die Behandlung, die sie durch die »Hexe« erfahren, verdient. Für sie hat es keine Zeit vor der Einkerkerung gegeben, und Liebe,

Freiheit oder die Freude, ihre eigenen Gedanken auszudrücken, haben sie nie kennen gelernt. Und noch als Erwachsene vertrauen sie mehr darauf, dass ihre Mutter in der Tiefe ihres Wesens gut ist, als darauf, dass sie selbst gut sind.

Die meisten erwachsenen Söhne und Töchter von Borderline-»Hexen« verstehen nicht, warum sie von Konzentrationslagern träumen. Ihre alltägliche Erfahrung, dass sie nämlich in einer emotional feindlichen Umgebung aufwachsen, ist für sie etwas Normales und wird verdrängt. Lynn blieb jedoch auch als Heranwachsende eingekerkert, und jetzt dachte sie ernsthaft daran, Selbstmord zu begehen:

»Wenn du nur wüsstest, wie sehr ich dich hasse, Mutter. Wenn nur irgendjemand wüsste oder verstehen würde, wie sehr ich mich selbst hasse und diejenigen, die mich zu dem gemacht haben, was ich bin. Nein. Ich bin kein Mensch mehr und es ist mir egal. Ich möchte mich umbringen. Ja. Jetzt habe ich es ausgesprochen. Ich möchte mir selbst den Leib aufreißen und endlich ENDLICH frei sein. Ich habe alles verloren, und ich habe es so, so sehr satt, ständig etwas vorzutäuschen.«

Selbstmord ist der letzte Akt des freien Willens, wer den Augenblick und die Mittel zur Herbeiführung des eigenen Todes frei wählt, bewahrt sich einen letzten Rest von Freiheit und Würde. Gefühle der Wut, Angst und Rache unter Kontrolle zu halten, kann für die Kinder der »Hexe« eine lebensentscheidende Sache sein. Allein die Zahl der Bücher, die über die Auswirkungen von Ärger und Wut auf die Gesundheit des Einzelnen geschrieben worden sind, geben einen Hinweis auf die Destruktivität chronischer Wut selbst dann, wenn die Intensität der Wut nicht besonders stark ist. Jedes Kind, das bei einer Borderline-»Hexe« aufgewachsen ist, weiß, dass Ärger und Wut tödliche Wirkungen haben, es spürt, wie sehr sein Körper leidet, wenn es die Wut unterdrückt.

In ihrem Buch *Anger Kills* berichten Redford und Virginia Williams (1993), dass »bei etwa 20 Prozent der Bevölkerung ein solcher Grad an Feindseligkeit festzustellen ist, dass es genügt, um ihre Gesundheit zu gefährden« (S. 3). Das Maß an Wut, das die Kinder von Borderline-»Hexen« empfinden, ist für die Gesellschaft aber nicht minder gefährlich, es führt nicht selten zu Mord oder Selbstmord. Herabwürdigung durch jemand, der vorgibt, einen zu lieben, ist qualitativ etwas anderes als Herabwürdigung durch einen Fremden. Und doch können die Kinder von Borderline-»Hexen« eine Menge lernen, wenn sie genau hinschauen, wie die Überlebenden der Konzentrationslager mit ihrer Wut fertig wurden. Für sie ist es wichtig, den Umgang mit ihrer Wut zu lernen, denn sie können es sich nicht leisten, mit Hass zu leben.

Wie Menschen, die unter einem totalitären Regime leben, versuchen die Kinder von Borderline-»Hexen« ihren Willen entweder mit wütendem Trotz durchzusetzen, oder sie werden dauerhaft von der Angst kontrolliert. Den Zorn der »Hexe« zu provozieren, ist unter Umständen die einzige Art, wie ein kleines Kind Macht ausüben kann, und obwohl es meist streng bestraft wird, fühlt es sich sicherer, wenn es seine Umgebung ein Stück weit kontrollieren kann. Die erwachsenen Kinder der Borderline-»Hexe« haben andere, gesündere Möglichkeiten, denn sie verfügen über die Macht und die Freiheit, von ihr weg zu gehen. Allerdings ist die »Hexe« oft sehr hartnäckig in ihrem Streben, die Kontrolle zu behalten, selbst dann noch, wenn ihre Kinder längst erwachsen geworden sind. Der Druck, den sie ausübt, in Form von emotionalen Ausbrüchen, unsichtbaren Fallen und bösartigen Drohungen, kann sich sogar verstärken, wenn das Kind allmählich heranwächst.

Die Gesellschaft kann es sich nicht leisten, das Ausmaß der Wut zu ignorieren, das die Kinder von Borderline-»Hexen« empfinden. Wer blinden Gehorsam verlangt oder andere zur Gefügigkeit zwingt, ruft unweigerlich Groll und Hass hervor. Die Kinder der Borderline-»Hexe« leiden auch im Erwachsenenalter häufig an unkontrollierbarer Wut, sie demonstrieren passive Gefügigkeit, Zynismus und unbewusst feindseliges Verhalten. Aber ihr Hass muss aufgelöst werden, bevor er vernichtet.

Das Leben mit der »Hexe« überstehen

> »Denke daran, dass die Hexe böse ist, unbeschreiblich böse, und dass sie ihren Tod tausendmal verdient! Und jetzt geh und verlange mich nicht wieder zu sehen, ehe du deine Aufgabe erfüllt hast!«
>
> *Der Zauberer von Oz*

Auch wenn die »Hexe« mörderische Wut hervorruft, liegt der Schlüssel zum Überleben darin, sie zu *entwaffnen*, nicht darin, sie anzugreifen. Wer eine »Hexe« körperlich angreift, provoziert sie lediglich zu weiteren Racheakten. Die Hexe zu töten, half Dorothy nicht, nach Kansas zurückzukommen. Sie gewann ihre Freiheit vom Land Oz, indem sie die Macht nutzte, die sie bereits besaß. Wie Dorothy müssen die erwachsenen Kinder der Borderline-»Hexe« sich befreien, indem sie die Macht nutzen, die sie bereits besitzen.

Die Überlebenden der Konzentrationslager haben Überlebenstechniken dokumentiert, die auch die Kinder von »Hexen« unbewusst entwickeln. Einen von vielen hoch geschätzten Ausweg aus einer Welt voller Qual und Leiden bietet die Literatur. Tagebuchführen und Briefschreiben ermöglichen es, unaussprechliche Erfahrungen aufzubewahren. Geisttötende körperliche Arbeit sorgt dafür, dass Gefangene sich ganz auf die Gegenwart konzentrieren und nicht an der Zukunft verzweifeln. Die Hoffnung misst sich an der Zeit, und schon ein schwaches Flackern genügt, um die Seele am Leben zu erhalten.

Die Überlebenden von Gefangenenlagern fliehen entweder, um ihr Leben zu retten, oder sie werden irgendwann aus der Gefangenschaft befreit. Kinder, die von zu Hause wegrennen, werden den Jugendgerichten übergeben und oft noch zusätzlich bestraft, wenn sie wieder nach Hause kommen. Die Kinder einer »Hexe« sehen sich fortgesetzter Herabwürdigung, gewalttätigen Drohungen, Demütigungen und Depersonalisationserfahrungen gegenüber. Von den erwachsenen Kindern erwartet man aber, dass sie loyal, liebevoll, verzeihend und ehrerbietig sein sollen. Mit Müttern, von denen sie ein Leben lang misshandelt worden sind, feiern sie die Festtage, sie bringen ihnen Geschenke, umarmen sie, bereiten Mahlzeiten für sie vor und sorgen für ihr körperliches Wohlergehen. Sie tolerieren die schlechte Behandlung, die sie erfahren, weil es ihnen normal vorkommt.

Wie eine Schlange schlägt die »Hexe« zu, sobald man ihr entgegentritt oder sie in die Enge treibt. Die »Hexe« in der »Königin« erwacht, wenn sie sich kontrolliert fühlt, wenn andere sie nicht genügend bewundern oder als etwas Besonderes behandeln. Die »Hexe« in der »Einsiedlerin« tritt in Erscheinung, wenn sie das Gefühl hat, ihre Grenzen würden verletzt, wenn sie sich provoziert, zurückgewiesen oder in die Enge getrieben fühlt. Die »Hexe« im »verwahrlosten Kind« tritt hervor, wenn sie das Gefühl hat, getadelt, kritisiert, zurückgewiesen oder verlassen zu werden. Leider haben Kinder nur wenig Kontrolle darüber, wann, wo oder warum die »Hexe« auftaucht. Der Schlüssel zum Überleben liegt darin, ihrer Kontrolle zu entkommen.

Selbst dann, wenn ein Kind sich nur verteidigt, führt ein körperlicher Angriff auf die Mutter *nie* zu einem guten Ende. Die Gefahr, dass es dauerhaft misshandelt wird, ist nun noch größer, weil Gegenaggression die Wahrnehmung der »Hexe«, dass ihre Kinder eine Bedrohung für sie darstellen, noch verstärkt. Solange die Kinder der »Hexe« klein sind, haben sie keine Chance zu entkommen, es sei denn, sie vertrauen sich jemandem an, dem sie vertrauen können. Doch die Gefahr, dass man ihnen nicht glaubt, ist groß, und in diesem Fall werden sie nicht gerettet.

Eine Sozialarbeiterin in einem Kinderkrankenhaus war gerufen worden, um die Mutter eines Neugeborenen auf der Intensivstation zu beobachten. Das Baby hatte unerklärliche Episoden von Atemstillstand, die nur in Gegenwart der Mutter auftraten. Nach genauer Beobachtung hatte die Sozialarbeiterin den Verdacht, dass die Mutter den Säugling beim Stillen absichtlich mit ihren Brüsten zu ersticken versuchte. Obwohl der Fall bei den für Kindesmisshandlung zuständigen Behörden gemeldet wurde, blieb das Kind in der Obhut der Mutter. Fünf Jahre später wurde die Mutter überführt, ihr Kind getötet zu haben, indem sie ihm ein Mittel gegen Psychose intravenös gespritzt hatte. Dieses fünfjährige Kind hatte sein ganzes Leben bei einer Mutter verbracht, die es zu töten versuchte. Solche Kinder können nicht gerettet werden, weil die anderen glauben, »Hexen« gäbe es nur im Märchen.

Halten Sie sicheren Abstand

Wer eine »Hexe« zur Mutter hat und überleben will, muss von ihr wegkommen. Erst die erwachsenen Kinder haben die Macht zu entscheiden, wie viel Kontakt mit ihrer Mutter sie haben wollen. Das »nur gute« Kind ist meist eher in der Lage, ihre Nähe zu ertragen, als das »nur böse« Kind, das ja die Zielscheibe ihrer Feindseligkeit ist. Die Kinder einer »Hexe« müssen einander zugestehen, dass jedes von ihnen selbst die Entscheidung treffen muss, wie viel Distanz nötig ist, damit sie sich sicher fühlen können. Manche Patienten berichten, es sei ihnen unmöglich, eine Unterhaltung mit ihrer Mutter zu ertragen. Oft können sie weder ihr Aussehen noch den Klang ihrer Stimme ertragen, ohne in heftige Wut zu geraten oder Ekel zu empfinden. Ihre Gefühle gegenüber der Borderline-»Hexe« sind sehr intensiv und manchmal nicht zu beherrschen. Daher müssen die persönlichen Grenzen jedes einzelnen respektiert werden, ganz besonders dann, wenn es um das Gefühl der Sicherheit geht.

Einen sicheren Abstand von der Mutter zu halten, kann heißen, dass Sohn oder Tochter nicht mit ihr allein sein können. In solchen Fällen kann die Gegenwart einer anderen Person die Gefahr eines Angriffs von Seiten der »Hexe« *oder* von Seiten des erwachsenen Sohnes, der erwachsenen Tochter reduzieren. Im Verlauf seiner psychiatrischen Behandlung am Atascadero State Hospital entdeckte Edmund Kemper, »dass ich meine Großmutter getötet habe, weil ich meine Mutter töten wollte« (Cheney 1976, S. 29). Kempers Psychiater empfahlen nachdrücklich, »*vor allem,* dass er [Edmund] nie mehr zu seiner Mutter zurückgeschickt werden darf« (S. 33). Trotz dieser dringenden Empfehlung entließen die Verantwortlichen Edmund Kemper in die Obhut seiner Mutter. Kurze Zeit später ermordete er sie, während sie schlief. Wenn es nicht gelingt, Distanz zu schaffen, kann das katastrophale Folgen haben. Manche erwachsenen Söhne und Töchter von Borderline-»Hexen« können Nähe zwischen sich und ihrer Mutter nicht ertragen, weil sie Angst haben, sie könnten *sie* verletzen.

Lassen Sie sich nicht auf Konflikte ein

Die Feindseligkeit der »Hexe« kann Auseinandersetzungen provozieren, die rasch aufflammen und schnell wieder verfliegen. Die erwachsenen Kinder müssen sich bereits in dem Moment, in dem der Konflikt ausbricht, davon distanzieren. Es ist wichtig, eine Diskussion schon dann zu beenden, wenn ihre Stimme hochmütig wird, ihre Worte scharf oder ihr Herz eiskalt. Eine verbale Attacke von Seiten der »Hexe« löst häufig spontane somatische Reaktionen aus, zum Beispiel heftige Übelkeit – ein sicheres Anzeichen für die Macht ihres Giftes. Auch wenn sie selbst vielleicht immer wieder sagt »Du machst mich krank«, sind es doch *ihre* Worte, die andere krank machen. Erwachsene Kinder haben nur eine Chance: Sie dürfen auf ihre Provokationen nicht reagieren, sondern müssen weggehen.

Die Borderline-»Hexe« arbeitet oft mit Drohungen, um ihre erwachsenen Kinder zu kontrollieren. De Becker (1977) gibt einen wichtigen Hinweis: »Wie man auf eine Drohung reagiert, entscheidet darüber, ob sie zu einem wertvollen Instrument wird oder nichts anderes bleibt als leere Worte. Deshalb entscheidet nicht derjenige, der die Drohung ausspricht, sondern derjenige, der sie hört, wie machtvoll sie sein wird« (S. 130). Eine Patientin berichtete, dass ihre Mutter drohte, einen Killer anzuheuern, der ihre Schwester töten sollte. Eine andere Patientin erinnerte sich, dass ihre Mutter damit gedroht hatte, sie zu enterben. Auch wenn nicht jede dieser Drohungen in die Tat umgesetzt wird, müssen die erwachsenen Kinder einer »Hexe« doch auf ihre Intuition achten. Wenn sie glauben, sie seien in Gefahr, haben sie jedes Recht der Welt und die Verantwortung, sich selbst zu schützen. Wer sich aus diesem Grund von einem Konflikt distanziert, ist nicht unterwürfig, gefügig oder willenlos.

Versuchen Sie nie, die »Hexe« zu kontrollieren

Jeder Versuch, die »Hexe« zu kontrollieren, zieht unweigerlich eine Katastrophe nach sich. Eine Patientin schlug ihrer Mutter vor, ein Medikament gegen die Angst einzunehmen. Die Mutter fühlte sich bei der bloßen Vorstellung, dass sie Hilfe brauchen könnte, kontrolliert und schleuderte ihrer Tochter entgegen: »Du bist diejenige, die Medikamente braucht!« Wenn die »Hexe« sich dafür entscheidet, ihre Medikamente richtig einzunehmen, dann ist das ihre Sache. Wenn sie Geld in ihrer Matratze verstecken will, ist das ihre Sache. Weil die »Hexe« entsetzliche Angst davor hat, die Kontrolle zu verlieren, müssen ihre erwachsenen Kinder ihr Recht respektieren, selbst die Kontrolle über ihr Leben zu behalten.

Die Kinder der »Hexe« müssen ihrer Herrschsucht standhaften Widerstand entgegensetzen. Sie dürfen den Forderungen der »Hexe« nicht nachgeben und sollten nur über ihr eigenes Verhalten Kontrolle ausüben. Dreikurs (Dreikurs und Soltz 1984) empfehlen, standfest zu sein, ohne dominieren zu wollen. Herrschen bedeutet, einem andern den eigenen Willen aufzuzwingen. Festigkeit signalisiert, dass man selbst überzeugt ist von dem, was man will. Eine 35-jährige Patientin räumte nach einem Essen, zu dem sie ihre Eltern eingeladen hatte, gerade den Tisch ab, als ihre Mutter in feindseligem Ton kommandierte: »Du stellst diese Schüssel jetzt ab und hörst mir zu!« Die Patientin, die einen Moment nicht auf der Hut gewesen war, begriff schnell, dass die Mutter ungeteilte Aufmerksamkeit von ihr erwartete. Sie erwiderte in festem Ton: »Ich möchte nicht, dass du in diesem Ton mit mir sprichst. Das ist *mein* Haus.« Ihre Mutter, die ganz erschrocken war, rannte wie eine verängstigte Spinne aus dem Zimmer und verdrückte sich in eines der rückwärtigen Zimmer. Festigkeit demonstriert Stärke, wer herrschen will, demonstriert, dass er bzw. sie von Angst getrieben wird.

Reinigen Sie Körper und Seele durch das Gefühl der Liebe und die Überzeugung, dass Sie in der Tiefe Ihres Wesens gut sind

Die »nur bösen« Kinder der »Hexe« fühlen sich besudelt, beschädigt, schmutzig und defizient. Auch als Erwachsene tragen sie Reste dieser Gefühle mit sich herum, sie haben oft demütigende Träume, in denen sie sich beschmutzen und keine Toilette oder keinen privaten Raum finden können. Jeder Kontakt mit der Mutter erhöht die Gefahr einer potenziellen Demütigung. Sie haben Angst, dass sie keinen Ort finden, an den sie sich zurückziehen können, kein sicheres Plätzchen, an dem sie sich verstecken und vor ihren Schmähungen in Sicherheit bringen können. Ganz egal, wie alt sie sind, sie bleiben anfällig für die Macht der »Hexe«, sie herabzuwürdigen und zu demütigen.

Wer entwürdigende Erfahrungen überleben will, als Erwachsener in einem Konzentrationslager oder als Kind im eigenen Elternhaus, muss sich ein Gefühl der Würde und der Reinheit erhalten. Des Pres (1976) legt dar, dass das »Waschen, und sei es auch nur in einem rituellen Sinne – ganz unabhängig von hygienischen Gründen – etwas war, was die Gefangenen tun mussten. Sie stellten fest, dass es für ihr Überleben notwendig war, so merkwürdig das erscheinen mag, und dass diejenigen, die es aufgaben, bald starben« (S. 63). Ein Gefühl der Reinheit und die Überzeugung, in der Tiefe seines Wesens gut zu sein, ist lebenswichtig für jeden Menschen, der Demütigungen erlitten hat.

Wer bösartigen Schmähungen und Demütigungen ausgesetzt war, muss sich mit Güte, Licht und Liebe umgeben, das ist das beste Gegenmittel. Die erwachsenen Kinder von Borderline-»Hexen« müssen den Auswirkungen ihres verbalen Giftes entgegenwirken, indem sie sich selbst trösten und zärtlich mit ihrer eigenen Seele umgehen, indem sie ihr Selbst behutsam ans Licht halten und es von der Freundschaft derer umhüllen lassen, die ihr wirkliches Selbst lieben, oder die zärtliche Zuneigung eines treuen Hundes, einer geliebten Katze, die Wärme des Kamins im eigenen Zuhause, eine Tasse Tee oder ein warmes Bad dafür nutzen, sich zu beruhigen und ihre innere Balance wiederzuerlangen.

Tun Sie selbst nichts Böses

Die Macht, die erwachsene Kinder besitzen, bedroht die »Hexe« in ihrem Bestreben, die Kontrolle zu behalten. Eine attraktive junge Patientin war nach einem Gespräch mit ihrer Mutter in tiefe Verzweiflung gefallen; die Mutter hatte sie eine Schlampe genannt. Irgendwann im Laufe der Therapiesitzung, als ihr schließlich klar wurde, wie nichtig der lächerliche Angriff war, stahl sich ein Lächeln durch ihre Tränen. Und doch konnte sie das Gefühl, beschmutzt und besudelt worden zu sein, nicht abschütteln. Sie sagte: »Ich habe ein Gefühl, als ob ich wieder vier Jahre alt wäre, damals pflegte meine Mutter zu sagen, ohne mich hätte sie ein viel besseres Leben.« Diese begabte junge Frau, von Beruf Buchhalterin, war eine liebevolle Mutter von zwei kleinen Kindern. Aber je erfolgreicher sie war, um so mehr hatte ihre Mutter das Bedürfnis, sie herunterzumachen. Die Patientin sann nicht auf Rache, sie entschloss sich vielmehr, eine kleine Reise zu machen und eine Freundin zu besuchen. Sie erinnerte sich daran, wie dankbar sie war, dass sie nun erwachsen war und die Macht hatte, Demütigungen und Herabsetzung aus dem Wege zu gehen. –

Sobald klar ist, dass die Feindseligkeit der »Hexe« eskaliert, ist es Zeit, sich zu distanzieren. Denn wenn es ihr gelingt, andere zu einem Angriff zu provozieren, hat sie ihr Ziel erreicht. Wird ihre Feindseligkeit dagegen ignoriert oder toleriert, dann macht sie weiter und die Situation eskaliert höchstwahrscheinlich. Die »Hexe« wird sich emotional rächen, sie wird jeden Stein werfen und jede Kugel abfeuern, um andere zu provozieren. Eine Mutter zischte ihrer Tochter hinterher, als diese ruhig aus dem Zimmer ging: »Das wirst du noch lange zu hören bekommen«. Die Worte der »Hexe« sind alarmierend, sie haben es darauf abgesehen, Angst, Unsicherheit und Besorgnis hervorzurufen. Aber sie hat keine Macht über Erwachsene, die ihre Macht nutzen zu verschwinden.

Die bewusste Entscheidung, nicht Rache nehmen zu wollen, ermöglicht es den erwachsenen Kindern, das Gefühl aufrechtzuerhalten, dass sie in der Tiefe ihres Wesens gut sind. Ohne diese Überzeugung lassen erwachsene Kinder sich leicht dazu provozieren, auf die feindseligen Projektionen der »Hexe« zu reagieren. Aber Rachsucht, Vergeltung und Revanche erhöhen die Macht der »Hexe«, Kontrolle auszuüben. *Der mächtigste Mensch ist derjenige, der den Impuls, Gleiches mit Gleichem zu vergelten, überwunden hat: das Bedürfnis nach Rache,* »diesen tiefsten und ältesten menschlichen Trieb – Rache zu üben, indem man Lust dabei empfindet, anderen den Schmerz zuzufügen, den man selbst erfahren hat« (Masterson 1981, S. 182). Die Kinder der »Hexe« müssen ihre größere Macht demonstrieren, indem sie das Bedürfnis nach Rache besiegen. Das Bedürfnis, Rache zu üben, ist ungezügelte Natur, es erfordert keine Charakterstärke. Die »Hexe« ist in dem selbst gebauten Käfig ihres Selbsthasses gefangen, und es ist sinnlos, einer derart gepeinigten Seele noch weiteren Schmerz zuzufügen. Die Kinder der »Hexe« müssen ihren Hass transzendieren, indem sie an ihrem Glauben festhalten, dass sie in der Tiefe ihres Wesens gut sind. Die Kinder der »Hexe«, die nach Rache streben, zerstören ihr eigenes gutes Selbst.

Schritt 1: Bestätigen Sie Ihr Getrenntsein: Schaffen Sie Distanz

»›Ach, du meine Güte!‹ stieß Dorothee erschrocken heraus. ›Sie sind eine echte Hexe?‹
›Ja freilich‹, antwortete die kleine Frau lächelnd. ›Aber ich bin eine gute Hexe, und alle mögen mich gern.‹«

Der Zauberer von Oz

Die erwachsenen Kinder der »Hexe« müssen in drei Bereichen ihres Daseins Distanz schaffen: im geistig-spirituellen, im physischen und im emotionalen Bereich. Sie können geistig-spirituelle Distanz schaffen, indem sie »ja« dazu sagen, dass sie selbst gut sind. Die Kinder von Borderline-»Hexen« müssen an die Zukunft denken, daran, welche langfristigen Folgen es hat, wenn sie ihren Rachegefühlen nachgeben. Sie müssen sich deshalb in einem andern Lichte sehen – nämlich in der Überzeugung, dass sie selbst gut sind und sowohl Stärke als auch Charakter beweisen, indem sie selbst nichts Böses tun.

Helene Deutsch (In: Sayers 1994) rang schwer darum, mit ihrem Hass gegen ihre eigene Mutter fertig zu werden: »›Sie war eine gemeine Frau, und ich wollte nicht so wie sie sein‹ (…). Aber obgleich sie glaubte, in den Augen ihrer Mutter ›Gift‹ zu sein, sehnte sie sich doch auch danach, von ihr geliebt zu werden« (S. 27). In dem Bemühen, einen spirituellen Abstand von ihrer Mutter zu bekommen, nannte Helene ihr Zuhause auf dem Land in New Hampshire »Babayaga«, das polnische Wort für »gute Hexe« (S. 54).

Physischer Abstand vermittelt die klare Botschaft »Ich bin eine von dir getrennte Person«. Die Kraft liegt in dem, was die Kinder der »Hexe« tun, nicht in dem, was sie sagen. Aussagen, die mit »Ich bin« anfangen, werden von der »Hexe« meist ins Lächerliche gezogen, oder sie werden benutzt, um Sohn oder Tochter zu provozieren. Sich von der »Hexe« unterscheiden, bedeutet, von ihr getrennt zu sein, es bedeutet, ihre Wut, ihren Hass, ihre Rachsucht und ihr Bedürfnis nach Vergeltung nicht zu internalisieren. Getrenntsein setzt die Fähigkeit voraus, wegzugehen oder die »Hexe« dazu aufzufordern, dass sie gehen soll.

Stellen Sie sich die Szene aus *Der Zauberer von Oz* vor, als die »gute Nord-Hexe« Dorothee in die Arme schließt, während die »böse West-Hexe« ihren Besen schwenkt und droht, die silbernen Pantoffeln zu stehlen. Die »gute Hexe« lacht und sagt zu der »bösen Hexe«: »Geh weg ... du hast hier keine Macht!« Die »gute Hexe« vertraut darauf, dass sie in der Tiefe ihres Wesens gut ist, und sie vertraut auf ihre Macht. Sie hat keine Angst, sie glaubt an sich selbst. Erwachsene Kinder haben diese Macht, aber wie es Dorothy mit den silbernen Pantoffeln ergeht, so wissen auch sie nicht, wie sie ihre Macht nutzen können.

Die größte Macht, die erwachsene Kinder besitzen, ist ihre Fähigkeit, wegzugehen. Das Sprechen über die Quelle der Gefahr führt nicht dazu, dass die Gefahr verschwindet. Wer sagt: »Ich nehme es nicht hin, so behandelt zu werden«, und dann nicht weggeht, demonstriert, dass seine Gefühle ambivalent sind, was tödliche Folgen haben kann. De Becker (1997) betont: »›Nein‹ ist ein Wort, über das es niemals eine Diskussion geben darf, denn eine Person, die es nicht hört, versucht Sie zu kontrollieren (...). Wer nicht bereit ist, das Wort ›Nein‹ zu hören, strebt entweder danach, die Kontrolle zu erlangen oder weigert sich, sie aufzugeben (...). Wenn Sie es zulassen, dass jemand Sie von dem Wort ›Nein‹ abbringt, dann könnten Sie sich genau so gut ein Schild um den Hals hängen, auf dem geschrieben steht: ›Du übernimmst die Verantwortung‹ « (S. 73). Sobald jemand das Gefühl hat, in Gefahr zu sein, ist es nicht mehr verhandelbar, ob er bzw. sie Distanz hält oder nicht.

Erwachsene Kinder können emotionale Distanz schaffen, indem sie der »Hexe« nicht vertrauen. Niemand sollte einer »Hexe« vertrauen, denn die »Hexe« benutzt die Worte anderer nur, um zu täuschen und zu kontrollieren. Im Jahre 1890 schrieb der Psychologe William James, dass weder Drohungen noch Bitten in der Lage seien, einen Menschen zu irgendetwas zu bewegen, sofern es nicht gelinge, einige Arten seines »potentiellen oder aktuellen

Selbst« zu erreichen. Nur so könnten wir auf den Willen eines anderen Einfluss nehmen, weshalb das Bestreben von Königen und Politikern und all derer, die Macht ausüben wollen, darauf gerichtet sei, das Prinzip herauszufinden, auf dem die Selbstachtung eines Menschen basiert, um daran zu appellieren. Habe ein Mensch sein »potentielles soziales Selbst« aber aufgegeben, dann seien wir so gut wie machtlos über ihn (S. 312f.).

So wissen auch die Kinder der »Hexe« instinktiv, dass sie ihrer Mutter ihr wahres Selbst, ihre Wünsche, Gefühle oder Überzeugungen nicht enthüllen dürfen.

Häufig schaffen die Töchter der »Hexe« emotionale Distanz, indem sie es absolut vermeiden, so zu sein wie sie. Sie verachten die Teile ihrer selbst, die sie an ihre Mutter erinnern. Es kommt vor, dass die Betroffenen kosmetische Operationen vornehmen lassen, um bestimmte äußere Züge, die sie an ihre Mutter erinnern, verändern zu lassen, und häufig vermeiden sie es konsequent, selbst Mutter zu werden. Für die Kinder einer »Hexe« kann das Wort »Mutter« tatsächlich gleichbedeutend sein mit »Hexe«.

Schritt 2: Schaffen Sie Struktur: Nulltoleranz

> »›Du bist eine ganz gemeine Person!‹ schluchzte Dorothee. ›Du kannst mir doch nicht einfach meinen Schuh wegnehmen!‹
> Die Hexe lachte ihr höhnisch in das blasse Gesicht. ›Ich behalte ihn trotzdem‹, kicherte sie zufrieden. ›Warte nur ab, eines Tages kriege ich auch den anderen dazu.‹«
>
> *Der Zauberer von Oz*

Die Strukturierung einer Beziehung mit der »Hexe« setzt eines voraus: *Nulltoleranz.* Sobald die »Hexe« in Erscheinung tritt, muss der erwachsene Sohn, die erwachsene Tochter weggehen, das Telefon auflegen, die Interaktion beenden. Keine Borderline-Mutter ist ständig eine »Hexe«, und manche Borderline-Mütter sind niemals »Hexen«. Aber wenn die »Hexe« auftaucht, müssen die erwachsenen Kinder sich sofort und vollständig distanzieren. Sie müssen schon vorher einen Plan entwickeln, damit sie nicht in einem unbewachten Augenblick hinterrücks von ihr erwischt, in eine Falle gelockt oder in die Enge getrieben werden. Feiertage sind oft besonders schwierig, weil die verschiedenen Familienmitglieder sich an solchen Tagen meist verpflichtet fühlen, zusammen zu sein, den Tag oder wenigstens den Nachmittag gemeinsam zu verbringen oder gemeinsam eine Mahlzeit einzunehmen. In welcher Situation sie sich auch befinden mögen – sobald die »Hexe« auftaucht, müssen die erwachsenen Kinder weggehen. Diese einfache Maßnahme ist die wirkungsvollste Art, die »Hexe« zu entwaffnen, aber viele erwachsene Söhne oder Töchter scheuen davor zurück, so konsequent Farbe zu bekennen.

Alle, die es sich nicht zugestehen, den Raum zu verlassen, wenn sie verletzt sind, oder das Gefühl haben, in Gefahr zu sein, müssen sich klar machen, dass ihr Verhalten ausdrückt: »Du kannst mich verletzen.« Die Worte »Ich werde jetzt gehen, ich werde mich selbst schützen, ich werde für mich selbst sorgen« müssen in Szene gesetzt, nicht bloß ausgesprochen werden. Man kann einen Menschen allein durch den Tonfall und die Art, wie man ihn anspricht, dazu bringen, sich gar nicht mehr als Mensch, sondern als Untermensch zu empfinden. Das Recht, die eigene Seele und das eigene Selbst zu schützen, sollte genauso hoch gehalten werden, wie das Recht, den eigenen Körper zu schützen. Ob der Angriff nun körperlicher oder verbaler Art ist, die erwachsenen Kinder einer »Hexe« haben das Recht, sich zu schützen.

Open-End-Situationen ermöglichen es den Kindern der Borderline-»Hexe«, die Kontrolle über die Interaktionen behalten. Wenn sie mit ihrer Mutter etwas vereinbaren, können sie sich schützen, indem sie sagen: »Ich weiß noch nicht, wie lange ich bleiben werde.« Sie müssen die Möglichkeit haben, wegzukommen, falls die »Hexe« auftaucht. Es ist notwendig, dass sie mit dem eigenen Auto kommen, sie sollten niemals bei jemandem mitfahren. Sie müssen vollkommen klar machen, dass sie kommen und gehen werden, wie sie es für richtig halten. Generell sollten sie nur kurze Besuche machen und Diskussionen über kontroverse Themen vermeiden. Sie sollten es vermeiden, allein mit ihrer Mutter zu sein.

Die Strukturierung einer Beziehung mit der »Hexe« setzt Wachheit voraus für jedes Anzeichen, dass die »Hexe« auftauchen und die gute Mutter in den Hintergrund drängen wird. Die Mutter einer Patientin seufzte wehmütig: »Es macht mir so viel Freude, mit dir zu reden, lass uns nächste Woche miteinander zum Einkaufen gehen.« Die erwachsene Tochter antwortete ganz direkt: »Wir kommen besser miteinander klar, wenn unsere gegenseitigen Besuche relativ kurz sind. Ich möchte lieber nicht mit dir einkaufen gehen.« Weil die »Hexe« oft gerade nach Phasen der Nähe in Erscheinung tritt, sind ihre Kinder eher argwöhnisch gegenüber Hilfsangeboten und Situationen, die Gelegenheit zu größerer Nähe bieten.

Emotionale Fallen sind nicht immer sofort zu erkennen. Schon eine versteckte Anspielung oder ein unterschwelliges Sich-Einschleichen in die Gefühle der anderen kann Angst und Schuldgefühle auslösen. Wer jedoch seiner Intuition vertraut, lebt nach De Becker (1997) nicht mehr in ständiger Angst. Die Mutter einer Patientin sagte wie beiläufig zu ihrer Tochter, sie glaube nicht, dass sie noch lange lebe. Die Mutter sagte, »sie habe das in den

Knochen«, und ließ durchblicken, ihre Tochter könne ruhig mehr Zeit mit ihr verbringen. Die Tochter spürte etwas Schneidendes in ihrer Stimme, und sie fühlte sich mit einem Mal wie ein Fisch an der Angel. Ihr war unbehaglich zumute, weil sie instinktiv spürte, dass ihre Mutter absichtlich an ihr Schuldgefühl appellierte. Schließlich antwortete sie, sie habe sich selbst in der letzten Zeit nicht wohl gefühlt und brauche Zeit zum Ausspannen. Die Kinder der »Hexe« müssen ihrer Intuition vertrauen, nicht ihrer Mutter.

Schritt 3: Klären Sie die Konsequenzen: Durch Handeln, nicht durch Worte

> »Jetzt war sie frei und konnte endlich wieder tun, was sie wollte! Spornstreichs rannte sie hinaus in den Hof, um dem Löwen mitzuteilen, dass die böse West-Hexe ihr wohlverdientes Ende gefunden hatte und dass sie keine Gefangenen mehr waren.«
>
> *Der Zauberer von Oz*

Erwachsen zu sein bedeutet, dass man frei ist, zu tun, was man will, dass man die Konsequenzen des eigenen Verhaltens akzeptiert und auch, dass man darauf hinweist, welche Konsequenzen es hat, wenn die eigenen Grenzen verletzt werden. Die Klärung der Folgen lehrt andere, die Grenzen des eigenen Selbst zu respektieren. Die erste Regel für jede Art der Interaktion mit der »Hexe« bezieht sich auf die Sicherheit, sowohl ihre eigene wie auch die des Sohnes oder der Tochter. Erwachsene Kinder bekräftigen, dass sie eine von der »Hexe« getrennte Existenz haben, indem sie Distanz schaffen, sobald sie sich bedroht, provoziert oder gefährdet fühlen. *Die Folge eines Verhaltens, das die Sicherheit anderer gefährdet, ist die Schaffung größerer Distanz.*

Zum andern können erwachsene Kinder die »Hexe« entwaffnen, wenn sie auf ihre Provokationen und Drohungen, ihre Gefühlsaufwallungen und auf die Fallen, die sie anderen stellt, einfach nicht reagieren. Der erwachsene Sohn, die erwachsene Tochter bestimmen, welche Informationen sie ihrer Mutter geben, wie viel Zeit sie mit ihr verbringen und wie viel Nähe sie zulassen wollen. Die Beziehung mit der »Hexe« sollte so strukturiert werden, dass das eigene Bedürfnis nach Sicherheit, das Bedürfnis nach einem eigenen Raum, nach Ordnung und Höflichkeit im Zentrum steht. Die Konsequenz einer Verletzung der eigenen Grenzen durch die Mutter sollte stets die gleiche sein – der Sohn, die Tochter sollte weggehen, flüchten, und sich so von der »Hexe« befreien.

Ein Patient und seine Geschwister fürchteten sich stets vor den Feiertagen, die sie bei ihrer Mutter zu verbringen pflegten; dort fühlten sie sich aber wie früher in der Kindheit von der »Hexe« in die Falle gelockt. Als diese »Kinder«, die bereits im mittleren Lebensalter waren, den Vorschlag machten, den Thanksgiving Day einmal woanders, nämlich bei dem Sohn zu feiern, fauchte die Mutter wütend: »Ihr habt nichts als Scheiße im Kopf!« und sie beendete das Gespräch mit den Worten: »Zum Teufel mit dem Thanksgiving Day und zum Teufel mit euch allen!« Obwohl diese Menschen in ihrem Beruf kompetent und hoch geachtet waren, hatten sie schwer mit Angst und Schuldgefühlen zu kämpfen und erwarteten nichts anderes als Bestrafung dafür, dass sie es gewagt hatten, ihre Gefühle zum Ausdruck zu bringen. Trotzdem feierten sie dieses Mal den Thanksgiving Day ohne ihre Mutter, denn sie hatten begriffen, dass es *ihre* Entscheidung, die Entscheidung der Mutter war, wenn sie nicht dabei sein wollte.

Wenn die erwachsenen Kinder der »Hexe« überleben wollen, müssen sie beides bekämpfen, ihren Hass und ihre Angst. Etty Hillesum (In: Todorov 1996) war 29 Jahre alt, als sie in einem Konzentrationslager starb, aber die Tagebücher, die sie führte, sind eine Inspiration für alle, die Unterdrückung, Misshandlung oder Ungerechtigkeit erleiden. Sie schreibt über den inneren Kampf gegen den Hass, den einzigen Kampf, den man selbst kämpfen und gewinnen kann. Die erwachsenen Kinder der »Hexe« müssen diesen Kampf gewinnen, um sich selbst zu retten. Todorov beschreibt in seinem Buch *Angesichts des Äußersten* den Sieg, den Etty Hillesum über den Hass errang, so:

Wenn man den Feind so hasst, wie er einen selbst hasst, wird das Böse in der Welt nur stärker. Eine der schlimmsten Folgen dieser Besatzung und dieses Kriegs, denkt Etty, ist die, dass die Opfer der Nazis ihren Henkern mehr und mehr gleichen. »Wenn wir durch unseren Hass zu ebensolchen wilden Bestien verkommen sind wie sie, nützt alles nichts mehr.« Wer keinerlei Ähnlichkeit zwischen sich und den anderen erkennt, wer nur das fremde Böse, aber nicht das eigene sieht, der ist (tragischerweise) dazu verurteilt, seinen Feind zu imitieren. Wer hingegen das Böse auch in sich selbst zu erkennen vermag und folglich merkt, dass er dem Feind ähnlich ist, gerade der unterscheidet sich wirklich von ihm (S. 242).

Wie kann man aufhören zu hassen? Primo Levi, der die Konzentrationslager der Nazis überlebt hatte, war unfähig, seine Erinnerung zu artikulieren, bis er seiner späteren Frau begegnete; erst die Tatsache, dass er geliebt wurde, verwandelte ihn und befreite ihn aus den Klauen der Vergangenheit. Die Kinder von Borderline-»Hexen« können nur dann aufhören zu hassen, wenn sie die Erfahrung machen, geliebt zu werden. Eine therapeutische Beziehung, ein Ersatzvater oder eine Ersatzmutter, eine Beziehung zu einem Erwachsenen, der überzeugt davon ist, dass dieser Mensch gut und wertvoll ist – das ist die einzige Erfahrung, die den Hass mildern kann. Der kleinste Lichtstrahl, das kleinste Zeichen von Liebe kann einen ermatteten Geist wieder zum Leben bringen – denn die Kinder der Borderline-»Hexe« leben wie alle Gefangenen von der Hoffnung.

Es gibt keinen Ersatz für eine liebende Beziehung, nur durch sie kommt ein Heilungsprozess in Gang. Kinder von Borderline-»Hexen«, die sich im Erwachsenenalter nach innen kehren, weg von den anderen und weg von der Welt, werden nie von den Wunden der Vergangenheit geheilt. Eine liebende Beziehung gibt Sicherheit und Freiheit und stellt die Selbstachtung wieder her. Da gibt es keine Abkürzung, kein Rezept, kein Zwölf-Punkte-Programm, mit dessen Hilfe jemand vom Selbsthass geheilt werden könnte. Da hilft nur Liebe. Erst eingehüllt in die Sicherheit einer gesunden, liebenden Beziehung ist es möglich, zurückzublicken und die Leiden der Vergangenheit anzuerkennen.

Häufig spüren die erwachsenen Kinder von Borderline-»Hexen« genau, wo ihre persönlichen Grenzen sind, die es ihnen zum Beispiel unmöglich machen, im Alter für ihre Mutter zu sorgen. Eine 59-jährige Patientin beschreibt ihren Standpunkt ehrlich und direkt:

»Ich habe meiner Mutter klar gemacht, dass sie nie mit mir zusammenleben wird. Es würde nie funktionieren, wenn ich versuchen würde, für sie zu sorgen. Wir brächten uns beide in Gefahr. Wir wären beide nicht sicher.

»Niemand versteht das (...). Jeder andere sieht nur eine süße alte Dame. Ich erinnere mich, dass ich einmal von einer Pastorin gehört habe, die ihre Mutter misshandelt haben soll. Eine Nachbarin sah, wie die Tochter ihre Mutter schlug. Mein erster Gedanke war, dass die »süße«, kleine, alte Mutter gemeine, herabsetzende, schreckliche Dinge zu ihrer Tochter sagte, und die Tochter schließlich zurückschlug. Ein Mensch kann nur bis zu einem gewissen Grad Dinge einstecken. Auch ich hätte das sein können, aber ich werde mich nicht in eine solche Situation bringen lassen.«

Die erwachsenen Kinder von Borderline-»Hexen« müssen ihrer Mutter die Folgen ihres Verhaltens mehr durch Handeln klar machen als durch Reden, und zwar indem sie *nicht sagen*, was sie denken oder fühlen. Sie können ihre eigene Macht festigen, indem sie auf ihre inneren Stimmen hören: »Ich werde ihr das und das nicht sagen ...« oder »Ich werde es nicht zulassen, dass ich wütend werde ...« oder »Ich werde nicht zulassen, dass sie bei mir wohnt.« Die Kinder von Borderline-»Hexen« lernen, was die Überlebenden der Konzentrationslager lernen mussten: dass das Erleben und Enthüllen von

Gefühlen »nicht nur das Urteilsvermögen schwächte und die Entscheidungskraft unterhöhlte, sondern das Leben aller in Gefahr brachte« (Des Pres 1976, S. 131).

Wenn sie über ihre Kindheit nachdenken, dann haben die erwachsenen Kinder von Borderline-»Hexen« ein Gefühl, als ob sie durch die Hölle gegangen wären, in der es, wie Dante wusste, absolut keine Hoffnung gibt. Grausamkeit, die einem durch die eigene Mutter zugefügt wird, ist mit keiner anderen Grausamkeit zu vergleichen. Das Kind verdrängt seine Wut oder es wendet sie gegen das Selbst oder diejenigen, die die Mutter repräsentieren. Sehr häufig fordert die internalisierte Wut ihren Tribut in Form von körperlichen Beeinträchtigungen, sie kann mitverantwortlich sein für Störungen des Immunsystems und zahlreiche andere körperliche Beschwerden. In ihrem Buch *Du sollst nicht merken* schreibt Alice Miller (1981):

Die Wahrheit unserer Kindheit ist in unserem Körper gespeichert, und wir können sie zwar unterdrücken, aber niemals verändern. Es kann gelingen, unseren Intellekt zu betrügen, unsere Gefühle zu manipulieren, unsere Wahrnehmungen zu verwirren und unseren Körper mit Medikamenten zu belügen. Aber irgendwann präsentiert er uns doch seine Rechnung: denn unser Körper ist unbestechlich wie ein noch nicht gestörtes Kind, das sich auf keine Ausreden und Kompromisse einlässt und das erst aufhört, uns zu quälen, wenn wir der Wahrheit nicht mehr ausweichen (S. 410).

Der Körper spricht für die Seele, wenn die Seele keine Stimme findet.

Überlebende bringt man nicht zum Schweigen. Ein Überlebender eines Konzentrationslagers (Des Pres 1976) enthüllte in seinem Tagebuch: »Ich wage nicht zu hoffen, dass ich diese Zeit überleben werde, aber ich muss arbeiten, als ob meine *Worte* überleben würden« (S. 40). Der Auschwitz-Überlebende Primo (2002) schreibt in diesem Zusammenhang:

Diejenigen, die in Gefangenschaft gewesen sind (…) lassen sich in zwei deutlich unterscheidbare Kategorien gruppieren, die nur in seltensten Fällen Zwischentöne aufweisen: die, die schweigen, und die, die berichten. Beide haben gute Gründe. Die, die schweigen, empfinden jenes Unbehagen, das ich vereinfachend ›Scham‹ genannt habe (…). Die anderen, die, die sprechen (…) sprechen, weil sie, auf verschiedenen Ebenen des Bewusstseins, in ihrer (…) Gefangenschaft den Mittelpunkt ihres Lebens erblicken, jenes Ereignis, das im Guten wie im Bösen ihre gesamte Existenz bestimmt hat (S. 152).

Ein Schmerz, der zum Ausdruck gebracht, der gehört und von anderen

Menschen bestätigt wird, ist nicht vergebens. Ein Schmerz, der wahrgenommen und gehört wird, kann auch ertragen und geheilt werden.

Die Kinder der »Hexe« wachsen heran. Sie lernen es, über ihre Erfahrungen zu sprechen; sie erinnern sich an die Wahrheit. Andere bleiben für immer stumm, sie schützen sich vor dem unerträglichen Horror, die Wahrheit zu sagen, die ihnen niemand glaubt.[17] Und diejenigen, die sprechen, stellen fest, dass sehr wenige Menschen bereit sind, zu hören, was sie zu sagen haben.

17 Primo Levi (2002) schreibt in seinem Buch *Die Untergegangenen und die Geretteten:* »Beinahe alle Zurückgekehrten erinnern sich, entweder im Gespräch oder in ihren schriftlich festgehaltenen Erinnerungen, an einen Traum, der sich in den Nächten der Gefangenschaft häufig einstellte, unterschiedlich in den Einzelheiten, aber im wesentlichen immer gleichbleibend: sie seien nach Hause zurückgekehrt, erzählten mit Leidenschaft und Erleichterung einer ihnen nahestehenden Person von den vergangenen Leiden und sähen, dass ihnen nicht geglaubt, ja nicht einmal zugehört würde. In der typischsten (und grausamsten) Version wandte sich der Angesprochene ab und ging schweigend weg« (S. 7f.).

13 Rückwärts leben

»›Rückwärts in der Zeit lebt!‹ wiederholte Alice mit großem Erstaunen. ›Davon habe ich noch nie etwas gehört!‹«

Lewis Carroll, *Alice hinter den Spiegeln*

»In der Therapie geht es überhaupt nur darum, über die Dinge zu sprechen, über die man nicht nachdenken will … die geheime Wahrheit über deine Familie, deine Gefühle und dich selbst. Das Hilfreichste, Wundervollste, was Sie zu mir gesagt haben, war, dass was auch geschehen würde, welchen Gefühlen ich mich auch stellen müsste, Sie mich damit nicht allein lassen würden … dass wir uns gemeinsam da hindurch arbeiten würden. Das sage ich auch meinen Kindern … und aus diesem Grund bin ich fähig, eine ganz andere Art von Mutter zu sein als meine Mutter es war.«

Laura scherzte, dass sie ihr Leben rückwärts lebte, indem sie für ihre Kinder die Art von Kindheit erschuf, die sie selbst brauchte. Sie hatte gar nicht gemerkt, dass sie in dem Bemühen, ihre Mutter zufrieden zu stellen, sich selbst verlassen hatte. Laura war fest entschlossen, dass sie diese Dynamik mit ihren eigenen Kindern nicht wiederholen wollte. Ich empfahl ihr Alice Millers Buch (1980) *Am Anfang war Erziehung*, weil Laura Unterstützung und Bestätigung für ihre Gefühle brauchte. Sie las das Buch mit großem Eifer und brachte es zu mehreren Sitzungen mit. Die Worte von Alice Miller rührten bei Laura sehr viel Wut und Traurigkeit auf, insbesondere die folgende Passage:

Gerade liebende Eltern müssten ja daran interessiert sein, zu erfahren, was sie unbewusst mit ihren Kindern tun. Wenn sie nichts darüber erfahren wollen und sich auf ihre Liebe berufen, dann haben sie nicht das Leben ihrer Kinder im Sinn, sondern die Sorge um eine gewissenhafte Buchhaltung im eigenen Sündenregister. Diese Sorge aber, die sie von klein auf mit sich tragen, hält sie davon ab, die Liebe zu ihren Kindern frei zu entfalten und aus ihr zu lernen (S. 311).

Alice Miller ermutigt erwachsene Kinder, Wut und Schmerz ihren Eltern gegenüber auszudrücken, nicht um die Eltern zu bestrafen oder zu ändern, sondern weil dies der einzige Weg ist, eine authentische Beziehung herzustellen. Die Kinder von Borderline-Müttern müssen selbst entscheiden, ob sie es wagen können, so ehrlich und offen zu sein oder nicht. Die Gefahr, herabgesetzt und zum Verstummen gebracht und zu werden, ist als drohender Schatten stets gegenwärtig. Das Wichtigste aber ist, dass der durch eine Borderline-Störung ausgelöste Teufelskreis unterbrochen werden kann durch die Art, wie die Kinder einer Borderline-Mutter ihre eigenen Kinder aufziehen. Sie müssen sich den Rat von Margaret Little (1993) zu Herzen nehmen:

Ein wichtiges Element der Integrität der Eltern ist ihre Bereitschaft, (...) vom Zeitpunkt der Empfängnis an (ob diese nun beabsichtigt war oder nicht) die volle Verantwortung für ihr Kind zu übernehmen, indem sie der Tatsache Rechnung tragen, dass es nicht darum gebeten hat, gezeugt oder geboren zu werden, und deshalb ein Recht auf seine Existenz und Individualität hat, ohne die Erwartung, dass es gefühlsmäßig oder auf irgendeine andere Art für seine Versorgung bezahlt oder dankbar sein muss (S. 171f.).

Wie Alice in *Alice hinter den Spiegeln* spüren die Kinder einer Borderline-Mutter, dass es noch eine andere Welt gibt, wo sie die Realität ihrer eigenen Kindheit umkehren können. Masterson (2004) schreibt: »Der Mensch mit dem falschen, dem reduzierten Selbst ist verunsichert und kann nicht durch die defensiven Strukturen seines Lebens, Denkens und Wahrnehmens der Realität hindurchsehen. Er spürt – versteht aber nicht – den hohlen Kern im Zentrum seines Lebens. Er hat zu lange mit Täuschung, Phantasie und den Mythen des falschen Selbst gelebt« (S. 106). Viele Borderline-Patienten kommen erst im mittleren Lebensalter zur Therapie, wenn die Sanduhr bereits halb durchgelaufen ist, die Zeit immer rascher verrinnt und das kompromittierte Leben eine existenzielle Depression ausgelöst hat. Auch die Kinder von Borderline-Müttern kommen in der Regel erst in der Mitte des Lebens zur Therapie, getrieben von der Sorge, ihr wirkliches Selbst zu befreien.

Aber auch wenn die Borderline-Mutter durch eine Therapie nicht geheilt wird, so kann sie durch Einsicht, Verstehen und die Anerkennung ihrer eigenen Gefühle doch so weit kommen, dass sie die Störung nicht zwangsläufig an ihre Kinder weitergibt. Miller (1980) schreibt: »Könnte eine Mutter fühlen, wie sie ihr Kind verletzt, müsste sie auch entdecken, wie sie selbst einst verletzt wurde, und könnte sich so von ihrem Zwang zur Wiederholung befreien« (S. 45). Viele Borderline-Mütter gehen in eine Therapie, weil sie wissen, dass ihr Verhalten für ihre Kinder zerstörerisch ist. Diejenigen, die es nicht wissen, und diejenigen, die es nicht wissen wollen, stehen sehr stark in der Gefahr, die Störung an die folgende Generation weiterzugeben. Aber Alice Miller (1980) hat durchaus Recht, wenn sie feststellt: »Es ist schlicht und einfach nicht wahr, dass Menschen fortfahren müssen, unter Zwang ihre Kinder zu verletzen, sie lebenslänglich zu schädigen und damit unsere Zukunft zu zerstören« (S. 11).

Falsche Überzeugungen

James Thurbers (1931) Fabel »Das Einhorn im Garten« illustriert den Kampf um die geistige Gesundheit, wie die Kinder von Borderline-Müttern ihn nur allzu oft erleben. In der Geschichte Thurbers entdeckt ein Mann in seinem Garten ein Einhorn, das Rosen frisst, und stürzt ins Schlafzimmer, um seine Frau zu wecken. »Im Garten ist ein Einhorn und frisst Rosen!« verkündet er. Sein Frau schaut ihn verächtlich an und sagt, jedermann wisse, dass es gar keine Einhörner gibt. Der Mann rennt wieder in den Garten hinaus und füttert das Einhorn mit einer Lilie. Zum zweiten Mal versucht er, seine Frau aufzurütteln und ihr von dem wundersamen Ereignis zu erzählen. Die Frau wird ärgerlich, sie sagt, er sei ein »Narr« und droht, sie werde ihn »ins Narrenhaus« stecken. Nachdem ihr entmutigter und verletzter Mann das Haus verlassen hat, ruft die Frau die Polizei sowie einen Psychiater mit der Aufforderung, sie sollten schleunigst zu ihrem Haus kommen und eine Zwangsjacke mitbringen. Als der Psychiater und die Polizei eintreffen, erzählt sie ihnen die Geschichte ihres Mannes über das Einhorn. Bei der Rückkehr des Mannes fragt der Psychiater: »Haben Sie Ihrer Frau erzählt, sie hätten ein Einhorn gesehen?« »Natürlich nicht«, antwortet der Mann. »Das Einhorn ist ein Fabeltier.« Der Psychiater teilt dem Mann mit, seine Frau sei »total übergeschnappt«, und gibt der Polizei Anweisung, sie »in eine Anstalt« zu bringen.

Die erwachsenen Kinder von Borderline-Müttern fühlen sich oft wie die Charaktere in Thurbers Geschichte. Manchmal fühlen sie sich wie der Ehemann und hoffen, ihre Erregung und ihr Staunen anderen mitteilen zu können, aber man glaubt ihnen nicht, sie werden mit Misstrauen betrachtet und entwertet. Dann wieder fühlen sie sich wie die Ehefrau, sie haben die Nase voll von verrückten Geschichten und wilden Erfindungen, von Lügen, Täuschung und Betrug. Ganz egal, welche Richtung sie einschlagen in dem emotionalen Labyrinth, in dem sie sich befinden, am Ende haben sie das Gefühl, verrückt zu sein. Ihr Leben ist voll falscher Überzeugungen, voller Märchen, Fantasien, Lügen, Entstellung und Täuschung.

»Aber du weißt doch, dass sie dich liebt.«

Wenn die »gute Mutter« in der Borderline-Patientin ihr kleines Kind in den Armen hält und tröstet, ist das Wohlbefinden des Kindes vorübergehend wieder hergestellt. Das Dunkel im Innern der Mutter, im Innern des Selbst und im ganzen Universum wird hell. In das Chaos kommt Ordnung. Die gestaltlose Leere ist nicht mehr, wenn der Tag klar von der Nacht getrennt ist und Wind und Meer zur Ruhe gekommen sind. Warum der Orkan für diesmal vorübergegangen ist, ist dem Kind egal, es ist einfach dankbar, dass es ins Paradies in den Armen der »guten Mutter« zurückkehren darf. Von dort aus erlebt es, jedenfalls für den Augenblick, die Welt als gut. Leider ist die »gute Mutter« eine flüchtiger Ich-Zustand, und der Orkan kommt unweigerlich zurück. Wenn die Kinder dann herangewachsen sind, haben sie oft Angst vor der »guten Mutter«, weil jedes Mal nach ihrem Erscheinen das Chaos doch wiederkehrt.

Primo Levi (2002), der das Konzentrationslager überlebt hat, schrieb, dass Mitgefühl und Brutalität in ein und demselben Individuum und zum gleichen Zeitpunkt nebeneinander existieren können, gegen alle Logik. Das wissen auch die Kinder von Borderline-Müttern von frühester Kindheit an, sie spüren, dass mit ihrer Mutter etwas nicht stimmt. Musiktheoretiker (Kramer 1998) gebrauchen den Begriff *counterdiscourse,* um die zutiefst verstörende Erfahrung zu beschreiben, die wir machen, wenn wir eine Botschaft empfangen, in der ein Kommunikationsparameter einem andern total widerspricht, wenn zum Beispiel ein Musikstück, das seinem Charakter nach mit weicher Eleganz gespielt werden sollte, hart und laut gespielt wird. Entsprechende menschliche Erfahrungen sind eine erdrückende Umarmung, ein unheimliches, Schaudern machendes Lächeln oder ein eisiges Kompliment. Während das Gehirn darum ringt, die zwei miteinander im Streit liegenden Erfahrungen zu verarbeiten, ist die viszerale Reaktion unerträglich.

Eine Vorschulerzieherin, die einen dreijährigen Jungen dabei beobachtete, wie er während des Unterrichts einen Kaugummi kaute, ging ganz ruhig zu dem Kind hin und sagte sanft: »Tommy, hast du Kaugummi im Mund?« Ohne Scheu blickte der kleine Junge zu ihr auf und antwortete ehrlich: »Ja, Mrs. Baker. Meine Mami hat ihn mir gegeben.« Immer noch lächelnd und mit sanfter Stimme sagte die Lehrerin: »Tommy, ich möchte, dass du den Kaugummi aus dem Mund nimmst und ihn dir auf die Nasenspitze klebst. Du wirst den Kaugummi heute auf der Nase tragen!« Die vertrauensvolle Zufriedenheit wich jäh aus dem Gesicht des Jungen, während er fragend auf die Lehrerin blickte und die doppelbödige Botschaft zu verarbeiten versuchte. Sein Vertrauen war tief erschüttert, und dennoch gehorchte er der Anweisung der Lehrerin, während im Klassenzimmer Gelächter ausbrach. Kleine Kinder haben keine andere Wahl, als Misshandlungen durch Erwachsene zu tolerieren. Jemand anders muss hinschauen. Jemand anders muss helfen.

Als Kind hatte Laura gehofft, dass ihre Tante das bizarre Verhalten ihrer Mutter bemerken würde. Statt dessen sagte ihre Tante immer wieder zu Laura, welches Glück es doch sei, dass sie eine Mutter habe, die sie liebe. Sie sagte, Laura müsse »die Selbstachtung ihrer Mutter aufbauen«, womit sie die pathologische Rollenumkehr noch verstärkte. Erwachsene, die von ihren Eltern stets misshandelt und missbraucht worden sind und diese dennoch nach wie vor idealisieren, sind unfähig, das Absurde an ihrer Situation zu sehen – dass sie jemandem vertrauen sollen, vor dem sie Angst haben. Niemand erwartet von den Insassen eines Konzentrationslagers, dass sie ihren Unterdrückern vertrauen.

Man sagt den Kindern von Borderline-Müttern häufig: »Deine Mutter liebt dich«, »So ist sie eben«, »Sie hat es nicht so gemeint« oder »Sie kann nichts dafür« – als ob die Kinder ihre eigene innere Wahrnehmung ignorieren sollten, die ihnen sagt, dass die Mutter sie ständig verletzt. Derartige Botschaften tragen nicht nur dazu bei, dass die berechtigte Wut des Kindes, sein Leid und sein Schmerz, verdrängt werden – sie führen auch dazu, dass die Kinder glauben, das Verhalten ihrer Mutter sei im Rahmen des Üblichen und müsse akzeptiert werden. *Wer unangemessenes Verhalten oder Missbrauch und Misshandlung toleriert, verrät sein eigenes Selbst. Kleine Kinder haben keine Wahl, erwachsene Kinder sehr wohl.* Wenn erwachsene Kinder Misshandlung oder Missbrauch tolerieren, inszenieren sie erneut die Opferung des Selbst. Bleibt nur zu hoffen, dass sie von ihren eigenen Kindern nicht erwarten, Grausamkeit, Täuschung oder Misshandlung zu tolerieren. *Etwas stimmt nicht, wenn wir vor der Person, die uns liebt, Angst haben. Wer uns auffordert, einer Person, vor der wir Angst haben, zu vertrauen, handelt nicht in unserem Interesse …*

»Kann sie etwas dafür oder nicht?«

Weil die Kinder von Borderline-Müttern nicht nur Angst vor ihren Müttern haben, sondern auch Mitleid empfinden, wissen sie oft nicht, ob es Recht ist, ihre Gefühle wegen des bizarren Verhaltens der Mutter überhaupt zum Ausdruck zu bringen. Sie fragen den Therapeuten: »Kann sie etwas dafür oder nicht?« Die Antwort ist »ja« und »nein«. Ja, sie kann lernen, ihr Verhalten zu kontrollieren, wenn sie merkt, dass es negative Folgen haben wird. Nein, denn sie ist nicht fähig, ihr Empfinden zu verändern. Aber auch wenn die Gefühle der Verzweiflung, der Angst, der Wut, der Leere und des rasenden Zorns, die ihrem Verhalten zugrunde liegen, sich nicht ändern, kann sie doch ihr Verhalten ändern. Die Ironie der Situation liegt darin, dass gerade ihre Angst vor dem Verlassenwerden ihren erwachsenen Kindern die Macht gibt, die Beziehung zu strukturieren. Eine alternde Mutter braucht ihre erwachsenen Kinder mehr als umgekehrt. *Die Angst der Borderline-Mutter vor dem Verlassenwerden gibt ihnen die Macht, die Beziehung zu erhalten, indem sie sie so strukturieren, dass ihre eigenen Bedürfnisse berücksichtigt werden.* Sie müssen ihr Leben rückwärts leben.

Rückwärts leben

> »Ach, Mieze! Wie schön das wäre, wenn wir in das Spiegelhaus hinüber könnten! Sicherlich gibt es dort, ach! so herrliche Dinge zu sehen! Tun wir doch so, als ob aus dem Glas ein weicher Schleier geworden wäre, dass man hindurchsteigen könnte.«
>
> *Alice hinter den Spiegeln*

Die Kinder von Borderline-Müttern können sich selbst nicht verstehen, wenn sie nicht zunächst einmal ihre Mütter verstehen. Zwar ist das Spiegeln zwischen Kleinkind und Mutter ein wechselseitiger Prozess, doch für das Kleinkind ist die Interaktion eine Frage des Überlebens. Gopnik und seine Kollegen (1999) legen dar, dass »das Verstehen der Menschen um einen herum (…) ein Teil des Prozesses ist, in dessen Verlauf wir selbst eine bestimmte Art von Person werden. Während Kinder lernen, wie Geist und Seele anderer beschaffen sind, lernen sie zugleich, wie ihr eigener Geist und ihre eigene Seele beschaffen sind« (S. 24). Die Kinder von Borderline-Müttern wissen nicht, wie ihr eigener Geist beschaffen ist, und sie erschrecken angesichts dessen, was sie bei ihren Müttern sehen. Bei Gopnik und Kollegen steht auch: »Die weit geöffneten Augen, die manchmal bis auf den Grund unserer Seele zu dringen scheinen, tun tatsächlich genau das, sie entziffern unsere tiefsten Gefühle« (S. 1). Die Kinder von Borderline-Müttern versuchen, das Dunkel im Innern der Mutter nicht zu sehen. Obgleich sie ihre Hilflosigkeit, ihre Leere, ihre Angst und ihre Wut spüren, entwickeln sie Abwehrstrategien, die verhindern, dass sie vollkommen in Angst versinken.

Bindungsforscher (Shore 1997) berichten, wenn »ein Kind ein ängstlich-vermeidendes Bindungsverhalten aufweist, verhält es sich tendenziell so, als ob die Betreuungsperson nicht im Raum wäre« (S. 35). Diese Forschungen geben auch Hinweise darauf, dass aus Kindern, deren Mütter sich manchmal versagend, aber bei anderen Gelegenheiten nährend verhalten, in der Regel extrem abhängige und ängstliche Erwachsene werden. Als Erwachsene verhalten sich die Kinder von Borderline-Müttern so, als ob ihre Mutter »nicht im Raum wäre«. Sie ignorieren sie auch dann, wenn sie unmittelbar mit ihr zusammen sind, um ihre Angst zu mindern; oder sie lassen sich ein Leben lang von der Bedürftigkeit der Mutter aufzehren. Mit Hilfe einer Therapeutin kann es den erwachsenen Kindern jedoch gelingen, eine entspanntere Beziehung aufzubauen, sie müssen dann in Gegenwart der Mutter nicht länger so tun, als ob sie nicht anwesend wäre. Die Therapie hilft ihnen, an ihrem wahren Selbst auch in Gegenwart ihrer Mutter festzuhalten.

Das Selbst neu erschaffen

Zwar hegt jeder von uns ein paar falsche Überzeugungen in Bezug auf das eigene Selbst, Borderline-Mütter jedoch halten in einzigartiger Weise an bestimmten Kombinationen falscher Überzeugungen fest, die aus ihrer Kindheitserfahrung stammen. Leider ist ihre Sicht von der Welt, von sich selbst und von ihren Kindern in ihrem Gehirn fest verdrahtet und schwer zu verändern. Generell sind die falschen Überzeugungen eines Erwachsenen in Bezug auf das eigene Selbst nur schwer zu verändern, unter anderem auch deshalb, weil das Gehirn eines Erwachsenen weniger lernfähig ist als das Gehirn eines Kindes. Die Behandlung einer Borderline-Mutter ist deshalb schwieriger und Zeit raubender als die Behandlung ihres Kindes. Entwicklungsforscher (Gopnik u.a. 1999) haben dargelegt, dass kleine Kinder

internalisierte Arbeitsmodelle [erschaffen], die systematische Abbilder davon sind, wie die Menschen sich aufeinander beziehen – Theorien der Liebe (...). Wie wissenschaftliche Theorien können sie bei genügend neuem Beweismaterial verändert werden. Wenn Kinder neue Informationen darüber erhalten, wie Menschen funktionieren, besonders wie Menschen in intimen Beziehungen funktionieren, modifizieren sie ihre eigenen Ansichten. Selbst missbrauchte Kinder scheinen lang andauernde Schädigungen zu überwinden, wenn jemand da ist, der sich nicht abwendet (S. 49).

Zwar haben die Neurowissenschaftler (Shore 1997) nachgewiesen, dass der Mangel an beständiger, liebevoller und einfühlsamer Fürsorge während der Kindheit die Biochemie des Gehirns verändert, aber sie haben auch entdeckt, dass sich aufgrund der Plastizität des Gehirns und als Antwort auf neue Situationen und Erfahrungen auch weiterhin neue neuronale Pfade entwickeln können.

Masterson (2004) schreibt, der Therapeut sei der »Hüter des wahren Selbst«. Lang andauernde Schwierigkeiten in intimen Beziehungen ergeben sich aus der Spaltung der Wahrnehmung von der Mutter wie auch aus der Spaltung der Wahrnehmung des Selbst. Das »gute Ich« ist gefügig, folgsam, unreif und passiv. Das »böse Ich« möchte wachsen, sich ablösen, die Welt erforschen, autonom und abenteuerlustig sein: »Die ›gute‹ Mutter billigt das

›gute‹ Kind, während die ›böse‹ Mutter das ›böse‹ Kind missbilligt. Die ›gute‹ Mutter fördert und ermutigt das regressive Verhalten, während die ›böse‹ Mutter sich angesichts des auftrumpfenden Verhaltens des Kindes feindselig, kritisch und zornig gibt« (S. 104). Die Überzeugung des Kindes, dass das »gute Ich« kein Recht auf Selbstbehauptung hat, führt dazu, dass die Betroffenen kein erfülltes Leben führen können.

Die Veränderung falscher Überzeugungen in Bezug auf das eigene Selbst setzt voraus, dass neue neuronale Pfade im Gehirn entstehen. Obgleich Borderline-Mütter und ihre Kinder von antidepressiven und angstlösenden Medikamenten durchaus profitieren können, bedarf es doch einer Langzeittherapie, damit die neuronalen Pfade neu verdrahtet und sowohl das Selbst als auch die Welt positiver wahrgenommen werden. Die Sicherheit einer therapeutischen Beziehung ermöglicht das Auftauchen des wahren Selbst, ohne dass es beurteilt, kritisiert oder missverstanden wird.

Laura brauchte Schmerz und Zorn jetzt nicht mehr zu verdrängen, deshalb musste sie sie auch nicht auf ihre eigenen Kinder projizieren. Sie lernte den Unterschied zwischen Angst und Liebe kennen und war entschlossen, ihre Kinder mit Empathie und Mitgefühl für ihr wahres Selbst aufzuziehen. Sie beklagte die Verluste, die sie in ihrer eigenen Kindheit hatte hinnehmen müssen mit tief und echt gefühlter Trauer, und sie war von dem starken Gefühl beseelt, dass sie ein Recht darauf hatte, die Kinderjahre ihrer eigenen Kinder zu genießen.

Kinder von Borderline-Müttern verbringen oft ihr ganzes Leben mit dem immer neuen Versuch, ihre Mutter und sich selbst zu verstehen. Ständig sind sie damit beschäftigt, die mögliche Bedeutung einer Interaktion herauszubekommen oder ihre eigenen Wahrnehmungen wie auch die Intentionen der anderen zu überprüfen. Helene Deutsch, das erste führende weibliche Mitglied in Freuds Wiener Gesellschaft für Psychoanalyse, fühlte sich aufgrund ihrer ablehnenden Gefühle gegenüber ihrer eigenen Mutter gedrängt, das Thema der Nichtauthentizität und der »falschen Identität« zu untersuchen (siehe Sayers 1994, S. 35).

Die Kinder von Borderline-Müttern müssen intensive Gefühle der Wut nicht nur gegen ihre Mütter, sondern auch gegen ihre Väter durcharbeiten. Masterson weist auf die Bedeutung des abwesenden Vaters in den Geschichten von *Schneewittchen* und *Aschenputtel* hin. Die Abwesenheit des Vaters in diesen Geschichten gibt einen Hinweis auf das Drama, das Kinder von Borderline-Müttern im wirklichen Leben durchmachen. Die Tatsache, dass der Vater die pathologische Dynamik zwischen Mutter und Kind nicht durchbricht, führt dazu, dass das Kind die Wunschfantasie entwickelt, von dem fortwährenden Kampf um sein emotionales Überleben erlöst zu werden.

Der Vater jedoch ist oft hin- und hergerissen zwischen der Loyalität zu seiner Frau und der Loyalität zu seinen Kindern. Die rachsüchtige Wut der Borderline-Ehefrau und ihre Empfindlichkeit gegenüber den geringsten Anzeichen, dass sie verlassen werden könnte, führen nicht selten dazu, dass Vater und Kinder wie gelähmt sind und ständig zwischen den Objekten ihrer Liebe hin und her gerissen werden. Die Kinder von Borderline-Muttern verdrängen häufig ihre Wut auf die Väter und sind meist erst nach einer längeren Therapie fähig, diese schrecklichen Gefühle auszudrücken. Die Idealisierung des Vaters bewahrt sie davor, dass Depression und Wut an die Oberfläche treten, und schützt so das Kind vor dem Gefühl, völlig verwaist zu sein.

Ohne Behandlung können die Kinder von Borderline-Müttern die entscheidende Aufgabe, von der ihr Überleben abhängt, oft nicht erfüllen: die Aufgabe, ihre Mutter zu verstehen. Es ist bekannt, dass Depressionen bei der Mutter Einfluss auf den Teil des Gehirns haben, der für den Ausdruck und die Regulation von Gefühlen zuständig ist, und chronischer Stress kann zu chronischer Krankheit führen (Shore 1997). Therapeuten machen immer wieder die Erfahrung, dass die »nur bösen« Kinder von Borderline-Müttern oft an Störungen des Autoimmunsystems leiden, wie zum Beispiel an Lupus (Hautkrankheit), Sklerodermie, chronischer Müdigkeit oder Fibromyalgie. Die unbewusste Verhärtung der Muskeln aufgrund eines chronischen Angstzustandes verlangt schließlich ihren Tribut und führt in den meisten Fällen zu körperlichen Beschwerden. Die Art der Bindung an die Mutter hat einen entscheidenden, alles durchdringenden Einfluss auf das Selbst, auf das körperliche wie auf das emotionale Selbst.

Um der Zukunft willen müssen die erwachsenen Kinder von Borderline-Müttern in die Vergangenheit zurückkehren. Die zweite Hälfte ihres Lebens kann zur besten Zeit ihres Daseins werden, wenn es ihnen gelingt, ihr wahres Selbst auszugraben und den verlorenen Reichtum ihrer Natur wieder zu entdecken, ihren freien Willen und ihr ungehindertes kreatives Selbst. Viele erwachsene Söhne und Töchter von Borderline-Müttern, die eine Therapie angefangen haben, berichten von verstörenden Träumen, in denen sie wieder auf der High School sind und sich zutiefst schämen, weil sie, bereits im mittleren Lebensalter, noch etwas nachholen müssen, was sie versäumt haben. Sie berichten, dass sie in diesen Träumen wütend und voller Groll sind und dass sie sich schämen, weil ihnen niemand die richtige Anleitung gegeben oder ihre Aufgabe deutlich erklärt hat. Unbewusst wissen sie, dass sie einen Entwicklungsschritt versäumt haben, der im Verlauf der Adoleszenz fällig gewesen wäre, dass sie auf Trennung und Individuation nicht genügend vorbereitet waren. Ihre Angst fokussiert sich auf die Tatsache, dass sie nicht wissen, was sie jetzt tun sollen, dass sie sich verloren und verlassen fühlen.

Eine Therapie zu machen, ist der einzige Weg, und den müssen sie jetzt gehen. Es gibt kein größeres Geschenk als ein Leben, in dem Liebe und Freude sich ungehindert entfalten können. Und die Beziehung zwischen Therapeut und Patient gibt den Betroffenen schließlich die Möglichkeit, das »Diplom« zu erlangen, das erforderlich ist, um eine hellere Welt betreten zu können.

Das Licht finden

Jeder Tag bringt uns der Entwirrung des verwickelten Netzes, als das wir die Borderline-Störung wahrnehmen, näher. Je enger verschiedene Disziplinen zusammenarbeiten, um so größer ist die Wahrscheinlichkeit, dass die Forscher bald effizientere Methoden zur Behandlung der kognitiven und emotionalen Dysfunktion entdecken, durch welche die Borderline-Störung gekennzeichnet ist. In seiner Schrift »Das Unbehagen in der Kultur« legte Freud (1929) dar: »Die Annahme der Erhaltung alles Vergangenen gilt auch für das Seelenleben nur unter der Bedingung, dass das Organ der Psyche intakt geblieben ist, dass sein Gewebe nicht durch Trauma oder Entzündung gelitten hat« (S. 203). Die Neurologen wissen, dass Menschen, die ein Kindheitstraum erlitten haben, in bestimmten Hirnregionen »häufig an chronischer Hyperaktivität leiden«, und dass die Gehirne von Menschen, die an einem posttraumatischen Stresssyndrom leiden, sich von den Gehirnen depressiv Erkrankter unterscheiden (Heit u. a. 1999, S. 5).

Es gibt allen Grund zu der Hoffnung, dass die Borderline-Störung verhindert, wenn nicht eines Tages geheilt werden kann. Auch wenn wir Kindheitstraumen und Verluste nicht verhindern können, so können wir doch vielleicht das Entstehen einer Borderline-Störung verhindern, indem wir es Kindern ermöglichen, ihren Schmerz wirklich offen auszudrücken. Kinder, die überwältigende Gefühle ausdrücken dürfen, werden nicht in ihrem Schmerz ertrinken. Lewis Carroll hat uns in *Alice im Wunderland* eine Ahnung von den Gefühlen des Kindes gegeben: »›Wenn ich doch nicht so viel geweint hätte!‹ sagte Alice, während sie hin und her ruderte, um aus dem Wasser herauszukommen. ›Zur Strafe dafür soll ich jetzt anscheinend in meinen eigenen Tränen ertrinken!‹« (S. 23) Kinder müssen gehalten und gespiegelt werden, man muss sie trösten und beruhigen und ihnen während der gesamten Kindheit, ganz besonders aber nach Trennungs- und Verlusterfahrungen ein gewisses Maß an Kontrolle überlassen. Unerträglicher Schmerz, der ausgedrückt, wahrgenommen und von andern anerkannt und bestätigt wird, wird erträglich.

Die ideale Mutter akzeptiert die wirklichen Gefühle des Kindes, Wut und all das in liebevoller Weise, weil sie sich mit ihren eigenen, wahren Gefühlen in Bezug auf *ihre* Kindheit und Jugend auseinandergesetzt hat. Solche Mütter sind zwar selten, aber Kinder jeden Alters erkennen sie schnell, wenn sie ihnen begegnen. Jeden Sonntag beobachte ich in unserer Kirche, wie sich Scharen von kleinen Kindern um eine 81-jährige Frau drängen. Harriets strahlendes Lächeln ist ein Spiegel der Liebe und der Zuneigung, die sie allen Kindern gegenüber empfindet, sowie ihrer Überzeugung, dass sie in der Tiefe ihres Wesens gut sind. Ich fragte sie einmal nach ihrer eigenen Mutter. Tränen füllten ihre Augen, als sie mir erzählte, dass ihre verwitwete Mutter während der Zeit der Großen Depression fünf Kinder groß gezogen hatte. Sie, die das Zentrum von Harriets Welt war, war für ihre Kinder eine nie versiegende Quelle von Wärme und Licht. Nach unserem kurzen Gespräch schickte Harriet mir die Kopie eines von ihr in hohen Ehren gehaltenen Gedichts, das ihre Mutter geschrieben hatte und das die passende Überschrift »Mutterschaft« trug.

O Jugend! Ich wäre gerne Mutter für euch alle!
Ich kenne eure tiefsten, fürchterlichsten Nöte nur zu gut,
Ich, die ich Mutter meiner Söhne und Töchter gewesen bin,
Und gelernt habe, ihre Gedanken und Taten zu verstehen.

Ich bin sehr dankbar, dass dieses Reich
keine Grenzen hat – fast göttlich möchte ich es nennen,
Dass es vielmehr die Welt umfasst und Früchte trägt,
Wo immer eure Nöte sich mit meinen treffen.

Hier geht es nicht um Blut und Vaterland
Das Geschenk der Mutterschaft, das segensreiche, kennt keine Grenzen.
O Jugend! So gerne wär' ich Mutter für euch alle
Dass eure Nöte
Mit den meinigen sich träfen.

Mrs. Katie Martin[18]

Das segensreiche Geschenk der Mutterschaft kennt keine Grenzen. Dort, wo es um die emotionalen Bedürfnisse von Kindern geht, gelten weder die Bindungen des Blutes noch die der Nation. Gesunde Liebe ist ansteckend.

18 Mit Erlaubnis der Tochter abgedruckt.

Sie wird von einer Generation auf die andere weitergegeben, genauso wie die Borderline-Störung an zukünftige Generationen weitergegeben wird. Eine der kostbarsten Erinnerungen Harriets ist der Tag, an dem sie getauft wurde; die Taufe geschah durch Eintauchen in den Fluss, der durch die väterliche Farm floss. Harriet schrieb:

Nach dem Eintauchen ins Wasser, an einem wunderschönen warmen Junitag, und während der Geistliche mich ans Ufer des Flusses führte – stand da meine wunderbare Mutter, sie hielt ein weiches Baumwolltuch für mich bereit, und sie schloss mich so liebevoll in ihre Arme und hielt mich so fest, dass ich in ihrer Umarmung eine große Liebe, Bestätigung und Geborgenheit erfuhr. Ich glaube tatsächlich, dass dieser Teil der Erinnerung noch wesentlicher und bedeutungsvoller ist als die eigentliche Taufe.

Harriet hatte keine Angst zu ertrinken, als sie ans Ufer des Flusses geführt und ins Wasser untergetaucht wurde, weil sie wusste, dass ihre Mutter über sie wachte. Sie vertraute ihrer Mutter vollkommen – eine Erfahrung, die der Erfahrung von Kindern mit Borderline-Müttern diametral entgegengesetzt ist.

Es ist nicht schwer, in der Realität Als-ob-Mütter zu finden, auch wenn viele so tun, als sie sie nicht sehen würden. Obwohl die meisten von uns Menschen mit Borderline-Symptomen kennen, haben nur wenige den Mut, zu intervenieren, wenn es nötig wäre. Eine Patientin, die von einer Borderline-Mutter aufgezogen worden war, war Zeugin, wie eine Mutter in einem Lebensmittelgeschäft ihr Kind herunterputzte. Die Szene erfüllte die Patientin mit Zorn gegen die Mutter und machte sie ganz traurig mit Blick auf das Kind. Nachdem sie sich die Folgen eines Intervenierens sorgfältig überlegt hatte, folgte sie der Mutter an die Kasse und sagte: »Sie haben das Glück, ein so wundervolles Kind zu haben. Ich sehe, wie sehr er sie liebt und wie wichtig ihre Liebe für ihn ist. Ganz sicher ist es nicht leicht, Mutter zu sein.« Dann wandte sie sich dem Kind zu und sagte: »Du bist ein lieber kleiner Junge.« Die Mutter war einen Moment sprachlos. Schließlich murmelte sie: »Danke«, und als sie das Geschäft verließ, bemerkte die Patientin, dass der Klang ihrer Stimme weicher war, und sie sah, wie sich auf dem Gesicht des Kindes ein Lächeln ausbreitete. Die Patientin hatte den Mut gehabt, zu einer Mutter und ihrem Kind, die beide Hilfe brauchten, ehrlich, aber sanft und freundlich zu sein. An die Stelle der negativen Projektionen der Mutter setzte sie eine positive Sicht des Kindes und gab ihm eine positive Sicht auf sich selbst, zumindest für den Augenblick. Solche Erfahrungen sind ein Lichtstrahl inmitten der Dunkelheit, in der beide, Mutter und Kind, sich oft befinden.

Wenn wir uns an unsere eigene Kindheit erinnern könnten und an die Sehnsucht, dass irgendwann irgendein Erwachsener unser Leid und unseren Schmerz sehen würde – vielleicht wären dann auch wir in der Lage, es zu machen wie diese Patientin. Wir müssen einen Schritt weiter gehen, statt nur zu fragen: »Warum hat da niemand etwas getan?« Wir müssen uns fragen, warum *wir* nichts tun, wenn Kinder vor unseren Augen, beim Lebensmittelhändler, auf dem Flughafen oder in irgendeiner Einkaufsmeile misshandelt werden.

Fünf Jahre lang beobachtete eine Kunstlehrerin an einer Grundschule, wie ein fettleibiger Schüler der fünften Klasse seine Kameraden schikanierte und von ihnen schikaniert wurde. Täglich war sie Zeugin gewalttätiger Sprüche gewesen, die zwischen dem Schüler und seinen Klassenkameraden hin und her gingen. »Ich werde mein Gewehr holen und euch erschießen«, drohte der Schüler. »Wir werden zurück schießen, höhnten die Klassenkameraden.« Zwei Wochen vor dem Ende des Schuljahres, unmittelbar bevor der Schüler die weiterführende Schule erreichte, opferte die Lehrerin ihre Mittagspause und sprach mit ihm. Sie rief den Jungen in ihr Zimmer und sagte: »Damon, ich opfere meine Mittagspause nicht einfach so und nicht für jeden. Aber du sollst wissen, dass es einen Menschen gibt, der an dich glaubt. Du bist intelligent. Du hast eine Menge Fähigkeiten. Aber wenn du nicht lernst, Leute, die auf dir herumhacken, zu ignorieren, dann bist du tot, noch bevor die auf die High School kommst. Ich möchte deinen Namen nicht in den Todesanzeigen lesen.«

Sechs Jahre später erhielt die Lehrerin einen Anruf von der örtlichen Schulbehörde, sie wurde eingeladen, an einer Feier teilzunehmen, bei der Damon geehrt wurde, als der am meisten gefährdete Schüler, der in die Gruppe der zehn Prozent besten Schüler seiner Klasse an der High School aufgerückt war. Bei der Feier teilte Damon der Festversammlung mit, die Person, die seinem Leben eine andere Wendung gegeben und seine Sicht von sich selbst verändert habe, sei seine Kunstlehrerin in der Grundschule gewesen. Er beschrieb diesen entscheidenden Wendepunkt: »Unser Gespräch in der Mittagspause gegen Ende der fünften Klasse war das erste Mal in meinem Leben, dass jemand zu mir gesagt hatte, er glaube an mich.«

»Ich glaube an dich«, das sind die Worte, die »Als-ob-Mütter« und ihre Kinder brauchen. An das eigene Selbst zu glauben, das ist der Schlüssel zu einer gesunden Selbstachtung und seelischer Gesundheit. Borderline-Mütter können ihren Kindern dieses Geschenk nicht geben, weil sie es selbst nie bekommen haben. Ohne Intervention von außen werden sie ihre innere Leere, ihre Hoffnungslosigkeit, ihre Wut und ihre Angst an die nächste Generation weitergeben.

Der britische Philosoph Edmund Burke (Brief an William Smith, 1795) stellte die Behauptung auf, das einzige was nötig sei, um dem Bösen zum Triumph zu verhelfen, sei, dass die Guten nichts tun. Borderline-Mütter sind nicht böse; das Böse ist das Dunkel des Nicht-Wahrnehmens. Sie können nicht sehen, was sie tun. Diejenigen unter uns, die sehen *können*, müssen das Licht ihres Verstehens leuchten lassen, wie ein Leuchtfeuer, das ein Schiff in den Hafen geleitet, oder sie sind mitverantwortlich dafür, wenn Mütter ihre eigenen Kinder in einem Meer der Verzweiflung ertränken.

Literatur

Adler, G. (1985): Borderline Psychopathology and Its Treatment. Northvale, NJ (Jason Aronson).

American Psychiatric Association (1994): Diagnostic and Statistical Manual of Mental Disorders (4. Aufl.). Washington, DC: APA.

American Red Cross (1986): Life Saving and Water Safety (24. Aufl.). New York (Doubleday).

Baker, J. (1987): Mary Todd Lincoln: A Biography. New York (Norton).

Balint, M. (1968): Therapeutische Aspekte der Regression. Die Theorie der Grundstörung. Stuttgart (Ernst Klett Verlag, 1970).

Baum, L. F. (1900): Der Zauberer von Oz. Übers. von Sybil Schönfeldt. Esslingen (Schreiber, 1996).

Blum, H. (1996): Object inconstancy and paranoid conspiracy. In: Self and Object Constancy: Clinical and Theoretical Perspectives. New York (Guilford), S. 253–270.

Bowlby, J. (1973): Psychische Schäden als Folge der Trennung von Mutter und Kind. Frankfurt am Main (Fischer Taschenbuch Verlag, 1986).

Brazelton, T. B. , Cramer, B. G. (1990): Die frühe Bindung. Die erste Beziehung zwischen dem Baby und seinen Eltern. Stuttgart (Klett-Cotta, 1991).

Call, M. (1985): Hand of Death: The Henry Lee Lucas Story. Lafayette, LA. (Prescott).

Carroll, L. (1865): Alice im Wunderland. Alice hinter den Spiegeln. Übersetzt und herausgegeben von Christian Enzensberger. Frankfurt am Main (Insel Verlag, 1963).

Cauwels, J. M. (1992): Imbroglio: Rising to the Challenges of Borderline Personality Disorder. New York (Norton).

Cheney, M. (1976): The Co-ed Killer: A Study of the Murders, Mutilations, and Matricide of Edmund Kemper III. New York (Walker).

Christianson, S. (1992): The Handbook of Emotion and Memory: Research and Theory. Hillsdale, NJ (Lawrence Erlbaum).

Crawford, C. (1978): Mommie Dearest. New York (William Morrow).

– (1988): Survivor. New York (Donald Fine).

– (1997): Mommie Dearest: Twentieth Anniversary Edition. Moscow, ID (Seven Springs Press).

Dean, M. (1995): Borderline Personality Disorder: The Latest Assessment and Treatment Strategies. Salt Lake City, UT (Compact Clinicals).

De Becker, G. (1997): The Gift of Fear and Other Survival Signals that Protect Us from Violence. New York (Dell).

Des Pres, T. (1976): The Survivor: An Anatomy of Life in the Death Camps. New York (Oxford University Press).

Deutsch, H. (1942): Some forms of emotional disturbance and their relationship to schizophrenia. Psychoanalytic Quarterly 11, 301–321.

Dreikurs, R.; Soltz, V. (1964): Kinder fordern uns heraus. Stuttgart (Klett-Cotta, 15. Aufl. 1984).

Ellis, G. (Hg.) (1999): Blessings of a Mother's Love. Grand Rapids, MI (Zondervan).

Erikson, E. (1950): Kindheit und Gesellschaft. Stuttgart (Klett-Cotta, 14. Aufl. 2005).

Ferenczi, S. (1933): Confusion of tongues between adults and the child. In: M. Balint (Hg. 1980): Final Contributions to the Problems and Methods of Psychoanalysis. New York (Brunner/Mazel), S. 156–167.

Freud, S. (1929): Das Unbehagen in der Kultur. In: Sigmund Freud, Studienausgabe, Bd. IX. Fragen der Gesellschaft. Ursprünge der Religion. Frankfurt am Main (S. Fischer, 1974).

Geleerd, E. R. (1958): Borderline states in childhood and adolescence. Psychoanalytic Study of the Child 13, 279–295.
Geller, J.; Harris, M. (1994): Women of the Asylum. New York (Anchor).
Giovacchini, P. (1993): Borderline Patients, the Psychosomatic Focus, and the Therapeutic Process. Northvale, NJ (Jason Aronson).
Glickauf-Hughes, C.; Mehlman, E. (1998): Non-borderline patients with mothers who manifest borderline pathology. British Journal of Psychotherapy 14 (3), 294–302).
Goleman, D. (1995): Emotionale Intelligenz. München (Carl Hanser Verlag, 1996).
Gopnik, A.; Meltzoff, A.; Kuhl, P. K. (1999): The Scientist in the Crib: Minds, Brains, and How Children Learn. New York (Morrow).
Grotstein, J.; Soloman, M.; Lang, J. (Hg.) (1987): The Borderline Patient: Emerging Concepts in Diagnosis, Psychodynamics and Treatment, vol. 2. Hillsdale, NJ (Analytic Press).
Guiles, F. (1995): Joan Crawford: The Last Word. New York (Carol).
Gunderson, J. (1984): Borderline Personality Disorder. Washington DC (American Psychiatric Press).
Heit, S.; Graham, Y.; Nemeroff, C. (1999): Neurobiological effects of early trauma. The Harvard Mental Health Letter 16 (4), 4–6.
Heller, N.; Northcut, T. (1996): Utilizing cognitive-behavioral techniques in psychodynamic practice with clients diagnosed as borderline. Clinical Social Work Journal 24, 203–215.
Helm, K. (1928): Mary, Wife of Lincoln. New York (Harper).
Hughes T. (1998): Birthday Letters. New York (Farrar, Straus and Giroux).
Hughes, T.; McCullough, F. (Hg.) (1982): The Journals of Sylvia Plath. New York (Ballantine).
James, W. (1890): The Principles of Psychology, vol. 1. New York (Dover) 1950. Dt. siehe auch: Psychologie. Leipzig (Verlag Quelle & Meyer, 1909).
Kandel J.; Sudderth, D. B. (2000): Migraine: What Works. Rocklin, CA (Prima).
Kaplan, L. (1978): Die zweite Geburt. München/Zürich (R. Piper Verlag, 1981).
Kaysen, S. (1993): Girl, Interrupted. New York (Random House).
Keller, H. (1902): The Story of My Life. New York (Bantam, 1980). Dt.: Die Geschichte meines Lebens. Stuttgart (Robert Lutz Nachf. Otto Schramm, 7. Aufl. um 1935).
Kernberg, O. F. (1975): Borderline-Störungen und pathologischer Narzissmus. Frankfurt am Main (Suhrkamp Verlag, 1983).
Kissel, K. (1999): Parents left to die in wilderness, police say. Indianapolis Star, 9. Sept., A14 (Associated Press).
Kleeman, J. (1967): The peek-a-boo game: its origins, meanings, and related phenomena in the first year. Psychoanalytic Study of the Child 22, 239–273.
Klein, G. W. (1957): All But My Life. New York (Hill and Wang).
Kohut, H. (1977): Die Heilung des Selbst. Frankfurt am Main (Suhrkamp, 1979).
Krall, H.; Edelman, M. (1977): Shielding the Flame. New York (Henry Holt).
Kramer, L. (1998): Franz Schubert: Sexuality, Subjectivity, Song. New York (Cambridge University Press).
Kroll, J. (1988): The Challenge of the Borderline Patient. New York (Norton).
Lachkar, J. (1992): The Narcissistic/Borderline Couple: A Psychodynamic Perspective on Marital Treatment. New York (Brunner/Mazel).
Lash, J. P. (1980): Helen and Teacher: The Story of Helen Keller and Anne Sullivan Macy. Reading, MA (Addison-Wesley).
Lax, R.; Bach, S.; Burland, J. (Hg.) (1986): Self and Object Constancy: Clinical and Theoretical Perspectives. New York (Guilford).

Le Doux, J. (1996): The Emotional Brain: The Mysterious Underpinnings of Emotional Life. New York (Touchstone).
Lee, R.; Martin, J. (1991): Psychotherapy after Kohut: A Textbook of Self Psychology. Hillsdale, NJ (Analytic Press).
Levi, P.: (1986): Die Untergegangenen die Geretteten. München (Hanser Verlag, 1990).
Lewis, D.; Pincus, J.; Feldman, M. et al. (1986): Psychiatric, neurological, and psychoeducational characteristics of 15 death row inmates. American Journal of Psychiatry 143, 838–845.
Linehan, M. (1993a): Skills Training Manual for Borderline Personality Disorder. New York (Guilford).
– (1993b): Cognitive-Behavioral Treatment of Borderline Personality Disorder. New York (Guilford).
Little, M. (1990): Die Analyse psychotischer Ängste. Zwei unorthodoxe Fallgeschichten. Stuttgart (Klett-Cotta, 1994).
– (1993): Transference Neurosis and Transference Psychosis. Northvale, NJ (Jason Aronson).
Mason, R.; Kreger, R. (1998): Stop Walking on Eggshells: When Somebody You Love Has BPD. Oakland, CA (New Harbinger).
Masterson, J. (1980): From Borderline Adolescent to Functioning Adult: The Test of time. New York (Brunner/Mazel).
– (1981): The Narcissistic and Borderline Disorders: An Integrated Developmental Approach. New York (Brunner/Mazel).
– (1988): Die Sehnsucht nach dem wahren Selbst. Stuttgart (Klett-Cotta, 2004).
Miller, A. (1980): Am Anfang war Erziehung. Frankfurt am Main (Suhrkamp).
– (1988): Das verbannte Wissen. Frankfurt am Main (Suhrkamp).
– (1981): Du sollst nicht merken. Frankfurt am Main (Suhrkamp).
Miller, J.; Lewis, L.; Basye Sander, J. (1999): Mothers' Miracles: Magical True Stories of Maternal Love and Courage. New York (William Marrow).
Money, J. (1992): The Kaspar Hauser Syndrome of »Psychosocial Dwarfism«. New York (Prometheus).
Moskovitz, R. (1996): Lost in the Mirror: An Inside Look at Borderline Personality Disorder. Dallas, TX (Taylor).
Mosley, L. (1980): Blood Relations: The Rise and Fall of the du Ponts of Delaware. New York (Atheneum).
Neely, M: E.; McMurtry, R. G. (1986): The Insanity File: The Case of Mary Todd Lincoln. Carbondale, IL (Southern Illinois University Press).
Nelson, J. (1998): The meaning of crying based on attachment theory. Clinical Social Work Journal 26 (1), 9–22.
Paul, D. (1987): The analysis of autistic character structure in a borderline patient: a clinical case presentation. In: Grotstein, J. S.; Solomon, M.; Lang, J.: The Borderline Patient: Emerging Concepts in Diagnosis, Psychodynamics, and Treatment, vol. 2. Hillsdale, NJ (Analytic Press).
Putnam, S. W.; Guroff, J. J.; Silberman, E. K. et al. (1986): The clinical phenomenology of multiple personality disorder: review of 100 recent cases. Journal of Clinical Psychiatry 47, 285–293.
Rekers, G. (1996): Susan Smith: Victim or Murderer. Lakewood, CO (Glenbridge).
Rogers, C. (1961): Entwicklung der Persönlichkeit. 3. Aufl. Stuttgart (Klett-Cotta, 1979).
Rule, A. (1987): Small Sacrifices. New York (Signet).
Santoro, J.; Cohen, R. (1997): The Angry Heart: Overcoming Borderline and Addictive Behaviors. Oakland, CA (New Harbinger).

Sayers, J. (1999): Mütterlichkeit in der Psychoanalyse: Helene Deutsch, Karen Horney, Anna Freud, Melanie Klein. Stuttgart (Verlag W. Kohlhammer, 1994).
Schacter, D. (1996): Searching for Memory: The Brain, the Mind, and the Past. New York (Basic Books).
Shore, R. (1997): Rethinking the Brain. New York (Families and Work Institute).
Silverman, R. (Hg.) (1994): Helen Keller: Light in My Darkness. West Chester, PA (Chrysalis).
Simmons, D. (1970): A Rose for Mrs. Lincoln. Boston (Beacon).
Smith, D. (1995): Beyond all Reason: My Life with Susan Smith. New York (Kensington).
Smith, S. B. (1999): Diana in Search of Herself. New York (Times Books).
Stein, M. (1995): Jung on Evil. Princeton, NJ (Princeton University Press).
Stern, D. N. (1985): Die Lebenserfahrung des Säuglings. Stuttgart (Klett-Cotta, 1992).
Stevenson, A. (1989): Bitter Fame: A Life with Sylvia Plath. Boston (Houghton Mifflin).
Stone, M. H. (1977): The borderline syndrome: evolution of the term, genetic aspects, and prognosis. American Journal of Psychotherapy 31, 345–365.
Thomas, B. (1978): Joan Crawford. New York (Simon & Schuster).
Thornton, M. (1998): Eclipses: Behind the Borderline Personality Disorder. Madison, AL (Monte Sano).
Thurber, J. (1931): 75 Fabeln für Zeitgenossen. Hamburg (Rowohlt, 1967).
Todorov, T. (1991): Angesichts des Äußersten. München (Wilhelm Fink Verlag, 1993).
Turner, J.; Turner, L. L. (1972): Mary Todd Lincoln: Her Life and Letters. New York (Knopf).
Vaughan, S. (1997): The Talking Cure: Why traditional Talking Therapy Offers a Better Chance for Long-Term Relief Than Any Drug. New York (Henry Holt).
Wallace, R. (1990): The Agony of Lewis Carroll. Melrose, MA (Gemini).
Werner, E. (1988): Resilient Children. In: Hetherington, E. M.; Parke, R. D. (Hg.): Contemporary Readings in Child Psychology. New York (McGraw-Hill), S. 51–57.
West, M. L.; Sheldon-Keller, A. (1994): Patterns of Relating: An Adult Attachment Perspective. New York (Guilford).
Williams, R.; Williams, V. (1993): Anger Kills: Seventeen Strategies for Controlling the Hostility That Can Harm Your Health. New York (Harper).
Winnicott, D. W. (1958): Die Fähigkeit zum Alleinsein. In: Reifungsprozesse und fördernde Umwelt. Studien zur Theorie der emotionalen Entwicklung. Frankfurt am Main (Fischer Taschenbuch Verlag 1984), S. 36ff.
– (1960): Ich-Verzerrung in Form des wahren und des falschen Selbst. A.a.O., S. 182ff.
– (1962): Versorgung des Kindes in Gesundheit und Krise. A.a.O., S. 82ff.
– (1963): Von der Abhängigkeit zur Unabhängigkeit in der Entwicklung des Individuums.A.a.O., S. 106ff.
– (1971): Vom Spiel zur Kreativität. Stuttgart (Klett-Cotta, 3. Aufl. 1985).
Wolf, E. (1988): Treating the Self: Elements of Clinical Self Psychology. New York (Guilford).
Young, S. P. (1953): The Women of Greek Drama. New York (Exposition).

Psychosozial-Verlag

Anthony W. Bateman, Peter Fonagy

Psychotherapie der Borderline-Persönlichkeitsstörung

Ein mentalisierungsbasiertes Behandlungskonzept

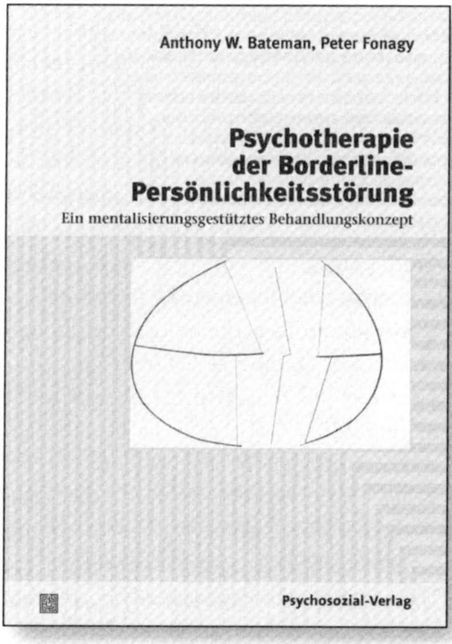

2. Aufl. 2014 · 509 Seiten · Broschur
ISBN 978-3-8379-2342-1

»Jeder, der verstehen möchte, wie ein Kind sein eigenes ›Selbst‹ begreift und warum manche Menschen nur ausgeglichen leben können, wenn andere sie schlecht behandeln, dem sei dieses Buch wärmstens empfohlen.«

Dunja Voos,
www.medizin-im-text.de

Die Borderline-Persönlichkeitsstörung ist eine schwere Charakterpathologie, deren Krankheitsbild sich durch Impulsivität, Identitätsstörungen, Suizidalität, Selbstverletzungen, Gefühle innerer Leere sowie durch affektintensive und gleichermaßen instabile Beziehungen auszeichnet. Die Autoren haben ein erfolgreiches, psychoanalytisch orientiertes Behandlungsverfahren – die »mentalisierungsgestützte Therapie« – entwickelt und in randomisierten kontrollierten Studien nachgewiesen, dass diese Methode anderen therapeutischen Verfahren deutlich überlegen ist.

In ihrem ersten gemeinsamen Buch dokumentieren Bateman und Fonagy zu Beginn die aktuelle interdisziplinäre Forschung zur Borderline-Thematik und beschreiben anschließend ihre Therapie. Im Kontext der psychoanalytischen und psychotherapeutischen Literatur gilt das Buch, das sich an Psychoanalytiker und Psychotherapeuten, Psychiater und Vertreter anderer psychosozialer Berufe richtet, bereits jetzt als Standardwerk.

Walltorstr. 10 · 35390 Gießen · Tel. 0641-969978-18 · Fax 0641-969978-19
bestellung@psychosozial-verlag.de · www.psychosozial-verlag.de

André Green

Die tote Mutter

Psychoanalytische Studien zu Lebensnarzissmus und Todesnarzissmus

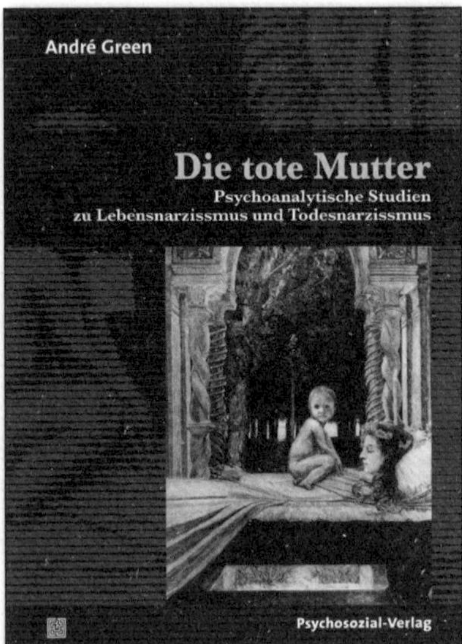

2011 · 304 Seiten · Broschur
ISBN 978-3-8379-2121-2

Mit der Metapher der »toten Mutter« beschreibt André Green nicht deren realen Tod, sondern die Erfahrung des Kindes mit einer innerlich abwesenden, depressiv zurückgezogenen Mutter. Zur Veranschaulichung der aus dieser Konstellation resultierenden psychischen Defizite des Kindes spricht er von den »psychischen Löchern« einer »weißen Depression«.

Ausgehend von dieser frühkindlichen Erfahrung, widmet sich Green der Entwicklung des Narzissmus, nimmt nicht ausgearbeitete Gedanken der Freud'schen Narzissmustheorie auf und denkt sie weiter. Dabei bezieht er sowohl die Klassiker zum Narzissmus von Kernberg und Kohut wie auch weitere renommierte Theoretiker der Psychoanalyse in seine Überlegungen mit ein: Bion, Klein, Lacan und Winnicott. Green gelingt es, die Pole des Narzissmus – Lebens- und Todesnarzissmus – neu und nachhaltig ins Blickfeld zu rücken.